ELLE SPELLMAN

DAS GLÜCK LÄUFT, WOHIN ES WILL

ROMAN

Aus dem Englischen
von Babette Schröder

WILHELM HEYNE VERLAG
MÜNCHEN

Die Originalausgabe *Running into Trouble* erschien erstmals 2020
bei Trapeze, London.

MIX
Papier aus verantwortungsvollen Quellen
FSC® C014496
FSC www.fsc.org

Penguin Random House Verlagsgruppe FSC® N001967

Deutsche Erstausgabe 06/2021

Redaktion: Sandra Ladwig
Printed in Germany
Umschlaggestaltung: Eisele Grafik Design, München,
unter Verwendung von Shutterstock.com (Lera Efremova)
Satz: KompetenzCenter, Mönchengladbach
Druck und Bindung: GGP Media GmbH, Pößneck
ISBN: 978-3-453-42545-3

www.heyne.de

Wenn du aufgeben willst, denk immer daran,
warum du angefangen hast.

TEIL 1

Drei Monate bis zum Marathon!

1

Hannah

Wie bei vielen etwas fragwürdigen Entscheidungen in Hannahs Leben war auch bei dieser Wein im Spiel.

Rotwein, um genau zu sein; bestens geeignet, um ganz nebenbei ein Leben zu zerstören. Hannah holte eine Flasche Merlot, die Hausmarke des Supermarkts, aus der zerknitterten Einkaufstüte. Eigentlich fing es jedes Mal ganz harmlos an. Mit den besten Absichten nahm man sich vor, nur *ein* Glas zu trinken, und ehe man sichs versah, hatte man eine ganze Flasche billigen Supermarktwein geleert und rettete mal eben die Welt. Nebenbei vertilgte man eine Packung Cadbury Chocolate Fingers, die eigentlich für das Geburtstagsbüffet des Chefs bestimmt gewesen war.

Hannah sah den Ablauf des Abends bereits deutlich vor sich, noch bevor die rubinrote Flüssigkeit über den Glasrand zu schwappen drohte. Sie betrachtete sie aufmerksam und rechnete: Acht Wochen, drei Tage und ungefähr zwei Stunden war es her, seit Dan überstürzt das Haus verlassen hatte und sehr wahrscheinlich ihr Leben. Seitdem war aus dem gelegentlichen Glas Wein oder Gin Tonic zum Feierabend schnell ein kostspieliges allabendliches Ritual geworden. Dieser Hauch von Glück an einem ansonsten einsamen Abend war tröstlich.

Hannah ging in den Flur und schleuderte die abgenutzten schwarzen Schuhe von sich. Nach einem Neunstundentag in diesen Dingern bei Travel Town fühlten sich ihre Füße ähnlich gequält an wie ihr Lächeln. Ihr Job war es, maßgeschneiderte Urlaubspakete für glückliche Jetsetter zusammenzustellen. Wenn sie aufgeregt zu ihr kamen und von Infinitypools und Insta-würdigen Cocktails träumten, war es nicht ganz leicht, *nicht* neidisch zu werden.

Die Weinflasche in der einen, das Glas in der anderen Hand ging Hannah ins Wohnzimmer und ließ sich auf das Sofa fallen. Der kratzige blaue Stoff erinnerte sie sofort wieder an Dan. Er hatte ihn unbedingt haben wollen – sie fand ihn furchtbar –, und jetzt zahlten sie immer noch den Kredit für das blöde Ding ab. Hannah stellte den Fernseher an und schaltete zu dem Krimi, den sie auf Netflix angefangen hatte, froh, dass sich das Haus durch das Hintergrundrauschen etwas weniger leer anfühlte. Sie trank den lang ersehnten Schluck Wein, der warm ihre Kehle hinunterfloss.

Die Sonne schien noch auf die von Reihenhäusern gesäumte Straße. In letzter Zeit sorgte die sommerliche Hitze für eine hohe Luftfeuchtigkeit, die andere nach draußen lockte. Es war zu heiß, um die Fenster geschlossen zu lassen, sodass Hannah notgedrungen das Glück der anderen mitanhören musste. Die Geräusche von spielenden Kindern, Familien und Freunden, die sich in den Nachbargärten trafen, ihr helles Lachen, schlichen sich wie ein ungebetener Gast an den Vorhängen vorbei ins Haus. Hannah konnte nichts anderes tun, als im Wohnzimmer zu sitzen, das für sie allein zu groß war, und es irgendwie zu ertragen.

Auf dem Bildschirm lief der Krimi: Eine Polizistin machte sich bereit, in die heruntergekommene Wohnung eines Verdächtigen einzubrechen, aber Hannah war nicht wirklich bei der Sache. Sie versuchte, der Geschichte zu folgen, verlor aber den Faden. Seit Stunden hatte sie sich darauf gefreut, nach Hause zu kommen und sich auf ihr bequemes Sofa zurückzuziehen, nur um jetzt festzustellen, dass sie überall lieber wäre als hier. Es genügte eine kleine Erinnerung – ein verliebtes Paar vielleicht, das mit verträumtem Blick ins Reisebüro schwebte, um die Flitterwochen zu buchen –, schon wurde Hannah nur wenige Monate zurückkatapultiert, als in ihrem Leben noch alles in Ordnung zu sein schien. Hier war sie von Erinnerungen umgeben. Überall im Haus waren noch Dans Sachen – im Regal standen seine Bücher, im Schrank hing seine Kleidung, und in der Garage waren seine Golfschläger. Sie waren Überbleibsel von einem seiner zahlreichen Versuche, ein Hobby zu beginnen, das er nur wenige Wochen später wieder aufgab. Er hatte nur mitgenommen, was in einen Koffer passte. Das konnte doch nicht reichen, oder?

Sicher würde er noch einmal zurückkommen müssen.

Die Erinnerung an jenen Abend, an dem er es ihr gesagt hatte, war noch so lebendig, als hätte er ihr diesen Schlag erst gestern versetzt. Darüber kam sie nicht so leicht hinweg. Selbst wenn Hannah bei Sirenengeheul, orangefarbenem Himmel und dem beginnenden Weltuntergang aufwachte, würde sie Dans jämmerlichen Gesichtsausdruck an jenem Abend vor sich sehen. Wie ein wiederkehrender Albtraum hatte er sich in ihr Gedächtnis eingebrannt, noch schlimmer als der Nackt-im-Supermarkt-Traum, der sie jahrelang verfolgt hatte.

Dan war nach Hause gekommen – an einem Dienstag, einem Bolognese-Abend – und hatte das von Hannah liebevoll zubereitete Essen hinuntergeschlungen. Erst danach war er mit der schäbigen Geschichte herausgerückt. *Verlassen*. Ohne es zu bemerken, hatte sie die Gabel fallen lassen und ihren Mann angestarrt, der Dinge sagte, die irgendwie keinen Sinn ergaben. Sein Mund bewegte sich, aber die Worte verstand sie nicht. Es war, als hätte man ihn irgendwie durch jemand anderen ersetzt. Durch wen wusste sie nicht – vielleicht war es so eine Art umgekehrte Version von *Die Frauen von Stepford* –, jedenfalls *klang* er nicht wie der Dan, den sie kannte.

Also hatte sie stumm zugehört. Gewartet, bis er fertig war. Geblinzelt, ihn angesehen und noch etwas weiter zugehört, während die Worte über seine mit Soße verschmierten Lippen kamen.

»Nicht glücklich.«

»Will eine Pause.«

Wie betäubt hatte Hannah dagesessen. Die sinnlosen Sätze hingen in der Luft und warteten darauf, dass sie sie verstand.

»Ziehe eine Weile aus.«

»Das Beste für uns.«

Und dann der absolute Clou, bei dem Hannah das

Gefühl hatte, ihre Seele würde schlagartig ihren Körper verlassen:

»Ich habe mich in eine andere verliebt.«

Wie gelähmt hatte sie am Tisch gesessen und vergeblich versucht, einen zusammenhängenden Satz zustande zu bringen, während das Leben, das sie dreiundzwanzig Jahre lang geführt hatte – sieben Jahre als unverheiratetes, dann sechzehn Jahre als verheiratetes Paar – um sie zusammenbrach.

»Warum?«, murmelte sie schließlich.

Sie brachte das Wort kaum heraus. Hannah hörte, dass sie wie ein Mäuschen klang, und das war ihr zuwider.

Dan konnte ihr nicht in die Augen sehen. »Es ist einfach passiert«, gestand er kleinlaut. »Man kann nichts dafür, in wen man sich verliebt, oder?«

Fast hätte Hannah gelacht, hätte die Situation sie nicht vollkommen gelähmt.

»Im Ernst, Dan? *Man kann nichts dafür, in wen man sich verliebt?* Das ist das dämlichste Klischee, das ich seit Langem gehört habe. Du kannst sehr wohl etwas dafür. Vor allem musst du deine Frau nicht betrügen. Warum hast du nicht mit mir geredet?«

Dan zuckte mit den Schultern. »Ich hatte das nicht geplant.«

»Wer ist sie?«

Dan hatte den Anstand, leicht verlegen zu wirken. »Sie ist eine Trainerin«, gestand er. »Aus dem Fitnessstudio.«

Hannah war innerlich zu Stein erstarrt. Eine Personal Trainerin. *Ist das so eine Art Midlife-Crisis?* Die meisten Opfer kamen mit einem peinlichen Sportwagen nach

Hause, doch ihr Dan, ihr liebenswerter, zuverlässiger, attraktiver Dan, brannte mit einer Trainerin aus dem Gym4Less Studio durch. Kein Wunder, dass er in letzter Zeit so oft dort gewesen war. Und Hannah hatte gedacht, er würde das Training endlich ernst nehmen, nachdem er sich nach einem Wellnesstag in der Firma erschrocken vorgenommen hatte, mehr auf seine Gesundheit zu achten. Ganz offensichtlich hatte sie sich getäuscht.

Dan *sah* merklich fitter aus, überlegte Hannah und bedauerte es sogleich.

Er hat mich für eine sportliche Frau verlassen. Für das Gegenteil von mir.

Dann waren ihr die Tränen gekommen, und alles war verschwommen – die Küche, die sie gemeinsam eingerichtet hatten. Ihr Zuhause. Ihre Träume.

Natürlich hatten sich nicht all ihre Träume erfüllt. Aber *damit* hatte Hannah nicht gerechnet.

»Dann packe ich mal meine Sachen«, hatte Dan gesagt, den Teller in die Spüle gestellt und war die Treppe hinaufgegangen.

Das ist nur vorübergehend, hatte Hannah sich gesagt und sich ins Bad zurückgezogen. Sie stellte die Dusche an, damit Dan ihr Schluchzen nicht hörte, während er so viele Habseligkeiten wie möglich in ihren Lieblingsurlaubskoffer warf. *So etwas kommt vor. Das dauert nicht lange.*

Traurigerweise dauerte es nun schon über zwei Monate.

Hannah trank noch einen Schluck Wein. Die TV-Polizistin hatte den Verdächtigen festgenommen. Hannah war unruhig. Inzwischen war sie leicht beschwipst, und ihr Blick wanderte zu ihrem Smartphone. *Nur einmal kurz*, dachte sie, unfähig der Verlockung zu widerstehen, und öffnete Facebook.

Sie gab seinen Namen ein. Dan hatte sie zwar blockiert – *ist leichter so*, hatte er gesagt –, doch ihm war nicht klar, wie viele seiner Fotos für alle sichtbar waren.

Da war er. Dan Saunders. Auf seinem Profilbild saß er in einem T-Shirt, das sie nicht kannte, in einem sonnigen Biergarten. Hannah klickte das Foto an und vergrößerte es.

Bei Dans Lächeln ging Hannah vor Sehnsucht das Herz über, bis sie einen Arm und kastanienbraune Haarsträhnen über einer gebräunten Schulter bemerkte. Dan mochte sie abgeschnitten haben, doch Hannah war sofort klar, dass der straffe glänzende Arm Sophia gehörte.

Dan hatte nicht viel über seine geheimnisvolle Affäre gesagt, aber Hannah musste nicht Sherlock Holmes sein, um herauszufinden, was sie wissen wollte. Social Media lieferten alle Antworten.

Sophia Sandford war das genaue Gegenteil von Hannah. Eine natürliche Schönheit, groß und schlank mit wundervollem Haar. Ihr glänzendes Aussehen schrie geradezu »Erfolg«. Sophia sah aus wie aus einem Hochglanzmagazin entstiegen. Die Fotos zeigten ihren zierlichen, supertrainierten Körper in Fitnesskleidung. Ein Körper zum Angeben. Das konnte Hannah ihr nicht verübeln. *Wenn ich so aussähe, würde ich nackt im Supermarkt herumlaufen.*

Hannah könnte niemals wie Sophia aussehen. Ein paar Jahre lang hatte sie es probiert, bis ihr klar geworden war, dass das ein Ding der Unmöglichkeit war. Hannah war von Natur aus kurvig, sie kam nach der Familie ihrer Mutter. Zudem war sie kleiner als Sophia und trug lieber lange Pullover und Kleider, die ihren Körper verbargen, anstatt ihn zu betonen. Ganz anders Sophia mit ihrem langen, wallenden Haar und den schmal geschnittenen Kleidern, die jede trainierte Kurve betonten. Hannahs schulterlanges Haar war blond gefärbt, um die grauen Strähnen zu verdecken, die sich seit ihren Dreißigern schleichend vermehrten.

Wieder starrte sie auf das Profilbild. War das wirklich »gerade erst passiert« oder hatte Dan sich schon die ganze Zeit nach einer anderen umgesehen?

Hannah trank noch einen Schluck Merlot und klickte das Bild weg. Auf Facebook rekelte sich eine ihrer ehemaligen Kolleginnen an einem tropischen Strand und nippte an einem leuchtend orangefarbenen Getränk. *#Selig*. Einen kurzen Moment lang stellte Hannah sich vor, selbst dem Alltag zu entfliehen. Bristol für einige Tage zu verlassen, ihren alten blauen Bikini und den zuverlässig ihren Bauch verhüllenden Sarong in eine Tasche zu packen und irgendwo in die Sonne zu düsen. Sie würde die Riesenluftmatratze in Form einer Ananas kaufen, die sie in der Stadt gesehen hatte, und sich mit einem Drink in der Hand auf dem Pool treiben lassen. Eine vollkommene Fantasie – bis ihr klar wurde, dass der Bikini ihr inzwischen vermutlich drei Größen zu klein war und ihr Bankkonto kaum für einen Trip an die Küste nach Skegness reichte, geschweige denn nach Portugal.

Wenn das eigene Leben gerade beschissen war, konnte

Facebook einen in tiefe Verzweiflung stürzen. Das wusste Hannah, dennoch konnte sie nicht anders, sie musste nachsehen. Ehe sie es verhindern konnte, tippte sie den Namen in die Suchfunktion.

Sophia Sandford.

Erwartungsgemäß wurde Hannah übel. Fast jeden Abend besuchte sie das Profil, irgendwie konnte sie nicht aufhören, sich zu quälen. Über Dan stand nichts Neues auf der Seite, doch wieder einmal wagte sich Hannahs zitternde Hand zu den Fotos vor, zu den Selfies aus dem Gym, den Strandfotos und Schnappschüssen von abendlichen Unternehmungen, die sie schon eine Million Mal gesehen hatte. Nicht nur dass Sophia wunderschön war, sie war auch erst dreiunddreißig. Dan hatte Hannah verlassen, um sein Glück bei einer anderen zu suchen. Die sportlicher war. Und über zehn Jahre jünger.

Ein Foto zeigte Sophia grinsend beim Laufen in der Menge. Hannah wischte über den Bildschirm. Jetzt hielt Sophia eine Medaille in der Hand und strahlte vor Stolz.

»Wenn ich dagegen antrete, bin ich erledigt«, nuschelte Hannah resigniert.

Sie ließ den Tränen freien Lauf. Sie wollte aufstehen, doch ihr war schwindelig. Hannah blickte auf die Flasche auf dem Couchtisch. Sie hatte fast den ganzen Wein ausgetrunken. Am besten ging sie ins Bett. Sie rappelte sich vom Sofa hoch, doch als sie mit der Anmut eines Babys, das gerade Laufen lernt, zur Tür wankte, stieß sie sich den Zeh am Couchtisch.

»Herrgott!«, schrie sie, und das Telefon flog auf den Boden.

Hannah beugte sich hinunter, um es aufzuheben, und stellte dankbar fest, dass Sophias Seite verschwunden war. Stattdessen erschien ihre eigene Startseite. Während der Raum sich um sie zu drehen begann, blieb Hannahs Blick an einer Anzeige hängen.

LUST AUF EINE HERAUSFORDERUNG?
Beim Great South West Marathon sind noch Startplätze frei!

Die bunte Anzeige leuchtete verführerisch. Die Worte tanzten vor Hannahs Augen. Ein Marathon?

MELDE DICH JETZT AN!

Hannah lachte auf. Sie starrte auf die Anzeige und die Läufer, die sie anstrahlten, als wollten sie sagen: *Komm zu uns.* Dann tauchte in ihrem Kopf ein Bild von Dan auf. Offenbar mochte Dan sportliche Frauen. *Vielleicht habe ich mich an dieser Stelle getäuscht. Vielleicht hätte ich mehr Interesse zeigen sollen.* Im Geiste sah sie sich selbst mit einer Medaille, wie sie lächelnd durch die Menge auf die Ziellinie zu lief, wo Dan sie mit ausgebreiteten Armen empfing.

Es ist nur ein Lauf! Das kann ja wohl nicht so schwer sein, oder? Wenn tausend andere Leute das können, kann ich das auch. Morgen fange ich an! Ich werde über Felder und Berge laufen wie die Frauen in den Anzeigen für Sportbekleidung …

Es erschien ihr wie ein Wink des Schicksals. Plötzlich wusste sie genau, was sie zu tun hatte.

Mit zitternden Fingern klickte sie auf »Anmeldung«. Lachend gab sie ihre Daten ein und fragte sich, warum sie darauf nicht schon früher gekommen war.

Die Worte auf dem Bildschirm verschwammen.

Herzlichen Glückwunsch, du bist angemeldet!

»Ja!«, rief Hannah. Sie würde einen Marathon laufen. Sie würde fit und schnell und absolut *großartig* sein. Sofort postete sie ein Update auf ihrer Facebook-Seite, dann ließ sie sich zurück aufs Sofa fallen.

Wo sie umgehend einschlief.

Am nächsten Morgen erwachte Hannah mit hämmernden Kopfschmerzen und hatte achtunddreißig neue Facebook-Benachrichtigungen.

Achtunddreißig? Das ist ungewöhnlich.

Sie hielt sich das Telefon dicht vors Gesicht und blinzelte in dem verzweifelten Versuch, den Schmerz hinter ihren Augen zu verdrängen, genau wie die Übelkeit und den widerlich pelzigen Geschmack in ihrem Mund. Hannah schielte auf die fast leere Flasche Merlot auf dem Couchtisch und empfand einen Anflug von Scham.

Nervös betrachtete sie die Nachrichten. Normalerweise hatte sie zwei, höchstens sechs. An ihrem Geburtstag waren es vielleicht bis zu dreißig, aber bestimmt nicht an einem normalen Tag. Sie wartete, bis sich ihr Blick scharf stellte und sie endlich die Wörter erkennen konnte. Ihre Kehle war wie zugeschnürt, und ihr stieg die Galle hoch.

WISST IHR WASS??? Ich laufe den GREAT SOUTH WEST MARATHOOOOOON! Jetzt geht's looos! Hab mich gerade angemeldet, jetzt heißt es, fit & schnell werden!!!

Oh, nein.

Bitte, nicht.

Langsam drang die schwache Erinnerung an den gestrigen Abend in ihr Bewusstsein. Hannah sah wieder auf das Display, in der Hoffnung, dass die Wörter verschwanden, sie noch schlief und das Ganze nur ein Albtraum war. Doch das war nicht der Fall. Ganz offensichtlich hatte sie diese Wörter getippt.

Ihre beste Freundin Bronwen hatte als Erste einen Kommentar verfasst.

Was, Han? Du bist betrunken, das sehe ich doch. Stimmt's? Du musst mir alles erzählen, wenn wir uns treffen! Also ... LAUF, HANNAH!!

Unter Bronwen hatten andere Freundinnen und Bekannte gute Wünsche gepostet:

Gut gemacht, Han! Ich wünschte, ich wäre so mutig wie du! Ein Marathon! Wow! Das ist großartig, Hannah. Viel Glück!

LAUF HAN! LAUF HAN!

Wow, 42,195 km! Ich würde schon beim zweiten zusammenbrechen. Viel Glück, Han, wir werden dich anfeuern!

Zweiundvierzig Kilometer und hundertfünfundneunzig Meter.

Hannah hatte sich angemeldet, um mehr als zweiundvierzig Kilometer zu laufen.

Natürlich fand sie in ihrem Postfach die Glückwunsch-E-Mail vom Veranstalter des South West Marathons, die sie fröhlich daran erinnerte, dass sie einen *Marathon* laufen würde.

Und als wäre das nicht genug, war das Rennen auch schon in drei Monaten.

Hannah erbleichte. *Laufen*. Sie konnte ja kaum zur Bushaltestelle am Ende der Straße laufen, ohne Atemnot zu bekommen und ins Schwitzen zu geraten. Sie hatte seit Jahren nicht mehr richtig Sport getrieben. Und trotzdem hatte sie sich in aller Öffentlichkeit freiwillig, betrunken, idiotischerweise zu einem ganzen Marathon angemeldet. Der Raum begann, zu schwanken, zugleich schlich sich die Morgensonne durch die Vorhänge und mit ihr eine Ahnung der Realität.

Zweiundvierzig Kilometer.

Allein bei dem Gedanken daran stieg ihr unangenehm der Geschmack des gestrigen Weins in die Kehle. Gerade noch rechtzeitig schaffte sie es ins Bad.

Das war's, beschloss sie. *Ich trinke nie wieder*.

2

Malika

Malika vermisste den Geruch der Blumen.

Das war merkwürdig. Noch vor Kurzem war ihr der faulige Gestank zuwider gewesen, den die anfangs wohlduftenden Blumen verströmt hatten, als sie allmählich zu welken begannen. Sie fand es unerträglich, wenn ihr der Geruch morgens in die Nase stieg – eine Art Überfall auf ihre Sinne. Eine brutale Erinnerung. Anfangs war es noch schön gewesen. Eine Zeit lang hatte der Duft das Büro von Rocket Recruitment erfüllt und Kindheitserinnerungen an Besuche bei ihrer Großmutter geweckt. Ihre geliebte Großmutter hatte jede Woche bei der Floristin im Ort einen kunstvollen Blumenstrauß gekauft und ihn neben das Telefon auf den Flurtisch gestellt. Doch genau wie bei ihrer Großmutter war der charmante Duft irgendwann gekippt und hatte sich mit einem anderen Gefühl verbunden – Verlust.

Dieses Gefühl war überall.

Die Abwesenheit des angenehmen Dufts erinnerte Malika daran, dass es vorbei war. Seit vier Wochen trafen keine Sträuße mehr ein. Allmählich wagten sich alle in die sogenannte »Normalität« zurück, obwohl Malika noch nicht annähernd bereit dazu war. Die Blumen im Büro waren verwelkt und im Müll entsorgt, die Vasen geleert und wieder hinten in den Schrank geräumt worden. Die Wolke aus Mitgefühl, die in den letzten Wochen über dem Gebäude geschwebt und sie mürbe gemacht hatte, verzog sich allmählich und machte der Sommersonne Platz, die draußen auf die Straße schien. Malikas Kollegen – bevor es passiert war, waren sie zu viert gewesen – hatten wieder angefangen, zu lachen und zu scherzen. Fast kam es Malika so vor, als hätten sie Abbie vergessen.

Vier Wochen. Länger hatte es nicht gedauert, bis die Erinnerung an Abbie zu verblassen begann. Die kühle Juniluft war wärmer geworden und ließ den Sommer näher rücken. Das zeigte sich deutlich an den vielen Menschen, die die steile Park Street zu den Läden, den Cafés und der Riesenbibliothek im College Green hinauf- und hinunterwanderten: Studenten, Angestellte und vereinzelte Touristen. Neidisch beobachtete Malika sie durchs Fenster. Noch vor wenigen Wochen hatte sie sich darauf gefreut, sich unter sie zu mischen. Unter die Einwohner der Stadt, die zurzeit noch zahlreicher waren als die Touristen. Sie liebte den Sommer in Bristol, die unbeschwerten Abende in den Hafenbars, die Lichter, die übers Wasser tanzten, während die Zeit verstrich. Entspannt mit ihren Mitbewohnern Roz, Dean und Kath Bier aus der Flasche zu trinken und das ganze Wochenende über zu quatschen.

Doch jetzt fürchtete sie den Sommer. Die warme Luft fühlte sich schwül und aufdringlich an. Der Himmel leuchtete nicht mehr so wie vorher.

Der Tag war gerade erst angebrochen, als Malika das Büro betrat, ihre Jeansjacke an den Garderobenständer in der Ecke hängte und zu ihrem Schreibtisch ging. Eigentlich war es Abbies Schreibtisch gewesen. Malika hatte ihn mit ihrem getauscht, weil sie den leeren Anblick nicht länger ertrug. Ihre Kollegen hatten ihn betreten ignoriert, weil niemand zugeben mochte, dass Abbie nicht mehr zurückkam. Malika schaltete den Computer ein und schob vorsichtig einigen Kram beiseite, der einst Abbie gehört hatte: ein Notizbuch, ein Schälchen mit Büroklammern, ein paar Post-it-Zettel mit Abbies Handschrift. Malika brachte es nicht über sich, sie wegzuwerfen.

»Morgen!« Eva, die Filialleiterin, steckte den Kopf aus der Küche. »Ganz schön warm heute, was? Wollte gerade Wasser heiß machen. Tee?«

»Dumme Frage«, scherzte Malika und hoffte, dass Eva ihr den frechen, forschen Ton abnahm, der früher ganz natürlich gewesen war, jetzt aber aufgesetzt klang.

Malika ging ihre E-Mails durch und markierte einige, die sie beantworten musste. Ihr Blick ging zum Fenster. Sie genoss die Ruhe, wenn die Stadt erwachte und die Morgensonne über den hohen alten Gebäuden aufstieg. In weniger als fünfundvierzig Minuten würden Malikas erste Bewerber durch die Tür hereinhasten – hoffnungsvoll, ungeduldig und auf der Suche nach einem neuen Job, manchmal auch nach einem neuen Traumjob. Die Aussicht, sie bei dieser Suche zu unterstützen, half Malika normalerweise, mit Schwung und Entschlossenheit in den Tag zu starten, doch vorerst genoss sie die Ruhe und kostete den Moment aus.

Bis die Tür aufging und Marc hereinkam. Da war es mit der Ruhe vorbei.

»Hey, M!«, rief er laut, winkte ihr zu und hängte sein Sakko auf. Dann holte er eine Trinkflasche heraus, in der eine schlammartige grünliche Substanz schwappte, und stellte sie auf den Schreibtisch. Marc fing ihren Blick auf. »Ein neuer Smoothie. Willst du probieren?«

»Sieht eklig aus«, sagte Malika lächelnd.

»Stimmt«, gab er zu. »Da kann ich nicht widersprechen. Er sieht aus wie Moorschlamm. Aber er wirkt.«

Malika beobachtete, wie Marc seine Tasche unter den Schreibtisch schob und sich dabei die ausgeprägten Muskeln unter dem makellos weißen Hemd abzeichneten. Marc erschien immer wie aus dem Ei gepellt zur Arbeit. Beunruhigt fragte sich Malika, ob sie es ihm gleichtun und sich mehr Mühe geben sollte. Abbie hatte das schließlich auch getan.

Eva kehrte mit zwei Teebechern aus der Küche zurück. »Alles klar, Marc?«, fragte sie. Stirnrunzelnd blickte sie auf das Chaos auf Malikas Schreibtisch und suchte nach einem freien Platz, um den Becher abzustellen.

»Ach, Mal, das hab ich ganz vergessen. Hast du es letzte Woche geschafft, die Aushänge mit den neuen Stellenausschreibungen auszudrucken?«

Malika machte ein langes Gesicht. »Nein. Das hab ich total vergessen. Mach ich sofort, Eva. Tut mir sehr leid.«

»Keine Sorge«, erwiderte Eva lächelnd. »Wenn du das nachher erledigst, wäre das toll. Aber …« Ihr Blick wanderte über den Schreibtisch. »… vielleicht sollten wir etwas von diesem Kram wegräumen. Du kannst dich ja kaum bewegen.«

»Schon in Ordnung«, erwiderte Malika schnell. »Ich mach das demnächst.«

Eva beugte sich vor und pflückte eine Visitenkarte von einem Stapel: *Abbie Gordon, stellvertretende Filialleiterin.*

»Nun, die brauchen wir doch nicht mehr, oder?«, fragte sie.

Zu Malikas Entsetzen nahm sie die Karten und warf sie in den Papierkorb. Malika streckte die Hand aus, doch Eva hielt sie zurück.

»Mal.«

»Es ist nur ...«

»Entrümpeln ist gut«, rief Marc. »Sonst wirst du noch zum Messie und landest irgendwann im Fernsehen«, fügte er lachend hinzu.

Malika war klar, dass Marc ihr mit seiner dreisten Bemerkung nur helfen wollte. Das war gut. Meist lavierten Eva und Marc übervorsichtig um das herum, was passiert war. Oder noch schlimmer: Sie mieden das Thema ganz.

Eva verließ das zentrale Büro und kehrte kurz darauf mit einem Karton zurück, wie man ihn für Umzüge benutzt. Oder wenn man einen neuen Job antritt und seine Erinnerungen und Abschiedskarten mit lauter guten Wünschen einpackt, ehe die Kollegen einem Lebewohl sagten.

Oder ein Karton, in den deine Freunde deine Habseligkeiten packen, wenn du tot bist.

Malika schob den Karton fort. »Meinst du nicht, dass das etwas früh ist?«

Eva schüttelte den Kopf. »Das macht es dir nur noch schwerer. Je länger du ihre Sachen behältst, desto härter wird es. Ich weiß, wie gern du Abbie hattest. Wir hatten sie alle gern, aber wir müssen zur Normalität zurückkehren, sonst werden wir verrückt. Irgendwann müssen wir nach vorn schauen.«

Noch nicht, wollte Malika sagen, fand jedoch nicht die richtigen Worte.

Leise sagte Eva: »Mal, ist alles in Ordnung? Du siehst nicht gut aus. Wenn du dir Urlaub nehmen willst, sag einfach Bescheid, okay? Das ist kein Problem.«

»Nein, Eva, schon gut …«

Eva hob die Hand. »Im Ernst, Mal. Ich weiß, du hast gesagt, dass du Abbies Arbeit gern übernimmst, bis …« Sie verstummte.

Bis wir sie ersetzt haben, dachte Malika.

»… vorerst«, korrigierte sich Eva. »Ich mache mir nur Sorgen, dass das im Moment alles ein bisschen zu viel für dich ist. Vielleicht war es nicht die beste Lösung, dich zur Stellvertreterin zu machen. Ich habe dir einiges aufgebürdet.«

»Nein!« Malika schrie beinahe. Auch wenn sie Evas Sorge zu schätzen wusste, war ihr das zu viel. »Ehrlich. Ich schaff das, Eva. Wirklich. Ich brauche keinen Urlaub. Mir geht's gut.«

Mir geht's gut. Das war in letzter Zeit ihre größte Lüge. Sie hatte es so oft gesagt, dass sie es fast selbst glaubte. Gegenüber ihrer Chefin, ihren Mitbewohnern, ihren Eltern, Fremden, die zu Rocket kamen und nach Abbie fragten, um dann zu erfahren, dass sie nicht mehr da war.

Mir geht's gut. Alles in Ordnung. Was spielte das schon für eine Rolle? Das war nicht wichtig. Abbie war wichtig. Abbie, Malikas Kollegin und Freundin.

Sie hatten sich angefreundet, als Malika bei Rocket angefangen hatte. Nach gelegentlichen Gesprächen beim Mittagessen hatten sie sich schon bald nach Feierabend zu einem Drink oder zu Konzerten verabredet, sie waren gemeinsam auf Shoppingtour gegangen und hatten in den Secondhandläden auf der Gloucester Road nach Schätzen gestöbert. Abbie war immer für Malika da gewesen und hatte sich ihren Frust über ihre Mitbewohner angehört, wie damals, als Dean eine neue Freundin hatte, die praktisch bei ihnen eingezogen war. Abbie war eine Problemlöserin. Und eine tolle Freundin. Ein wundervoller Mensch.

Abbie war auf dem Heimweg vom Büro gestorben, als ein Auto in ihr Fahrrad gerast war.

Eva lächelte traurig und bot Malika noch einmal den Karton an. »In Ordnung. Wenn du dir sicher bist. Aber kannst du bitte erst mal etwas von diesen Sachen wegräumen? Wir können sie eine Zeit lang im Schrank aufbewahren, bis wir geklärt haben, was wir damit machen.«

Malika nickte stumm. Vielleicht hatte Eva recht. Vielleicht musste sie loslassen. Nach vorn schauen. Es ging darum weiterzuleben.

Sie stellte den Karton neben ihren Füßen ab, holte tief Luft und packte nacheinander Abbies Habseligkeiten hinein. Ganz vorsichtig, als handele es sich um kostbare Antiquitäten. Sie öffnete die oberste Schublade, die sie unverändert gelassen hatte. Stifte, noch mehr Notizhefte, drei Schachteln mit Kräutertee, ein Hefter … und ein kleines Notfall-Schminkset, für den Fall, dass Abbie und Malika spontan nach der Arbeit ausgingen. Bei der Erinnerung musste Malika lächeln.

Als sie eine alte Aktenmappe herausholte, flatterte etwas darunter hervor. Ein Flugblatt. Malika hob es auf. Eine Werbung für eine Laufveranstaltung. Auf glänzendem Papier leuchteten fette große Buchstaben über einem Foto, das ein Meer von lächelnden Läufern zeigte. Abbie war eine eifrige Läuferin gewesen und hatte immer versucht, Malika ebenfalls dazu zu motivieren. »Komm schon!«, hatte sie gesagt. »Los! Das macht Spaß. Dann können wir zusammen laufen.«

Malika hatte jedes Mal abgelehnt. »Irgendwann vielleicht«, hatte sie geantwortet.

»Das heißt nie. Ich kenne dich, Malika!«

»Wahrscheinlich hast du recht. Laufen ist einfach nichts für mich.«

Abbie hatte ihre Ausreden immer mit einem Lachen abgetan. Doch Malika hatte nicht gelogen, Laufen war einfach nicht ihre Stärke. Sie war insgesamt nie besonders sportlich gewesen, abgesehen von ein bisschen Netball auf der Highschool. Für sie war Sport mehr Pflicht als Vergnügen, es sei denn Tanzen bei Popworld mit Roz und Kath zählte auch dazu.

»Bitte?«, hatte Abbie gefragt und schmollend vor ihrem Schreibtisch gestanden. »Das macht Spaaaaß.«

»Gut!«

»Versprochen?«

»Versprochen.«

»Ich nagele dich darauf fest, Mal. Denk ja nicht, dass du mir entkommst.«

Aber sie *war* entkommen. Auf die furchtbarste Weise.

Bei der Erinnerung daran verzog Malika das Gesicht und wünschte, sie hätte es getan, sie hätte alles nur Erdenkliche getan, um so viel Zeit wie möglich mit ihrer Freundin zu verbringen. Sie hatte keine Ahnung gehabt, dass Abbies Zeit bald abgelaufen sein würde. Wenn sie die Zeit zurückdrehen könnte, würde sie alles machen. Jede Sportart. Einfach alles.

Sie blickte auf das Flugblatt und las:

Im Oktober findet der Great South West Marathon statt
– Bist DU bereit?
Nach dem überwältigenden Erfolg der Halbmarathons in Bristol und Bath sind wir stolz, ein neues jährliches Laufereignis anzukündigen – 42,195 Kilometer durch die fantastische Stadt und über Land!

Malika ließ das Flugblatt in den Karton fallen und räumte die Schublade weiter aus. Ihr Blick blieb an einem kleinen silbernen Gegenstand hängen, der zwischen alten Heft- und Büroklammern lag, sie holte ihn heraus.

Eine Medaille.

Malika fühlte das massive Gewicht in ihrer Hand. Die Medaille, an der ein blaues Band befestigt war, glänzte im hereinfallenden Sonnenlicht. »Great Bristol Halbmarathon 2017« stand dort eingraviert. Malika erinnerte sich an den Tag, an dem Abbie sie mitgebracht und allen gezeigt hatte. Sie hatte über dreihundert Pfund für die britische Herzstiftung erlaufen. Kurz überlegte Malika, warum Abbie so etwas in ihrer Büroschublade aufbewahrte. Wenn *sie* eine Medaille gewonnen hätte, würde sie sie stolz zu Hause ausstellen und jedem von ihrer tollen Leistung erzählen. Aber Abbie hatte ständig an irgendwelchen Rennen teilgenommen. Wahrscheinlich hatte sie zu Hause eine ganze Medaillensammlung und einfach vergessen, dass sie diese hiergelassen hatte.

Malika schloss die Hand um die Medaille und strich mit den Fingern über das Band. Sie wollte sie schon in den Karton fallen lassen, als sie es sich anders überlegte. Die Medaille war viel zu wertvoll, um in einem Karton vergessen zu werden, der irgendwann weggeworfen wurde. Stattdessen steckte Malika die Medaille in die Hosentasche.

Sie holte das Flugblatt wieder heraus.

Ein Marathon.

Kurz geisterte die Idee durch ihren Kopf, dann schob sie sie energisch zur Seite. *Nein*, dachte sie. *Das wäre verrückt. Was für eine alberne Idee.*

Doch ihre Hände lagen bereits auf der Tastatur und tippten in die Suchleiste.

Die bunte Website erschien.

Nimm die Herausforderung an!

Bilder von Läufern, die lächelnd und mit entschlossenem Blick über eine sonnige Straße liefen.

Malika konnte kaum glauben, dass sie überhaupt darüber nachdachte. Ausgerechnet ein Marathon. Und das auch noch in drei Monaten. Die Zeit reichte sicher nicht, um genügend zu trainieren.

Los! Wieder hallte Abbies Stimme durch ihren Kopf.

Malika erinnerte sich an ihre Worte. *Versprochen.* Sie zog die Medaille aus der Hosentasche, um noch einmal einen Blick darauf zu werfen, und begriff, dass dies die perfekte Gelegenheit war, ihr Versprechen wahr zu machen.

Sie brauchte *einen Abschluss*. Das hatte nicht nur Eva gesagt, sondern auch ihre Mutter bei ihren regelmäßigen Telefonaten. Seit Abbies Tod sorgte sich Mrs. Sade noch mehr um ihre Tochter. »Mir geht's gut, Mum«, sagte Malika jedes Mal und versuchte, nicht gereizt zu klingen.

Doch das hier war eine Chance. Etwas, auf das sie sich konzentrieren konnte. Etwas, auf das sie zielgerichtet hinarbeiten konnte, anstatt sich in ihrer Trauer zu verlieren. In der Angst vor dem Unausweichlichen, die Malikas Leben wie ein dunkles Monster beherrschte.

Vielleicht konnte sie auch etwas Geld sammeln. Helfen, etwas zu bewirken.

Sie atmete tief durch und klickte auf »Anmeldung«.

3

Hannah

Noch nie hatte die Haustür so Furcht einflößend ausgesehen.

»Ich schaff das nicht, Bron. Das ist gruselig. Ich wünschte, es wäre ein Witz.«

Hannah umklammerte das Telefon und näherte sich der Tür, als würde sie auf der anderen Seite ein axtschwingender Clown erwarten. Durch die Milchglasscheibe waren der klare blaue Himmel und das leicht verwilderte Grün zu sehen, das den kurzen Weg durch den Vorgarten säumte. Normalweise wäre das ein einladendes Bild gewesen, kaum Furcht einflößend. Bis jetzt.

Ganz ehrlich, da würde ich mich ja noch lieber mit einem Killerclown anlegen.

»Was machst du denn, Han?«, dröhnte Bronwen über den Lärm eines Fußballspiels am anderen Ende der Leitung.

Die Menge grölte.

»Gut gemacht. Ethan. Huuuuu!«, kreischte Bronwen viel zu laut in Hannahs Ohr. »Sorry, Han. Er hat ein Tor geschossen. Egal, natürlich schaffst du das. Geh einfach zur Tür, du weißt schon, dieses große weiße rechteckige

Ding mit dem Griff? Öffne sie, und geh nach draußen. Dann stellst du einen Fuß vor den anderen, *et voilà.*«

Hannah war klar, dass ihre Freundin ihr nur Mut machen wollte, aber das war leichter gesagt als getan. Sie atmete tief durch und machte einen weiteren Schritt in Richtung Tür. Ihre alten Turnschuhe versanken im Flurteppich. Am liebsten hätte sie sie von den Füßen geschleudert und wäre zurück aufs Sofa gehuscht, um sich dort einzuigeln.

»Ich werde mich zum Deppen machen«, widersprach sie.

»Nein, das wirst du nicht! Glaub mir, keiner wird auf dich achten. Und selbst wenn du dich zum Deppen machst: Wäre das so schlimm?«

Natürlich, verdammt, schäumte Hannah innerlich, sagte jedoch nichts. Vielleicht sollte sie nicht unbedingt Bronwen anrufen, wenn sie moralische Unterstützung suchte. Aber wen *konnte* sie sonst anrufen? Dan?

Bei der Vorstellung spannten sich Hannahs Muskeln an. *Laufen.* Ihr trunkenes Hirn hatte offenbar Möglichkeiten gesehen, die ihr nüchternes nicht sah. Sie stellte sich vor, wie sie langsam vor sich hin schnaufte und ihre Beine aufgaben, ehe sie überhaupt zwei Minuten gelaufen war. Die mitleidigen Blicke. Was für ein jämmerliches Bild. Sie stellte sich vor, wie sie alles andere als sexy vor sich hin keuchte, während Läufer vom örtlichen Club blitzschnell mit wehenden Pferdeschwänzen und teuren Laufschuhen an ihr vorbeisausten. Sie hatte sie jede Woche vom Sofa aus durchs Fenster beobachtet.

Für Bronwen, die gar nicht schlecht aussehen konnte,

auch wenn sie nur zu Hause herumhing, war das okay. Sie passte mit achtundvierzig immer noch in die Jeans, die sie mit dreiundzwanzig getragen hatte. Lediglich die zarten Linien in ihrem Gesicht gaben einen Hinweis auf ihr Alter. Ansonsten hatte sich Bronwen seit ihren unbeschwerten Tagen in den Achtzigern kaum verändert, abgesehen von der krassen Dauerwelle. Selbst als sie mit den beiden Jungs schwanger gewesen war, jetzt zwei lang aufragende, gut aussehende Teenager, hatte sie auf beneidenswerte Weise gestrahlt. Sie hatte ihre Figur behalten und war die Babypfunde schnell wieder losgeworden. Wieder so ein paar Punkte, in denen das Leben Hannah gegenüber einfach nicht fair war.

Nein, Bronwen hatte nie erfahren müssen, was Hannah erlebt hatte. Die gemeinen Spötteleien auf dem Spielplatz, die Ablehnung in den Teenagerjahren, in denen das Aussehen so wichtig war. Sie war zur Außenseiterin geworden. Bronwen hatte nicht erlebt, wie die Königin der Gesamtschule bei ihrem Anblick »Dickerchen« oder »Stampferchen« gekreischt hatte. Schrill und bösartig hatte ihr Kichern über den Sportplatz und durch die Flure gehallt.

Karen Smith, die Anführerin, war mit Abstand die Schlimmste gewesen. Wie ein hämisches Nebelhorn hatte ihre Stimme geklungen, als Hannah beim Schlagball mit Müh und Not die erste Base erreichte, ohne ohnmächtig zu werden. Hannah hatte es einfach hingenommen und die Tränen bis zu Hause zurückgehalten, wo sie sich in ihr Zimmer eingeschlossen und ihre Gedanken in ihrem glitzernden abschließbaren Tagebuch festgehalten hatte, das sie niemals jemandem gezeigt hätte. Nicht einmal Bronwen.

Wenn Karen Smith damals ausnahmsweise ein paar Minuten genug von Dickerchen-Witzen hatte und stattdessen davonstolzierte, um Sprüche an die Wände der Mädchentoilette zu schmieren, war die reizende Bronwen Lewis zur Stelle gewesen. »Ignorier sie einfach«, sagte sie dann und bot Hannah etwas aus ihrer Tüte mit Süßigkeiten an oder erzählte ihr ein bisschen Klatsch über die Lehrer. »Das sind die nicht wert.« Doch so sehr Hannah ihre beste Freundin auch mochte, das Mädchen, mit dem sie aufgewachsen war, es war, als würden sie in unterschiedlichen Welten leben. Bronwen war ein anderes Wesen – klug, hübsch, eine zurückhaltende Schönheit. Sie wusste nicht, dass man grausame Bemerkungen nicht einfach mit Plattitüden oder aufmunternden Sprüchen abschütteln konnte oder mit dieser beiläufigen Lässigkeit, mit der Bronwen ebenfalls gesegnet war.

Es gab Dinge, die sie einfach nicht verstand, die sie nicht verstehen konnte.

»Ich bin immer noch beeindruckt, dass du einen Marathon laufen willst. Das ist doch nicht … vergiss es.«

Wieder ertönte lauter Jubel vom Fußballfeld.

»Wie bitte, Bron?«

»Hier geht es doch nicht etwa um Dan, oder?«

Sofort schoss Hannah die Röte in die Wangen. »Nein! Ganz bestimmt nicht.« Sie dachte an den todsicheren Plan, den sie bei der Arbeit auf ein Post-it gekritzelt hatte. Den Dan-Plan: 1. Fit werden. 2. Marathon laufen. 3. Dan zeigen, was er verpasst! »Ich dachte nur, das wird lustig.«

»Lustig? Ein Marathon?«

»Warum nicht? Okay, *jetzt* weiß ich, warum nicht. Es ist angsteinflößend. Darum stecke ich im Flur fest.«

»Ich will nur nicht, dass du was Dummes tust, das ist alles. Aber wenn du das durchziehen willst, solltest du jetzt das Haus verlassen.«

»Gut«, sagte Hannah schließlich. »Na, dann.« Sie wollte sich nicht mit ihr anlegen, sie hatte Bronwen bei Streitereien mit ihren Söhnen Ethan und Joshua erlebt. Einen Streit mit Bronwen konnte niemand gewinnen. »Aber wenn ich ohnmächtig werde, bist du schuld. Dann musst du kommen und mich vom Pflaster kratzen.«

»Einverstanden.« Bronwen lachte. »Viel Glück, Han. Hab dich lieb!«

Hannah legte auf und versuchte, sich zu dehnen. Sie hob die Arme und beugte ein Knie, woraufhin es im linken Bein knackte. Das wirkte nicht sehr vielversprechend.

Doch sie musste es hinter sich bringen. Zwei Tage waren vergangen, seit sie sich betrunken zu dem Lauf angemeldet hatte, und seither war sie ein Nervenbündel. Hannah hatte schon oft Dinge bedauert, die sie angetrunken getan hatte, aber *das* hier war mit Abstand das Schlimmste. Was hatte sie sich nur dabei gedacht?

Dan. Es ging nur um Dan.

Wenn sie an ihn dachte, machte ihr Herz einen Sprung. Sie stellte sich sein stolzes Gesicht vor, wenn er sie über die Ziellinie laufen sah. Nur dieser Gedanke hatte sie den Tag bei Travel Town überstehen lassen. Sie war mit der Hoffnung ins Büro geschlichen, dass noch niemand ihr Facebook-Desaster gesehen hatte. Dem war nicht so.

»Ein Marathon!«, hatte ihr Chef David quer durchs Büro gerufen. »Ich *wusste* ja gar nicht, dass du läufst.«

»Wie meinst du das?«, hatte Hannah abwehrend entgegnet und sich gefragt, worauf er hinauswollte.

»Nun ja, du hast gar nichts davon erzählt«, antwortete er. »Und sonst erzählst du doch eigentlich alles.«

Abgesehen davon, dass mein Mann mich verlassen hat, dachte sie. *Das* brauchte niemand zu wissen.

Und bald mussten sie es auch nicht mehr wissen.

Natürlich lag es nicht an ihrem Aussehen, dass David so überrascht war, sondern an der schlichten Tatsache, dass nur ein absoluter Vollidiot freiwillig 42,195 Kilometer laufen würde.

»Ich dachte, ich behalte das für mich«, log sie.

Etwas anderes, als zu lügen, fiel ihr nicht ein. Entweder das, oder sie musste zugeben, dass sie einen Riesenfehler begangen hatte. Die ganzen aufmunternden Nachrichten; noch nie hatte sie so viel Aufmerksamkeit auf Facebook erhalten. Alle feuerten sie an. Und so verrückt und beängstigend ein Marathon auch sein mochte, wenn sie aufgab, hieß das nur eins: *Ich bin nicht gut genug.*

Die Worte quälten Hannah, manchmal schallten sie ihr aus der Dunkelheit entgegen, wenn sie nachts im Bett lag und zu schlafen versuchte. *Du warst nicht gut genug für Dan. Darum hat er dich verlassen.*

Also musste sie weitermachen.

Was bedeutete, sie musste hinausgehen und *tatsächlich* laufen.

Hannah besaß keine Sportkleidung, nur ein Paar abgewetzte Turnschuhe, die seit Ende der Neunziger kein Tageslicht mehr gesehen hatten. Sie hatte alte Leggins angezogen, die an den Knien bereits etwas durchscheinend war, und in Dans T-Shirts nach einem gesucht, das sich nicht an jede Kurve schmiegte. Schließlich hatte sie eins mit Darth Vader gefunden. Das saß zwar auch nicht gerade locker, aber es ging.

Hannah stopfte Schlüssel und Smartphone in ihren BH, holte tief Luft und griff nach der Türklinke, um sich ihrem neuen Feind zu stellen: dem Freien.

Hannah ging durch die Pforte und begann, die Straße hinunterzuwalken. *Gar nicht schlecht*, dachte sie. Sie lief an den Reihenhäusern mit den gepflegten farbenfrohen Gärten vorbei und konzentrierte sich auf den Weg. Den Blick auf die Straße mied sie. Sie stellte sich vor, wie die Autofahrer sie angafften und über die fast durchsichtigen Leggins und ihre wackelnden Brüste lachten, die versuchten, aus ihrem BH zu entkommen, der schon bessere Tage gesehen hatte. Sie beschleunigte das Tempo, spürte aber bereits einen dumpfen Schmerz in den Beinen. Mit achtundvierzig hatte sie noch immer das Gefühl, dass die Leute sie beobachteten. Über sie urteilten. Als würden Karen Smith und Konsorten hinter der nächsten Ecke lauern und gleich hervorspringen, um sie wieder zu demütigen.

Es dauerte nur eine Minute, bis sie zu schwitzen begann. Die Leggins fühlten sich warm und rau auf ihrer Haut an. Wenn sie schwitzte, nahm ihr Gesicht die Farbe von Roter Bete an, und dabei hatte Hannah noch nicht einmal angefangen, richtig zu laufen. In dem sonnigen Dunst tauchte eine Straßenlaterne auf, und Hannah erklärte sie zum Ziel. *Wenn ich es bis zu der Straßenlaterne schaffe, ist das in Ordnung.*

Doch sie schaffte es nicht. Ihre Beine gaben nach.

Sie ließen sie als Erstes im Stich. Sie hatte Schmerzen in den Waden, in den Füßen, *überall*. Auch wenn ihr Kopf wollte, dass sie weitermachte, dass sie den Schmerz aushielt und das Ende der Straße erreichte, ihr Körper hatte andere Vorstellungen.

Hannahs Knie wurden weich, und sie stützte sich an einer Mauer ab. Sie hatte sich in ein unbewegliches, geleeartiges rot gesichtiges Wesen verwandelt. Gerade, als sie sich nach vorn beugte, um Kraft zu sammeln und sich wieder aufzurichten, schaute Mrs. Gibson aus Nummer dreiundsechzig mit besorgter Miene über die ordentlich geschnittene Hecke.

»Hannah! Ist alles in Ordnung, meine Liebe? Sie sehen etwas krank aus.«

»Mir geht's … gut, danke«, keuchte Hannah und versuchte, ihre Beine dazu zu bringen, ihr wieder zu gehorchen.

»Wenn Sie meinen«, sagte Mrs. Gibson und musterte Hannah mit zweifelndem Blick, die in ihrem Darth-Vader-T-Shirt fast auf dem Bürgersteig kauerte. Sie wandte sich zur Haustür um, doch dann hielt sie inne. »Ach, wo ich Sie gerade treffe, ist Dan zu Hause?«

Hannah stieg die Hitze in die Wangen. »Nein, leider nicht. Er ist …«

»Ach? Wo ist er denn? Ich habe ihn schon seit einer

ganzen Weile nicht gesehen. Normalerweise parkt er seinen Van immer in der Nähe, aber das tut er schon seit Wochen nicht mehr.«

»Er ist … weg. Hat gerade ziemlich viel zu tun.«

Mrs. Gibson hob eine Augenbraue, zweifellos hätte sie gern weitergefragt, hielt es aber wohl für unhöflich. »Oh! Na, dann. Er hat nur gesagt, dass er meine Regenrinne reinigen würde. Könnten Sie ihn darauf ansprechen, wenn er zurückkommt?«

»Klar«, sagte Hannah mit zusammengebissenen Zähnen.

Der liebe Dan, der hilfsbereite Nachbar, stets zur Stelle, um mit anzupacken. Was würde Mrs. Gibson sagen, wenn sie die Wahrheit wüsste? Hannah wusste, dass Mrs. Gibson es nicht für sich behalten würde. Sie liebte Nachbarschaftsklatsch.

Langsam ging Hannah die Straße wieder zurück und war froh darüber, dass ihr Gesicht schweißnass war.

So sah zumindest niemand die Tränen.

Wieder zu Hause ließ Hannah sich aufs Sofa fallen und strich sich mit einer Hand durch das schweißnasse Haar. Schon nach drei Minuten hatte ihr Körper aufgegeben. Sie hatte versagt.

Vielleicht bin ich dafür einfach zu alt, sagte sie sich und dachte an die Frauen mit den frischen Gesichtern und den schicken Pferdeschwänzen – an Sophia – und empfand plötzlich schmerzhaftes Bedauern. Sie hatte zu lange gewartet. Sie war zu dick und zu untrainiert, um jetzt noch anzufangen. Hannah wischte sich die Tränen aus dem Gesicht, fischte das Smartphone aus ihrem BH und öffnete Facebook. Sie tippte:

Sorry, Leute, aber ich laufe den Great South West Marathon nicht.

Sie zögerte, den Post abzuschicken, und dachte an ihre Freunde und ihre guten Wünsche. Und an Dan, der sicherlich durch ihre gemeinsamen Freunde von Hannahs Fehlversuch erfahren würde. »Wer hätte denn gedacht, dass ausgerechnet Hannah einen Marathon läuft? Meine Güte«, würde er lachend sagen, verstohlen einen verliebten Blick auf Sophia werfen und dem Schicksal dafür danken, dass er eine so perfekte Frau gefunden hatte.

Plötzlich sah Hannah ihre Zukunft vor sich. Sie als eine Art Miss Havisham, die in mottenzerfressenen Pyjamas in einem verstaubten stillen Haus lebte. Je länger Dan weg war, desto kälter war ihr Haus geworden. Seelenlos. Hannahs Welt veränderte sich, ohne dass sie es verhindern konnte.

Hannah wollte kein neues Leben beginnen. Sie war glücklich mit dem gewesen, was sie hatte. Dan musste nur einsehen, dass auch er mit ihrem Leben glücklich sein konnte.

Hannah blickte auf das Facebook-Update und änderte ihre Meinung. Sie löschte die jämmerlichen Worte, schnappte sich stattdessen ihre Turnschuhe und stellte sie ordentlich auf den Boden, dann machte sie ein Foto. Nachdem sie das Bild noch mit einem Filter bearbeitet hatte, damit es möglichst strahlend und zuversichtlich wirkte, lud Hannah es hoch.

Einen Lauf in der Sonne genossen und für das große Rennen trainiert! #fitness #marathon #olympiawirkommen #lol

Es war falsch, zu lügen, das war ihr klar. Aber wenn sie ihr altes Leben zurückhaben wollte, dann musste sie etwas ändern. Angefangen bei sich.

Sie musste diesen Marathon schaffen.

4

Malika

»Mal!«

Roz' Stimme schallte so laut durchs Treppenhaus, dass Malika es sogar durch ihre Kopfhörer hörte. Sie nahm sie ab, während ihre Mitbewohnerin mit schweren Schritten die zwei Treppen zu ihrer Dachkammer hinaufstieg.

»Darf ich reinkommen, Mal?«, rief Roz, dann öffnete sie die Tür.

Roz sah sich im Zimmer um und musterte Malika, die im Bett lag. Nur ein Bein lugte unter der Decke hervor. Sie hatte sich einen Haufen Kissen in den Rücken geschoben und sah einen Film auf ihrem Laptop an.

»Meine Güte«, sagte Roz. »Was ist denn hier los? Bist du okay?«

»Was meinst du?«

»Mach Platz«, sagte Roz und ließ sich auf das Fußende von Malikas Bett fallen. »Was ich meine«, fuhr sie fort und deutete auf das gemütliche Zimmer mit den schrägen Wänden, »ist *das*. Du bist schon im Pyjama, dabei ist es erst acht Uhr.«

Malika drückte die Pause-Taste auf dem Laptop. Um bessere Laune zu bekommen, hatte sie in letzter Zeit angefangen, Komödien zu schauen. Zumindest waren sie eine angenehme Ablenkung.

»Wir wollen gleich ein bisschen ausgehen«, sagte Roz. »Kath arbeitet heute nicht, darum könnten wir ins *The Lanes* gehen, ein bisschen bowlen und was essen. Hast du Lust?«

Malika schüttelte den Kopf. »Ich glaube, ich bleibe hier und geh früh schlafen.«

»Schon wieder? Komm schon.« Roz stieß scherzhaft gegen Malikas Fuß, setzte eine traurige Miene auf und sah ihre Freundin aus großen, mit Kajal umrandeten Augen an. Dann schwang sie ihre geblümten Doc Martens über die Bettkante, stand auf, eilte zur Kleiderstange auf der anderen Seite des Zimmers und zog einen Jeansrock und ein Seidentop heraus. »Hier«, sagte Roz und warf die Klamotten aufs Bett. »Zieh dich schnell um, wir können warten. Du bist ewig nicht mit uns ausgegangen, und du fehlst uns.«

Malika blickte auf die Kleidung und auf Roz' hoffnungsvolle Miene. Natürlich hatte sie recht, aber das änderte nichts.

»Danke, Roz. Nicht heute Abend. Die Woche war anstrengend, ich will einfach nur chillen.«

»Ist alles in Ordnung, Mal?«

Die Frage kam unvermittelt, aber nicht unerwartet. Malika hatte sie schon tausendmal gehört, und die Antwort war immer noch dieselbe.

»Alles okay.« Allmählich wurde es ihr persönliches Motto. »Alles bestens. War nur eine anstrengende Woche, das ist alles.«

»Okay. Wenn du sicher bist.« Ein besorgter Ausdruck huschte über Roz' Gesicht, so kurz, dass Malika es fast nicht bemerkt hätte.

Doch sie sah es, und es bedrückte sie. Noch vor einem Monat war sie regelmäßig mit ihren Freundinnen ausgegangen. Jetzt konnte sie sich das nicht mehr vorstellen. Nach Feierabend hatte sie überhaupt keine Lust mehr, vor die Tür zu gehen. Allein die Vorstellung, das Haus wieder zu verlassen, andere Leute zu treffen und so zu tun, als würde sie sich amüsieren, war ermüdend. Stattdessen blieb sie lieber in ihrem gemütlichen Zimmer unter dem Dach und setzte Kopfhörer auf, um das laute Gelächter von unten auszublenden.

Roz lächelte und ging zur Tür. »Kein Problem«, sagte sie und blieb stehen, als ihr Blick an etwas hängen blieb. »Was ist das?«, fragte sie neugierig und griff nach dem blauen Band, das auf der Rückseite der Tür neben Malikas Jacke hing. »Oooh, das ist ja eine Medaille. Ist das deine, Mal?«

»Meine? Im Ernst, Roz, wie gut kennst du mich eigentlich?« Malika lachte. »Nein, die hat Abbie gehört. Ich habe sie gestern im Büro gefunden und dachte, ich behalte sie.«

»Das ist schön«, sagte Roz. Sie drehte die Medaille in ihrer Hand und strich mit den Fingern über die glatte, glänzende Oberfläche. »Das weckt Erinnerungen. Als Kind habe ich haufenweise Medaillen gewonnen.«

»Wofür?«

»Hauptsächlich im Bodenturnen. Und Pokale! So viele Pokale. Meine Eltern bewahren sie zu Hause in einem

Regal auf, was ziemlich albern ist, weil ich jetzt gar nichts mehr kann. Ich schaffe noch nicht mal mehr einen Spagat.«

Malika stellte sich vor, wie es gewesen wäre, Pokale zu gewinnen, die ihre Eltern in ihrem kleinen Heimatort in Gloucestershire auf dem Kaminsims aufbewahrten, neben den Auszeichnungen ihres Bruders, die dort in einer glänzenden Reihe standen. Von Malika hing ein einsames Zertifikat von einem schulischen Lyrikwettbewerb in einem Rahmen darüber, doch sportlich war sie nie gewesen. Sie hatte nicht wie Khari einen Preis nach dem anderen abgeräumt. Khari war zwei Jahre älter als Malika und auf der Highschool der Star der Fußballmannschaft gewesen. Tagsüber umschwärmten ihn die liebeskranken Mädchen, die Abende verbrachte er beim Fußballtraining. Fotos von dem hochgewachsenen Khari im Fußballtrikot schmückten die Flurwände ihrer Eltern, und obwohl sie auf ihre beiden Kinder gleichermaßen stolz waren, gab es nur einen Sportstar. Während Khari sportlich gewesen war, seit er laufen konnte, war Malika auf diesem Gebiet eine Niete. Sie hatte sogar erst mit vierzehn Schwimmen gelernt.

Nicht dass es Malika etwas ausmachte; sie war froh über ihren großen Bruder. Ihren großen, starken Beschützer, der ihr in den ersten Schultagen zur Seite gestanden und sie bei ihren kreativen Versuchen unterstützt hatte. Der hinter ihr hergelaufen war, als sie in der achten Klasse bei einer Theateraufführung von der Bühne geflohen war, weil vor lauter Lampenfieber ihre Stimme versagt hatte.

Die Sade-Geschwister standen sich nah, sie waren sich nur nicht ähnlich.

»Nun, ja«, sagte Malika und blickte auf die Medaille in Roz' Händen, »vielleicht bekomme ich bald meine eigene. Ich habe mich für den Great South West Marathon angemeldet.«

Am liebsten hätte sie die Worte sofort wieder zurückgenommen. Als Roz' Augenbrauen vor Überraschung nach oben schossen, lief Malikas Gesicht vor Scham rot an. Ein Marathon. Allein bei dem Gedanken wurde ihr schon wieder ganz schwindelig vor Aufregung. Sie umklammerte fest die Decke, als könnte das weiche Material sie vor der Außenwelt schützen.

»Du hast *was?*«

Malika atmete tief durch. »Ich weiß, ich weiß. Es war eine spontane Entscheidung, ich bereue sie auch schon. Aber Abbie ist gelaufen, und ich habe ihr versprochen, dass ich eines Tages zusammen mit ihr an einem Rennen teilnehmen würde und … nun ja …«

»Das hast du nie gemacht.«

»Genau. Und ich habe die Werbung für diesen Lauf gesehen und dachte: Warum nicht? Aber jetzt wird mir klar, wie dumm das war. Ich kann keinen Marathon laufen, Roz. Und auch wenn ich es mache, Abbie ist nicht mehr da. Ich kann es nicht mit ihr zusammen machen. Das wird nicht dasselbe sein.«

Ich dachte, es wäre okay. Genau wie damals bei der Schulaufführung. Wieder empfand sie genau dieselbe unangenehme Angst.

Roz stieß einen aufgeregten Schrei aus, hüpfte auf sie

zu und schlang die Arme um Malika. »Mal, das ist großartig. Du bist mutig. Ich meine, echt mutig. Ich weiß, Abbie kann nicht dabei sein, aber stell dir doch nur vor, wie stolz sie wäre.«

Malika drückte Roz an sich und versuchte, eine Träne zurückzuhalten, die auf den kanariengelben Oversize-Cardigan ihrer Freundin zu tropfen drohte. Sie erinnerte sich an ihre erste Begegnung; Roz hatte sie mit ihrem lauten Lachen und ihrem Auftreten eingeschüchtert. Sie wirkte so selbstbewusst. Und wie cool sie ihren pinken Pixie-Schnitt trug.

»Wenn ich etwas bemerken darf«, hob Roz an, »du musst mir sagen, wenn ich die Klappe halten soll, aber ich glaube, das wird dir guttun. Du kannst dich nicht die ganze Zeit in diesem Zimmer einigeln. Vielleicht hilft dir der Lauf, auf andere Gedanken zu kommen.«

»Das habe ich auch gedacht«, antwortete Malika. »Aber jetzt, wo ich zu Hause bin, kommt es mir dumm vor, verstehst du?«

»Das ist nicht dumm.« Roz sprang vom Bett und ließ die Medaille in Malikas offene Hand fallen. Dann ging sie zur Tür. »Es wird leichter, versprochen. Und sag Bescheid, falls du es dir anders überlegst und doch mitkommen willst. Wir bringen Pizza mit.«

Nachdem Roz gegangen war, blieb Malika allein mit ihrem Laptop zurück. Sie lauschte auf das Geschnatter ihrer Mitbewohnerinnen, das durch die Flure hallte. Auf ihre lauten Schritte auf den alten Dielen, ihr Lachen, das zu Malikas Zimmer hinaufstieg. Sie hatte ein schlechtes Gewissen, weil sie ihre Freundinnen ignorierte und sich in ihr Zimmer einschloss. Weil sie sich weigerte, sich zu amüsieren, weil Abbie sich nicht mehr amüsieren konnte. Gegen ihren Willen gingen ihr unangenehme Sätze durch den Kopf: *Du bist egoistisch. Du solltest ausgehen.*

Das geht vorüber, sagten die Leute. So wirst du dich nicht ewig fühlen. Die Leere wird bald vergehen.

Wenn sie nur wüsste, wann.

Nachdem die Haustür hinter ihren Freundinnen zugeschlagen war, herrschte im Haus unangenehme Stille bis auf das leise Klopfen der alten Rohre und die Geräuschkulisse des Sommerabends, die durch das offene Fenster hereinwehte. Licht fiel durch Malikas zitronenfarbene Vorhänge. Es war ihr unmöglich, die Augen zu schließen und sich auf die Stille zu konzentrieren. Verstärkt wurde das Ganze durch die fröhlichen Geräusche von draußen, von denen sie ausgeschlossen war.

Es war zwecklos. Sie war hellwach.

Malika klappte ihren Laptop zu, setzte sich auf und warf die Decke zurück. Ihre plötzliche Unruhe machte sie gereizt. Einen Moment überlegte sie, nach unten zu gehen und vielleicht noch einen anderen Film zu sehen, nachdem sie das Wohnzimmer nun für sich hatte.

Bis ihr Blick auf Abbies Medaille fiel.

Malika nahm sie in die Hand. Und ihr kam eine verrückte Idee.

Wenn Malika den Great South West Marathon laufen wollte, musste sie tatsächlich *laufen*. Sie hatte eigentlich vorgehabt, am Wochenende damit anzufangen, doch nachdem ihre Mitbewohnerinnen ausgegangen waren, konnte sie genauso gut gleich heute Abend starten. So sah sie niemand in Turnschuhen die Treppe hinunterhasten und machte keinen unnötigen Wirbel darum.

Leider kostete es sie einige Überwindung, sich davon zu überzeugen, das Haus zu verlassen. Jeden Morgen zur Arbeit zu gehen war okay. Den halbstündigen Arbeitsweg bewältigte sie ohne nachzudenken und hörte auf dem Oberdeck im Bus zwischen anderen müde aussehenden Fahrgästen Musik, bis er am Broad Quay hielt.

Aber das hier? Das war etwas anderes.

Dort hinauszugehen, wirklich zu *laufen,* schien ihr unmöglich. Die Angst meldete sich, ein bedrohliches Wanken, das in ihr die Sehnsucht weckte, im Bett zu bleiben. Fern von den Leuten, dem Lärm, dem Verkehr. Sie zögerte und dachte über die möglichen Vorzüge dieser spontanen Idee nach, dann fiel ihr Blick wieder auf die Medaille.

Ich muss es tun.

Schnell ging Malika zu ihrer Kleiderstange, auf der dicht an dicht Geschäftskleidung und Partykleider hingen, die sie seit Ewigkeiten nicht getragen hatte. Sie wusste, dass sie irgendwo zwei fast vergessene Fitnessoutfits besaß, die sie gekauft hatte, als Roz sie zur Teilnahme an einem Fitnesskurs mit Tanzelementen überredet hatte. Nach der zweiten Stunde hatten sie aufgegeben. Sie fand die Sachen und wühlte suchend in dem darunter liegenden Schuhberg nach ihren Turnschuhen. Malika stieg aus ihrer bequemen Pyjamahose und zog Leggins und Top an, die sich ungewohnt eng auf ihrer Haut anfühlten.

Dann schlüpfte sie in ihre Turnschuhe, eilte die Treppe

hinunter und war aus dem Haus, ehe sie es sich wieder anders überlegen konnte.

Malika blinzelte in die Abendsonne, und die Wärme kribbelte auf ihren nackten Schultern. Sie startete mit einem langsamen Lauf, mehr Walken als Laufen, an den viktorianischen Stadthäusern vorbei, die hochherrschaftlich auf beiden Seiten der Straße aufragten. Sie setzte ihren Weg auf dem Gehsteig fort und lauschte auf den Verkehr. Ihr Gehirn registrierte jedes noch so kleine Geräusch. Wenn ein Auto die Straße hinunterraste, beschleunigte sich ihr Atem, und sie bekam Herzklopfen.

Es war plötzlich …

Konnte nicht mehr halten …

Tot …

Die Wörter hallten in einer Endlosschleife durch ihren Kopf. Sie zuckte zusammen, wenn sie ein Fahrzeug hörte, das schneller fuhr, als ihr lieb war. Sie wünschte, sie besäße irgendwelche Superkräfte, um die Autos abrupt zum Stehen zu bringen, bevor das Schlimmste passierte.

Es genügte ein Moment. Eine Nanosekunde Unaufmerksamkeit konnte ein ganzes Leben auslöschen. Das wusste Malika nur zu gut. »Es tut mir leid, dass ich euch das sagen muss, aber gestern Abend ist etwas Schreckliches passiert. Abbie ist gestorben.« Nie wird sie vergessen, wie Eva diese Worte im morgendlichen Durcheinander hervorstieß und sich bemühte, die Fassung zu wahren.

Aber Abbie war nicht auf nette, angenehme Weise »gestorben«, wie es dieser abgedroschene Satz vorgab. Sie war nicht im Kreise ihrer Lieben sanft eingeschlafen. Abbie war plötzlich getötet worden. Die Lokalzeitung hatte es anschaulich geschildert, der Tatort war voller Blut gewesen, ihre Verletzungen waren tödlich. Die Tage, nachdem es passiert war, hatte Malika nicht schlafen können. Jedes Mal, wenn sie die Augen schloss, hörte sie Bremsen quietschen und stellte sich vor, wie ihre Freundin durch die Luft geschleudert worden war, wie ihre Knochen bei dem Aufprall auf dem Asphalt mit einem schrecklichen *Knacken* gebrochen waren.

Malika beschleunigte das Tempo, bog in eine Seitenstraße ab und von dort in eine schattige Gasse, die an der Rückseite der Reihenhäuser entlangführte. Von hinten wirkten sie nicht ganz so beeindruckend wie von vorn. Der Weg war von Bäumen überwachsen, die ihre Zweige wie Hände über die hohen gepflegten Zäune streckten, bereit, sie zu packen. Malika sprang zur Seite, um einer überhängenden Weide auszuweichen. Ihre Füße schlugen in einem sanften, ungewohnten Rhythmus auf den harten Boden.

Sie hielt sich im sicheren Umkreis ihrer Straße auf. Wo es ruhig war, bis auf die Bässe, die aus einem Fenster schallten und das Plappern einer vorbeikommenden Gruppe Jugendlicher. Als Malika um den Block wieder zurücklief, hing verlockender Grillgeruch in der Luft. Sie versuchte, gleichmäßig zu atmen, eine bestimmte Strecke hatte sie nicht. Sie ließ sich einfach treiben.

Malika lief, bis der Schmerz, der sich langsam in ihren Waden meldete, sie zum Anhalten zwang. *Zu viel, zu schnell*, dachte sie und ging langsam nach Hause. Ihr war heiß, und sie war durchgeschwitzt. Einen Moment lang wunderte sich Malika, wie gut sich das Laufen angefühlt hatte, selbst in dieser kurzen Zeit. Sie hatte es geschafft, der sicheren, vertrauten Umgebung ihres Zimmers zu entfliehen.

Doch kurz darauf wurde ihr bewusst, dass sie noch nicht einmal zehn Minuten durchgehalten hatte. Wie um alles in der Welt sollte sie zweiundvierzig Kilometer schaffen?

Das war unmöglich.

Das angespannte Gefühl in ihrem Magen kehrte zurück. Sie überlegte, wie sie so dumm hatte sein können, so naiv, sich für einen Marathon anzumelden. Ein kurzer Lauf um den Block, stets in sicherer Nähe von zu Hause, war eine Sache, aber ein großes Rennen? Unter Tausenden von anderen Menschen? Bei der Vorstellung schlug ihr vor Angst das Herz bis zum Hals.

Malika holte seufzend den Schlüssel aus der Tasche ihrer Leggins und kehrte in das leere Haus zurück.

5

Hannah

»Um uns aufzuwärmen, fangen wir mit fünf Minuten Walken an. Mach dich bereit!«

Die muntere Stimme in Hannahs Ohren trieb sie an, etwas zügiger zu gehen. In der Scheibe eines geparkten Wagens überprüfte Hannah ihr Spiegelbild. Ihr Gesicht war halb von einer riesigen Sonnenbrille verdeckt.

Nach ihrem demütigenden ersten Versuch hatte Hannah beschlossen, es langsam angehen zu lassen. Sehr langsam. Und sie wollte unerkannt bleiben. Fern von bedrohlichen Autofahrern und oberneugierigen Nachbarn. Darum wollte sie in den Park.

»Und auf geht's!«

Die Stimme wurde durch fröhliche schwungvolle Musik ersetzt. Zumindest sollte es so klingen. Hannah fragte sich im Stillen, ob sie das gerade wirklich tat, und lachte auf. Erst gestern hatte Bronwen ihr von dem Programm »Vom Sofa zu fünf Kilometern« erzählt.

»Das ist toll!«, schwärmte sie, als sie sich nach der Arbeit wie üblich in ihrem Lieblingscafé zum wöchentlichen Austausch getroffen hatten. »Es soll Anfänger vom Sofa holen und zum Laufen motivieren. Damit schaffst du es, in neun Wochen fünf Kilometer zu laufen. Klingt genau nach dem, was du brauchst. Lade es dir herunter und versuch's!«

Sofort hatte sich Hannah das Programm heruntergeladen, um dann allerdings festzustellen, dass sie in nur *zwölf* Wochen einen Marathon laufen sollte. Am liebsten hätte sie geweint.

Sie brauchte keinen Podcast, sie brauchte ein Wunder.

Der Victoria Park lag nicht weit von Hannahs Haus entfernt, eine weitläufige Oase inmitten der geschäftigen Stadt. Als die Eingangstore in Sicht kamen, beschleunigte Hannah das Tempo ein wenig und schlüpfte hinein, fort von der Straße und in den sicheren Schatten der Bäume. Der Park war alles andere als leer, was angesichts des lauen Abends kein Wunder war. Hundebesitzer schlenderten den Weg hinunter, während ihre vierbeinigen Begleiter in ihrem Element waren und an langen Leinen über die Wiesen sprangen. Unter einem Baum saßen Jugendliche zusammen. Mütter schoben nebeneinander Kinderwagen und plauderten, während ihre älteren Kinder zu den Schaukeln stürmten, und auf dem nahe gelegenen Gleis fuhren rumpelnd die Züge in die Bedminster Station ein.

Und natürlich waren Läufer unterwegs.

Hannah hatte damit gerechnet, ihnen auf der Laufstrecke des Parks zu begegnen. Heute waren nur zwei da, doch bei ihrem Anblick wurde Hannah zunehmend unsicherer, und ihre Beine fühlten sich auf einmal schwach an. Eine Frau lief selbstbewusst in der Ferne, als würde sie einen Sprint bei der Olympiade anführen. Das violette Oberteil passte zu den Streifen ihrer eindeutig teuren Leggins.

Eine richtige Läuferin.

Hannah stellte sich kurz vor, wie sie selbst unbeschwert liefe, schlank und selbstbewusst, genau wie die Frau in Violett. Dass sie stolz auf ihren Körper wäre. Sie schlich sich in den Schatten und beobachtete, wie die Frau zurücklief und einen Blick auf die Sportuhr an ihrem Handgelenk warf. Auf der anderen Seite des Parks, genau in Hannahs Blickfeld, lief die zweite Läuferin über die Strecke. Das Mädchen sah jung aus, hielt den Kopf gesenkt und hatte Kopfhörer in den Ohren, als wäre sie in ihrer eigenen Welt. Sie lief langsamer und hielt kurz an, um Wasser zu trinken, dann lief sie weiter.

Hannah umklammerte ihre eigene Wasserflasche und überlegte, ob sie zwischen diesen beiden Profis zu joggen beginnen sollte. Niemand sah in ihre Richtung, aber deshalb kam sie sich trotzdem wie eine Betrügerin vor. Ein Neuling in altem T-Shirt und mit abgelaufenen Turnschuhen, der dabei war, sich zum Narren zu machen. Das war nicht ihre Welt.

Ich hätte einfach zu Hause bleiben sollen.

Nein. Sie musste es hinter sich bringen. Sie fing an, zu laufen, und überließ ihren Füßen die Arbeit. Dabei versuchte sie, den wachsenden Schmerz in ihren Muskeln zu ignorieren, der sich bereits auf dem Weg von zu Hause hierher gemeldet hatte. Es war keine weite Strecke gewesen, aber ihr Körper, den allein die Vorstellung an so viel Sport einschüchterte, hatte rebelliert.

Hannah warf einen weiteren heimlichen Blick auf die

anderen Läuferinnen, die in der Abendsonne liefen, und plötzlich sah sie im Geiste ihren schweren, verschwitzten Körper neben ihren. Die Vorstellung war erschreckend, als wäre ihr der Geist von Karen Smith aus Girls Club erschienen und riefe ihr Beleidigungen zu, die alle im Park hörten.

Nervös setzte sie ihren gemächlichen Lauf fort. Langsam, aber sicher arbeitete sie sich in gleichmäßigem Tempo vorwärts und beobachtete die Szenerie um sich herum, um ja nicht auf die Strecke vor sich zu achten, die ihr entmutigend lang vorkam. Sie beobachtete, wie ein Mann auf dem Grünstreifen nebenan seine zwei Golden Retriever spazieren führte. Fröhlich springend, jagten sie einem Ball hinterher, während in Hannahs Ohren in lautem Rhythmus die Musik dröhnte. *Ich bin erst beim Aufwärmen*, dachte sie, *und schwitze jetzt schon.*

Plötzlich verstummte die Musik und wich dem leisen Summen ihres Klingeltons. So unauffällig wie möglich angelte sie das Telefon aus ihrem BH und blickte auf das Display. Sofort schlug ihr Herz schneller.

Dan.

Zitternd wischte sie über das Display, um das Gespräch anzunehmen.

»Hallo?«, sagte eine kräftige Stimme. »Han?«

Es war tatsächlich Dan. Seine Stimme würde sie immer sofort erkennen. Diese Stimme hatte sie jeden Abend nach der Arbeit begrüßt, mit ihr hatte sie im Laufe der Jahre über alles und jeden geredet. Diese Stimme hatte sie zum Lachen und vor Glück zum Weinen gebracht, und sie hatte sie getröstet, wenn das Leben schwer war. Seit Wochen hatte sie diese Stimme nicht mehr gehört.

»Dan?«, antwortete Hanna, bemüht, sich die Überraschung – und die Aufregung – nicht anhören zu lassen.

Sie musste lächeln: Han und Dan. Immer waren sie Han und Dan gewesen. Kurz fühlte es sich so an, als hätte er sie nicht verlassen, als würde er sie nur anrufen, um zu fragen, ob sie etwas vom Imbiss haben wollte.

»Ist alles in Ordnung, Han?«, fragte Dan. »Du klingst so außer Atem.«

Hannah blieb abrupt stehen. »Mir geht's gut. Ich trainiere nur, das ist alles. Ich bin gerade fünf Kilometer gelaufen. Das ist ganz schön anstrengend.«

Sie verzog das Gesicht. Aber die Lüge hatte eindeutig funktioniert. Warum sollte Dan sonst anrufen? Er musste ihre Posts zum Marathon gesehen haben, das Selfie im »Schaumbad nach dem Laufen«, das sie gestern hochgeladen hatte. »Ein entspannendes Bad vertreibt die ganze Anstrengung!«, hatte sie geschrieben. Eindeutig, es funktionierte. Sein Interesse war geweckt.

»Ach, richtig. Dann nimmst du tatsächlich an diesem Marathon teil? Ich dachte, du würdest uns alle auf den Arm nehmen.«

Hannah hielt die Luft an.

»Nein …«, stieß sie hervor und wollte sich ihre Enttäuschung nicht anmerken lassen. Sie durfte nicht in Tränen ausbrechen. Nicht jetzt, nicht mitten im Park. »Das war kein Witz«, sagte sie abwehrend. »Ich mache das wirklich.«

»Das ist gut«, sagte Dan.

Sie spürte, wie er am anderen Ende lächelte.

»Wirklich gut.«

Na, immerhin etwas.

Er zögerte. »Hast du gerade Zeit?«

»Ja«, sagte Hannah und schlenderte über den Weg.

Die anderen Läuferinnen liefen immer noch eifrig vor dem sommerlichen Abendhimmel. In ihr erwachte ein Funken Hoffnung.

»Perfekt. Also, ich glaube, ich habe meinen guten Werkzeugkasten im Haus gelassen. Hast du ihn zufällig gesehen? Den blauen. Du weißt schon, welchen ich meine. Ich hätte schwören können, dass ich ihn mitgenommen habe, aber das habe ich offenbar nicht.«

Die Enttäuschung, die in ihr aufstieg, machte rasch Wut Platz. Bei allen erdenklichen Gründen, an *diesen* hatte sie nicht gedacht.

»Nein, Dan. Nein, verdammt, hab ich nicht.« Mit diesen Worten beendete sie das Gespräch, stopfte das Telefon zurück in ihren BH und begann, wieder zu laufen.

Dem werd ich's zeigen.

Ich werde ihm zeigen, was er verpasst.

Hannahs Füße hämmerten auf den Boden. Sie gab alles. Ihre Beine schrien vor Schmerz, doch es interessierte sie nicht mehr. Durch die dunklen Gläser ihrer Riesenbrille verschwamm der Park hinter einem Tränenschleier, doch sie lief weiter, hämmerte und hämmerte und …

»Autsch!«

Erschrocken sah sie nach unten, was sie gerade am Schienbein getroffen hatte. Ein Tennisball rollte langsam ins Gras.

»Tut mir leid!«, rief eine Männerstimme. Der Hundebesitzer.

Hannah blinzelte in Richtung der Person, die ihr aus der Ferne entschuldigend zuwinkte, im selben Moment rannten die Hunde auf Hannah zu und suchten ihr Spielzeug.

»Toby!«, rief der Mann. »Henry! Kommt, Jungs, kommt her. Sofort!«

Hannah wich zurück, aber es war zu spät. Alles, was sie sah, war goldenes Fell, dann stürzte sie wie in Zeitlupe nach vorn.

Rums.

Hannahs Körper landete schwer im Gras. Sie rappelte sich hoch, doch zwecklos. Sie war gefangen. Die dicken roten Hundeleinen waren um ihre Beine gewickelt.

»Toooby!«, hörte sie den Mann rufen. »Henry! Oh, Gott, Tobe, nein …«

Die Hunde hatten die Suche nach dem Ball aufgegeben und waren eifrig bemüht, zu ihrem aufgelösten Herrchen zurückzukehren. Sie schossen über den grünen Hügel und schleppten Hannah wie einen Schlitten hinter sich her. Sie drehte sich um und versuchte, sich von den Leinen zu befreien, was es aber nur noch schlimmer machte.

»Hilfe?!«, rief sie, ihre Knie brannten vor Schmerz, und als sie merkte, dass der ganze Park sich nach ihr umdrehte, leuchtete ihr Gesicht vor Scham.

Toby und Henry, die von Hannahs Grauen nichts mitbekamen, hielten abrupt zu Füßen ihres Herrchens. Der Mann – schon älter, wie Hannah jetzt bemerkte, in einem dünnen Pullover und mit Schiebermütze auf dem Kopf – kam, so schnell er konnte, zu Hannah, die bäuchlings im Gras lag. Es waren nur Sekunden gewesen, doch es fühlte sich wie eine Ewigkeit an. Sie drehte sich um und blickte auf ihre Leggins, auf denen jetzt ein paar Grasflecken schimmerten. Und an beiden Knien klaffte ein großes Loch.

Vielleicht war es doch keine so gute Idee gewesen, in den Park zu gehen.

6

Hannah

»Hey!«

Während Hannah versuchte, sich aus dem Gras hochzurappeln, die kaputte Sonnenbrille schief im Gesicht, hörte sie über das Donnern des Zuges hinweg eine Stimme durch den Park schallen. Als sie den Blick hob, sah sie ein paar Beine, die abrupt neben ihr zum Stehen kamen. Eine der Läuferinnen. Die große in Violett. Die Frau ging geradewegs zu Hannah, entwirrte die Leinen um ihre jetzt pochenden Knöchel und wandte sich dann an den Hundebesitzer.

»Was zum Teufel denken Sie sich dabei?«, blaffte sie und drückte dem Mann das Leinenknäuel in die Hände. »Sie lassen Ihre großen schweren Hunde einfach so auf Leute losgehen. Finden Sie das etwa richtig?«

Der Mann tat Hannah fast leid. Hätte sie nicht auf dem Boden gelegen, hätte sie bei dem strengen Ton der Frau am liebsten selbst die Flucht ergriffen.

»Es tut mir furchtbar leid«, murmelte er. »Das machen sie sonst nicht. Geht es Ihnen gut?«

Beide wandten sich zu Hannah, die gequält aufstöhnte.

»Es geht schon«, sagte sie und blickte auf ihre aufgeschürften Knie. »Nur ein bisschen schwindelig.«

»Tut mir leid«, sagte der Mann wieder. »Wenn ich irgendetwas tun kann …«

»Passen Sie in Zukunft einfach besser auf«, sagte die Läuferin streng.

Natürlich zeigten sich Toby und Henry jetzt von ihrer besten Seite und saßen still neben ihrem Herrchen. Beide ein Ausbund an Gehorsamkeit. Der Mann drehte sich um und schlurfte davon, die Hunde folgten ihm fröhlich.

»Manche Leute sind so verantwortungslos«, schimpfte die Läuferin in Violett und half Hannah auf die Füße. »Bist du sicher, dass alles in Ordnung ist?«

»Ja, es geht. Meine Knöchel tun weh. Und man kann wohl eindeutig sagen, dass diese Leggins in den Müll können. Aber sonst ist alles okay.« Hannah machte einen Schritt und zuckte zusammen. »Autsch.«

»Kannst du den Fuß bewegen? Versuch, mit den Zehen zu wackeln.«

Hannah tat, was sie sagte. »Ist schon okay. Wenn was gebrochen wäre, würde ich es merken. Ich hatte mir mal einen Zeh gebrochen, das war schrecklich. Wahrscheinlich werde ich morgen ein oder zwei gemeine blaue Flecken haben, aber ich glaube, am meisten schmerzt mein verletzter Stolz. Alle im Park haben gesehen, wie ich auf den Hintern gefallen bin.«

Die Frau lachte. Ihre Gesichtszüge wurden weicher, auf einmal leuchtete ihr kleines ernstes Gesicht. Sie half Hannah auf eine Bank und hob Wasserflasche und Telefon auf, die ins Gras gefallen waren. Als sie den Slogan auf der Flasche las – »Ich schwöre, es ist kein Gin« –, lachte sie noch mehr.

»Das gefällt mir«, sagte sie, während sich Hannah wieder einmal geschlagen auf die Bank fallen ließ. »Und keine Sorge. Ich bin mir sicher, dass es niemand gefilmt hat.«

»Oh, Gott.«

»War nur ein Witz. Es ist okay. Und nachdem du dich etwas erholt hast, kannst du gleich wieder laufen.«

Hannah dachte über diese Möglichkeit nach. *Wollte* sie eigentlich wieder laufen?

Sie warf einen verstohlenen Blick auf ihre Retterin mit den trainierten Beinen und dem teuren Outfit. Sie sah aus wie Anfang dreißig, extrem gesund und fit, genau wie es die Illustrierten stets vorgaben. Hannah kam sich neben ihr wie ein Witz vor. Ein fetter, unfitter Witz, der gerade jämmerlich von zwei verspielten Hunden durch den Park geschleift worden war. Wenn Karen Smith sie jetzt sehen könnte …

Oder Dan. Bei der Vorstellung erschauerte Hannah.

»Ich bin übrigens Cassie«, sagte die Frau und tippte ihre Sportuhr an.

»Hannah. Danke, dass du mich gerettet hast. Die Köter waren harmlos, aber ziemlich stark. Es war nur ein Unfall.«

»Ich glaube, die mochten dich«, sagte Cassie.

»Vielleicht. Ich habe so ein Gesicht, weißt du? An der Bushaltestelle werde ich ständig angequatscht. Im Supermarkt auch. Ich muss irgendwie so aussehen, als könnte man mich einfach ansprechen. Ist das gut oder ein Fluch?«

»Ein bisschen von beidem, denke ich.« Cassie lachte.

In dem Moment sah Hannah eine weitere Gestalt über den Rasen auf sie zu eilen. Die andere Läuferin. Hannah beobachtete, wie das Mädchen in ihrem geschmackvollen Outfit mit schwingendem Pferdeschwanz auf sie zu sprintete, und empfand einen Anflug von Neid.

Dieser ließ jedoch sofort nach, als das Mädchen an der Bank beinahe zusammenbrach und nach Luft rang.

»H … hi«, keuchte sie und trank in großen Schlucken Wasser. »Meine Güte, das hätte ich nicht tun sollen. Ich kann noch nicht so schnell laufen. Ich wollte nur sehen, ob alles in Ordnung ist.«

»Na, toll«, Hannah lachte, »Publikum. Mir geht's gut. Nur verstaucht, glaube ich. Und ich dachte, im Park würde ich weniger auffallen.«

Sie lächelte das Mädchen an, das jetzt auf dem Boden saß und sich erholte. Sie war jung. Hannah schätzte sie auf höchstens Anfang zwanzig.

»Ich würde mir keine Sorgen machen«, sagte Cassie. »Ich bin einmal bei einem Rennen vor einem Haufen Zuschauer gestürzt. Das an sich wäre noch nicht so schlimm gewesen, aber ich wurde dabei fotografiert. Das war ein Foto von einem Lauf, das ich ausnahmsweise nicht aufgehoben habe.«

Die anderen lachten.

»Danke, dass du nach mir gesehen hast. Ich bin Hannah.«

»Cassie«, sagte Cassie und winkte der Neuen kurz zu.

»Malika. Kümmert euch nicht um mich. Ich ruh mich nur ein bisschen aus. Wow, Laufen kann anstrengend sein. Ich glaube nicht, dass ich es jemals richtig begreife.«

Bei dieser Information blickte Hannah auf. Wenn diese junge Frau mit dem frischen Gesicht es auch nicht schaffte, dann war sie zumindest nicht allein.

»Ich weiß genau, was du meinst«, sagte sie. »Ich habe gerade erst mit dem Training angefangen. Ich soll bald an einem Rennen teilnehmen und habe keine Ahnung, wie ich jemals überhaupt einen Kilometer schaffen soll, geschweige denn den Rest.«

Malika machte große Augen. »Das geht mir genauso! Ich habe mich angemeldet und … nun ja, vielleicht war ich ein bisschen zu ehrgeizig. Es ist meine erste Laufveranstaltung.«

Cassie erhob sich von der Bank, um sich zu dehnen.

»Für ein Rennen zu trainieren, ist eine gute Motivation«, sagte sie. »Wofür trainiert ihr denn? Für einen Fünf-Kilometer-Lauf?«

»Äh«, begann Malika. »Gott, ich komme mir so dumm vor, aber … für den Great South West Marathon.«

»Ich auch!« Hannah kreischte fast.

Hannah beobachtete, wie kurz ein amüsierter Ausdruck über Cassies Gesicht flog, ehe ihr vor Schreck der Mund offen stehen blieb. Cassie starrte abwechselnd Hannah und Malika an. Trotz der Hitze war Hannah auf einmal kalt, als sie bemerkte, wie Cassie ihr Outfit musterte, ihre ausgelatschten alten Turnschuhe, ihr kaum vorhandenes *Outfit*.

»Moment, das ist *kein* Witz?«

Hannah schüttelte den Kopf.

Wieder öffnete Cassie den Mund, als wollte sie etwas sagen, entschied sich jedoch im letzten Moment dagegen.

Wahrscheinlich besser so, dachte Hannah, unsicher, ob sie noch mehr Demütigungen an einem Tag ertrug.

»Dein erstes Rennen ist ein *Marathon*?«

»Hey, das ist nicht gerade hilfreich«, sagte Malika scherzend. »Ich habe schon genug Angst.«

Cassie runzelte die Stirn, wodurch die zarte Falte zwischen ihren Augen stärker hervortrat. Wenn sie lächelte oder lachte, wurde die Falte unsichtbar. Dann sah sie toll aus. Sie hatte auffällig graublaue Augen, die im Kontrast zu ihrem dunkelbraunen Haar standen. Hannah fragte sich, ob Cassie oft die Stirn in Falten legte.

»Ein Marathon ist … nun ja, *hart*. Und ihr wisst, dass der Wettkampf in drei Monaten ist, stimmt's? Ich laufe auch mit.«

»Wirklich? Das ist ja toll«, sagte Malika. »Wir nehmen alle drei am selben Lauf teil. Wie unheimlich.«

Die zwei Frauen sahen zu Hannah, die schweigend auf der Bank saß. Sie war naiv gewesen. Wie peinlich. Wenn diese Frau, diese richtige Läuferin, sie für verrückt hielt, gab es keine Hoffnung, dass sie das Rennen jemals bewältigen konnte.

»Ich weiß, wie das klingt«, sagte Hannah und starrte auf den Rasen. Der Lärm im Park trat in den Hintergrund, und in ihrem Kopf stiegen Bilder von Dan auf. Szenen, in denen Dan ihr beim Laufen zusah und sie eine Faust in die Luft stieß, während sie mit tausend anderen über den Asphalt lief. Eine alberne Fantasie.

Plötzlich kam sie sich ziemlich dumm vor. »Daran musst du mich nicht erinnern.«

»Sorry«, sagte Cassie. Sie hörte auf, sich zu dehnen und setzte sich neben Hannah auf die Bank. »Ich wollte nicht unhöflich sein. Es ist nur … ein Marathon? Das ist mutig.«

Alle drei lachten.

»Aber es ist möglich. Ihr müsst euch konzentrieren und euch an den Trainingsplan halten, dann könnt ihr es schaffen.«

»Meinst du? Ich dachte, ich könnte es, aber jetzt bin ich ziemlich verunsichert. Wirke ich auf dich wie eine Läuferin?« Hannah wackelte zur Bekräftigung mit den Armen und erwartete, dass Cassie in schallendes Gelächter ausbrechen würde, doch stattdessen sah sie ihre verwirrte Miene. »Es war …« *Ein Unfall? Ein Fehler, ich war betrunken*. Diesen Teil wollte Hannah nicht zugeben. »Nun ja, eine spontane Entscheidung. Wenn andere Leute das schaffen, warum nicht auch ich?«

Weil ich keine Läuferin bin, erinnerte sie sich, im gleichen Moment ärgerte sie sich, weil sie nicht positiv dachte. Sie wollte glauben, was sie Cassie gerade erzählt hatte. Doch jeder sah auf den ersten Blick, dass das Laufen Neuland für sie war, dass sie vielleicht nicht dafür gemacht war. Dass es nicht ihre Welt war. Dieser plötzliche Gefühlsumschwung, wenn Hoffnung jäh in Verzweiflung umschlug, erinnerte sie an den Sportunterricht in der Schule, wo sie immer mit als Letzte in eine Mannschaft gewählt wurde. Hannah war stets die letzte Option.

Malika stellte lächelnd ihre Wasserflasche ab. »Keine

Sorge. Du bist nicht die Einzige. Ich bin noch nie in meinem Leben bei einem Wettkampf mitgelaufen, aber ich trainiere für einen Marathon.«

»Darf ich fragen, warum du mit zweiundvierzig Kilometern anfangen willst?«, wollte Cassie wissen.

Malika sah auf den Boden und zupfte an einem Gänseblümchen. Sie pflückte es, wickelte es sich um den Finger und untersuchte es.

»Es war eine spontane Entscheidung«, erwiderte sie. »Eine Freundin hat mich dazu ermuntert.«

»Mit einer Freundin zu laufen«, sagte Hannah, »ist sicher schön. Ich wette, es macht ziemlich viel aus, wenn man jemanden hat, der einen anspornt.«

Malika warf die Blume ins Gras. »Sie ist nicht mehr da«, sagte sie leise. »Sie ist gestorben.«

Schweigen legte sich auf die Gruppe. Hannah wollte etwas sagen, doch es kamen keine Worte aus ihrem Mund. Um sie herum waren die fröhlichen Geräusche aus dem Park zu hören. Der Gesang der Vögel in den Bäumen über ihren Köpfen, das laute Jubeln der Fußballspieler auf der Wiese hinter ihnen. Hannah hatte das Gefühl, einen unbeschwerten Moment verdorben zu haben.

»Es tut mir sehr leid«, sagte Hannah. »Ich trete gern mal ins Fettnäpfchen.«

Malika zuckte mit den Schultern. »Schon okay. Das konntest du ja nicht wissen. Aber ja, ich mache das allein. Meine Freundin ist gern gelaufen. Ich habe ihr versprochen, dass ich eines Tages ein Rennen mit ihr zusammen laufen würde und dann … nun ja, ist sie gestorben, und hier bin ich.«

»Das tut mir sehr leid«, sagte Cassie mitfühlend.

Hannah wandte sich an Cassie. »Und wie ist das bei dir? Du läufst vermutlich ständig.«

Cassies Gesicht hellte sich auf. »Jep! Jeden Tag. Das tut mir einfach gut. Ich habe schon bei vielen Zehn-Kilometer-Läufen mitgemacht und bei ungefähr fünf Halbmarathons, aber dies ist mein erster ganzer Marathon. Ich will das schon seit Jahren machen, und jetzt ist es so weit. Ich suche mir gern neue Herausforderungen.«

»Kannst du diese Einstellung in Flaschen abfüllen und mir eine verkaufen?«, fragte Hannah lachend.

»Gib dir einen Monat Zeit, dann brauchst du das nicht mehr«, erwiderte Cassie.

Hannah war nicht überzeugt, wollte aber nicht widersprechen. Sie wusste ganz sicher, dass sie nie wie Cassie sein würde. Wenn sie bis jetzt, mit achtundvierzig, das Fitnessfieber nicht gepackt hatte, würde das vermutlich auch nicht mehr passieren. Hannah hatte sich immer eingeredet, dass sie *einfach nicht so war*. Sie war mit Sicherheit nicht mit einer Läuferstatur gesegnet. Auf keinen Fall konnte sie jemals mit der schnellen, kräftigen und geschmeidigen Cassie mithalten.

Auch wenn die Sticheleien aus ihrer Schulzeit Hannah bis ins Erwachsenenalter verfolgt hatten, irgendwann hatte sie sie hinter sich gelassen – meistens jedenfalls. Vor allem, als sie Dan kennenlernte. Er hatte ihr das beruhigende Gefühl gegeben, schön zu sein. Wenn sie manchmal den Mut aufgebracht hatte und zugab, dass sie in der Anfangszeit befürchtet hatte, er könnte sich zu einer hübscheren, schlankeren Frau hingezogen fühlen, hatte er ihre Sorgen mit einem Lachen beiseitegewischt und sie in seine starken, tröstenden Arme genommen.

Auch später, als ihr Körper ihnen den Traum von einer Familie verweigerte, hatte Dan zu ihr gehalten. Und ebenso, als sie frühzeitig in die Menopause gekommen war, die sich überraschend schon kurz nach ihrem dreiundvierzigsten Geburtstag angekündigt hatte. Als der Arzt es ihr bestätigte, hatte sie in dem unbequemen Lederstuhl in seinem beigefarbenen Büro gesessen und zugesehen, wie ihre Träume durch ihre zitternden Finger glitten. Dennoch hatten Dan und sie zusammengehalten, hatten das gemeinsam durchgestanden. Han und Dan.

Hannah hatte immer vermutet, dass sie andere Qualitäten hatte, Eigenschaften, die von ihrer ersten Begegnung an Dans Aufmerksamkeit auf sich gezogen hatten. Ihre Freundlichkeit zum Beispiel. Ihr Sinn für Humor, ihre lebendige, herzliche Art, und dass sie gern Spaß hatte. Doch seit Dan sie für eine andere verlassen hatte, eine, die so perfekt das »andere« verkörperte, waren ihr Zweifel gekommen, ob sie überhaupt jemals liebenswert – und somit auch attraktiv – gewesen war.

Cassie stand auf und riss Hannah aus ihren Gedanken.

»Ich muss aufbrechen. Meine Schwägerin kommt nachher vorbei, und da sollte ich besser vorbereitet sein.«

»Viel Glück«, sagte Hannah.

Schwierigkeiten mit angeheirateten Familienmitgliedern kannte sie gut. Wenn die Trennung von Dan wenigstens *einen* Vorteil hatte, dann war es die Tatsache, dass sie keine unangenehmen Abendessen mit Dans oberarrogantem Bruder Martin mehr ertragen musste.

»Es war schön, dich kennenzulernen«, sagte Malika. »Dich auch, Hannah. Ich sollte wohl auch gehen.«

»Viel Glück beim Marathon«, sagte Cassie.

Hannah stand von der harten Bank auf, schwankte leicht und versuchte, den schmerzenden Fuß zu entlasten. Sie konnte jetzt unmöglich laufen, nicht ehe der Knöchel ganz verheilt war. Ein heißes Bad würde ihr vermutlich guttun.

Hannah und Malika beobachteten, wie Cassie flink den Weg hinunterlief. Kurz vor dem Tor blieb sie jedoch auf einmal stehen. Sie holte ihr Smartphone aus der Tasche ihrer Leggins und warf einen Blick darauf, dann drehte sie um und eilte zu ihnen zurück.

»Hört zu«, sagte sie, als sie wieder bei der Bank ankam. »Ich weiß, die Sache mit dem Training kann einen entmutigen, insbesondere beim ersten Wettkampf. Ich wohne in der Nähe und laufe gern ein paar Trainingseinheiten mit euch zusammen, wenn ihr wollt.«

»Machst du Witze?«, kreischte Malika, und ihre großen Augen leuchteten vor Aufregung. »Das wäre toll.«

»Bist du dir sicher?«, fragte Hannah. »Ich will dir nicht zur Last fallen.«

Cassie grinste. »Ja! Wie sieht es bei euch mittwochabends aus?«

»Klingt großartig«, stimmte Malika zu.

Hannah nickte. Sie wollte kein Angebot zum Trainieren ablehnen. Sie brauchte jede Hilfe, die sie kriegen konnte.

Nachdem sie ihre Telefonnummern getauscht hatten, humpelte Hannah Richtung Ausgang, doch der Schmerz machte ihr nicht mehr so viel aus. Nachdem Cassie ihnen helfen würde, war Hannah überaus zuversichtlich. Sie lachte sogar über das Desaster mit den Hunden und sah darin einen glücklichen Zufall. Als sie die Geräusche des Parks hinter sich ließ, ging gerade die Sonne unter, und Hannahs Handy meldete eine Nachricht von Cassie:

> Vergaß, es zu erwähnen … es sind noch genau drei Monate bis zum Marathon!

Gerade war Hannahs Abend ein kleines bisschen heller geworden.

7

Malika

Hallo, Süße! Ich weiß, ich sollte unbedingt aufhören, hier zu posten. Auch wenn du diese Nachrichten sehen könntest, hättest du wahrscheinlich genug von ihnen. Aber manchmal fühlt es sich immer noch so unwirklich an. Irgendwie rechne ich damit, dass du einfach zur Tür hereinkommst. Manchmal scrolle ich durch meine Timeline und erwarte, dich auf einem Foto zu sehen, auf dem du mich von irgendeinem Berg anlächelst. Unsere Büro-Chats fehlen mir sehr. Ehrlich gesagt, könnte ich jetzt gut einen gebrauchen. Du musst wissen, dass ich dich schrecklich vermisse. Hoffentlich amüsierst du dich und vergisst uns hier unten nicht.
Alles Liebe

Malika erwog, die Nachricht zu löschen. Wie jedes Mal, wenn sie auf Abbies Seite etwas gepostet hatte – sie wusste nicht mehr, wie viele Posts es inzwischen waren –, zweifelte sie an ihrem Verstand. Wenn sie sich hierherwagte und ihr tausend Fragen durch den Kopf schwirrten, war die Trauer, die unsichtbar, aber bleischwer auf ihr lastete, am größten.

Warum?

Das war die schlimmste Frage von allen. Die größte und grausamste. *Warum sie? Warum jetzt? Warum nicht jemand anders? Warum hatte sie nicht die Chance gehabt, sich zu verabschieden? Oder war es besser, dass es so schnell gegangen war? Warum denke ich das?*

Jedes Mal, wenn Malika eine Nachricht in das Kästchen schrieb, sagte sie sich, dass es die letzte war. Ein letzter Beitrag, dann würde sie aufhören. Dann würde sie die Seite schließen und nicht noch einmal zurückgehen. Doch sie kehrte immer wieder zurück, und jedes Mal schmerzte es mehr, die leere Seite zu sehen, ohne ein Wort von Abbie. Es war furchtbar festzustellen, wie viele Tage seit Abbies letztem Status-Update vergangen waren, aber auf seltsame Weise fand Malika es auch tröstlich.

Es machte sie glücklich, dieses Protokoll von Abbies Leben zu besuchen – von spaßigen Momenten bis zu Alltäglichem. Warum, verstand sie selbst nicht ganz. Wenn sie sich durch die Fotos klickte, die sie schon tausendmal gesehen hatte – Abbie und Malika lächelnd vor drei Jahren auf einer Halloween-Party, Abbie am Strand mit ihrem Freund James, im Hintergrund die strahlende Sonne –, bestätigte es Malika, dass es ihre liebe, hübsche, fröhliche Freundin gegeben hatte. Sie hatte gelebt.

Die Status-Updates hatten an einem Montag aufgehört, an einem sonnigen ruhigen Nachmittag, der ihr aus den falschen Gründen im Gedächtnis geblieben war. Die Luft war noch kühl gewesen, die schwüle Wärme des Sommers ein fernes Versprechen. Malika hatte sich verabschiedet und war gegangen, Abbie hatte noch ein paar E-Mails schreiben wollen.

»Ich bleibe nicht mehr lange«, hatte Abbie gesagt, weil sie ahnte, Malika würde sie gleich scherzhaft daran erinnern, dass zu Hause ihr Freund auf sie wartete. »Bis morgen.«

Doch bis nach Hause hatte sie es nicht mehr geschafft. Abbie war nur wenige Minuten von ihrem Zuhause entfernt gewesen, als das Auto ihr Fahrrad erwischte.

Warum war sie nicht fünf Minuten früher gegangen?

»Erinnerungen an Abbie Gordon«. Das war alles, was geblieben war. Abbie würde wohl kaum von den Toten zurückkehren und eine Nachricht posten. Die »Wo steckst du?«-Nachricht, die Malika geschickt hatte, als Abbie am nächsten Morgen nicht zur Arbeit erschienen war (sie war *immer* die Erste im Büro gewesen), war ungeöffnet und würde es für immer bleiben. Also, warum sah Malika immer wieder nach? Sie wusste, dass sie mit ihren Nachrichten ins Leere kommunizierte. Freunde, Familie, Marc und Eva, alle hatten eine sentimentale Nachricht hinterlassen, und das war's. Bis auf Abbies Mutter. Abgesehen von Malika, war nur Abbies Mum aktiv geblieben, sie ließ ihren Kummer in Nachrichten fließen, als könnte ihre Tochter sie lesen. Nachrichten, die Malika das Herz zerrissen, und ihr ein schlechtes Gewissen machten, weil es niemanden, *niemanden* schlimmer getroffen hatte als Janice Gordon.

Malika trank einen Schluck Kaffee. Er war noch zu heiß, und sie verbrannte sich die Zunge, doch das war ihr egal. Ihr Blick war auf Abbie gerichtet, auf das lächelnde

Gesicht ihrer Freundin auf ihrem Profilbild. Dieses Bild hatte auch die Lokalzeitung abgedruckt. Darauf posierte Abbie mit einem Cocktail in der Hand, das blonde schulterlange Haar in Beach Waves gestylt und eine Sonnenbrille auf dem Kopf. Malika starrte auf das Foto, als wollte sie sich jedes Detail einprägen. Sie musste jetzt aufhören, es sich anzusehen. Musste aufhören, Nachrichten zu hinterlassen. Musste loslassen.

Das Leben konnte schnell vorbei sein, das wusste Malika nun. Eine Sekunde, eine falsche Bewegung, und in weniger als einer Minute wurde man aus der Welt gerissen, ohne dass man sich richtig verabschieden konnte.

»Hey, Mal!«

Beim Anblick von Eva, die leise neben ihr aufgetaucht war, zuckte Malika vor Schreck zusammen. Malika bemerkte, wie der Blick ihrer Chefin zum Bildschirm ging. Hastig schloss sie die Seite.

»Sorry, Liebes. Ich wollte dich nicht erschrecken. Ich wollte dich nur vorwarnen. Wir erwarten heute ziemlich viele Neuanmeldungen. Die First-Circle-Stellen sind Freitag rausgegangen, und wir haben eine Menge Lebensläufe erhalten. Darum wäre es toll, wenn du sie dir schon mal ansiehst. Wenn es zu viel wird, springe ich ein und helfe dir.«

Malika nickte. »Kein Problem«, sagte sie und zwang sich, zu lächeln.

Der Vorteil ist, dachte sie, während sie Eva nachsah, die in die Küche ging, *dass die Zeit an einem vollen Tag schnell verfliegt.* Vielleicht konnte sie anschließend laufen gehen.

Laufen. Das war ein neues Gefühl, die Vorstellung, dass sie sich tatsächlich darauf freute, zu laufen. Sie bewegte unter dem Schreibtisch die Beine, die seit dem letzten Lauf und dem morgendlichen Anstieg der Park Street schmerzten. Seit sie Cassie und Hannah kennengelernt hatte, hatte sich die bedrohliche dunkle Wolke verzogen, und auch wenn ihr der Marathon immer noch Angst einjagte, wirkte er nicht mehr ganz so einschüchternd, nachdem sie ihn nicht mehr allein schaffen musste.

Die Tür schwang auf, und Marc trat ins Büro, eine intensive Fahne Aftershave umwehte ihn.

»Alles klar?«, fragte er fröhlich, streckte sich und wandte sich seinem Computer zu, während aus der Küche das Pfeifen des Kessels und Evas lebhafter Gesang herüberdrangen.

»Ja. Oh, ehe ich es vergesse: Eva hat uns gerade vorgewarnt, dass wir heute wahrscheinlich ziemlich viel zu tun haben werden. Also, stell dich schon mal drauf ein.«

»Ja, Boss«, sagte Marc und tat, als würde er salutieren.

Malika verdrehte amüsiert die Augen. »Sehr witzig.«

Als Marc aufstand, um sich einen Kaffee zu holen, wandte sie sich ihrem Computer zu und klickte wieder auf Abbies Seite. Der Cursor schwebte über dem winzigen Kreuz, bereit, sie zum allerletzten Mal zu schließen. Als sie ihren Entschluss gerade in die Tat umsetzen wollte, blieb ihr Blick an dem Link zu einem Artikel hängen. Abbies Mum hatte ihn gepostet, darunter eine Reihe Emojis von einem gebrochenen Herzen.

BRISTOL LIVE: Die Stadt sorgt sich um die wachsende

Zahl an Verkehrsunfällen – der Bürgermeister verlangt nach Änderungen …

Malika ging auf den Link.

Nachdem die Zahl der Verkehrsunfälle in den letzten fünf Jahren gestiegen ist, sind die Bürger besorgt über Bristols volle Straßen …

Laut einer amtlichen Statistik kamen auf Englands Straßen mehr als hundert Radfahrer ums Leben …

Malikas Herz klopfte. Abbies Tod mochte ein Unfall gewesen sein, jedoch einer, der immer wieder vorkam. Wenn nichts passierte, würde es immer so weitergehen.

Malika fasste einen Entschluss. Sie öffnete ein neues Suchfenster, und ihre Finger flogen über die Tastatur. In Sekundenschnelle fand sie, wonach sie gesucht hatte.

Die Bremse – eine Aktion für die Sicherheit auf unseren Straßen.

Malika entdeckte den »Spenden«-Link.

Sollte sie?

Der Gedanke, den Marathon zu laufen, war beängstigend. So viel stand fest. Ständig versuchte sie, das Bild der riesigen Menschenmenge in ihrem Kopf zu vertreiben, von all den Leuten, die zusahen. Malika wusste, dass sie vermutlich als Letzte ins Ziel kommen würde, aber das war ihr egal. Sie wollte es nur schaffen. Und wenn Cassie sie trainierte, schien das Ziel in erreichbare Nähe zu rücken.

Malika wollte Geld sammeln, also was hielt sie ab? Abgesehen von Selbstzweifeln natürlich. Sie dachte an

Abbies Medaille, die jetzt wie ein Glücksbringer in der Tasche ihres Rucksacks steckte.

Schnell klickte sie auf den Link. *Das mach ich. Für Abbie.*

Malika schob das Papier über den Schreibtisch. »Wenn Sie bitte nur dieses Formular ausfüllen würden …«

Das Mädchen mit der großen runden Brille, das mit hoffnungsvollem Lächeln vor ihr saß, nahm einen Stift und begann, ihre Kontaktdaten einzutragen. Eva hatte sich nicht getäuscht: Im Büro herrschte geschäftiges Treiben. Malika und Marc hatten kaum Zeit, Mittagspause zu machen und hatten stattdessen heimlich Evas Keksvorrat in der Küche geplündert. Jeder Platz in dem kleinen Büro war besetzt, und schon zwei von Malikas Bewerbern waren zu spät gekommen, sodass sich der ganze Zeitplan nach hinten verschoben hatte.

Das Mädchen, das vor ihr saß, hörte auf, zu schreiben, ihr Lächeln war einer verwirrten Miene gewichen. Malika wünschte, sie würde sich beeilen und ihre Daten aufschreiben.

»Ist alles in Ordnung?«, fragte sie.

»Vielleicht. Es ist nur … ich bin mir ziemlich sicher, dass ich das schon einmal ausgefüllt habe. Ich habe mich vor ungefähr drei Monaten angemeldet und wurde für eine Stelle in der Personalabteilung vorgeschlagen. Man hat mich zum Vorstellungsgespräch eingeladen, aber ich habe noch immer nichts gehört. Um ehrlich zu sein, ich hatte große Hoffnung in das Gespräch gesetzt. Wissen Sie irgendetwas darüber?«

»Oh!«, antwortete Malika. »Das tut mir leid. Mir war nicht klar, dass Sie bereits in unserer Kartei sind. Ich muss in unserem System nachsehen. Wie heißen Sie?«

»Rebecca Stone.«

Malika gab den Namen ein und beobachtete, wie das Profil der jungen Frau vor ihr auf den Bildschirm geladen wurde. Rebecca warf das rote Haar über die Schulter und sah sie mit hoffnungsvollem Blick an. Malika konnte die Bewerbung für die Stelle in der Personalabteilung sehen. Und die Rückmeldung.

Man hatte sie abgelehnt.

»Es tut mir sehr leid«, sagte Malika. »Aber es sieht so aus, als hätte jemand anders die Stelle bekommen.«

Schlagartig verschwand die Hoffnung aus Rebeccas Gesicht.

»Wirklich?«, fragte sie. »Und warum hat man mir das nicht mitgeteilt?«

»Nun ja, ich …«

»Ich meine, das darf doch wohl nicht wahr sein! Ich habe *Ewigkeiten* auf eine Antwort gewartet. Ich habe angerufen, aber niemand ist ans Telefon gegangen. Was ist denn das für eine Agentur?«

Rebecca wurde zunehmend lauter. Die Leute um sie herum sahen verwundert in ihre Richtung. Mit hochrotem Gesicht blickte Malika erneut auf den Bildschirm. Und als sie begriff, was passiert war, empfand sie tiefe Traurigkeit. Sie schloss einen Moment die Augen, in der Hoffnung, dass Rebecca gehen würde. Doch so schnell gab Rebecca nicht auf.

»Im Ernst, ich habe einen Monat lang auf eine Rückmeldung gewartet. Einen *Monat*! Das geht doch nicht, oder?«

»Nein, das stimmt. Es ist …«

»Wo ist denn die Frau, mit der ich das letzte Mal gesprochen habe?«, fragte Rebecca laut. »Sie wissen schon. Die mit den schulterlangen blonden Haaren? Im schwarzen Blazer? Ziemlich gesprächig? Ich bin mir sicher, sie hat eine Antwort. Besser wäre es.«

Rebecca sah sich im Raum nach der blonden Frau um, die ihr nie mehr zu Hilfe kommen würde.

Malika begann, zu sprechen, doch die Worte blieben ihr im Hals stecken und kamen nur als Krächzen heraus. »Sie ist … nicht mehr hier«, stieß sie hervor.

»Typisch«, sagte Rebecca leise, aber laut genug, dass Malika es hörte.

Es fühlte sich an wie ein Schlag in den Magen. Die Wut traf sie mit derartiger Heftigkeit, dass es ihr die Sprache verschlug. Sie öffnete den Mund, doch es kamen keine Worte heraus. Malika sah vor sich, wie sie Rebecca am Kragen ihrer schicken Oversized-Bluse packte und ihr erklärte, *warum* Abbie nicht da war, um sich um ihr beschissenes kleines Problem zu kümmern.

Denn mehr war es doch nicht, oder? Eine kleine Unannehmlichkeit. Ein First-World-Problem. Diese Frau konnte aufstehen, in die Sommersonne hinausgehen und ihren Freundinnen erzählen, was für einen *schrecklichen* Tag sie gehabt hatte, weil sie nicht bekommen hatte, was sie wollte. Derweil lag Abbie tot in einem Sarg unter der Erde. Malika hatte gesehen, wie er hinuntergelassen worden war, wie ihre Freundin für immer verschwunden war. Abbie würde nie mehr zurückkommen, egal wie verzweifelt Rebecca mit ihren Knopfaugen den Raum absuchte, als würde Abbie durch die Tür hereinschlendern und alles richten.

Wütend schoss Malika hoch. Ehe sie es verhindern konnte, riss Malika Rebecca das Formular aus der Hand und knüllte es in ihrer Faust zusammen.

»Würden Sie mir einen Moment zuhören?« Auf einmal wurde es totenstill im Büro. Alle Blicke waren auf Malika gerichtet, auch Marcs.

»Ist alles in Ordnung?«, formte er lautlos mit den Lippen, doch Malika ignorierte ihn ebenso wie Eva und alle anderen, die sie mit offenem Mund angafften.

»Abbie hat Sie nicht angerufen. Wollen Sie wissen, warum?« Sie drehte den Bildschirm herum, damit Rebecca es sehen konnte, und deutete auf die Daten. »Die Firma hat uns am Tag nach Ihrem Vorstellungsgespräch mitgeteilt, dass Sie nicht für die Stelle infrage kommen. Das war der Tag, an dem Abbie gestorben ist. Abbie *ist nicht mehr hier*. Okay? Sie ist *tot.*«

Marc sprang vom Schreibtisch auf. »Warte, Mal. Ich kümmere mich darum.«

»Nein!« Malika schüttelte den Kopf. »Wenn sie eine Szene haben will, soll sie eine bekommen.« Sie wandte sich an Rebecca. »Abbie war damit befasst, okay? Sie hatte nicht vor, sich von einem Auto überfahren zu lassen. Und wir haben Ihren Anruf nicht beantwortet, weil das Büro für ein paar Tage geschlossen war. Sind Sie damit einverstanden? Dass wir für ein paar Tage geschlossen hatten, um mit so etwas zurechtzukommen.«

Jetzt waren alle Blicke auf Rebecca gerichtet. Ihre Selbstsicherheit und ihre Wut waren wie weggeblasen, sie sank auf ihrem Stuhl zusammen und hatte den Blick auf das zerknitterte Formular gerichtet, das Malika noch immer in der Hand hielt.

»Also«, schrie Malika. »Vielleicht ist es das Beste, Sie behalten Ihre abfälligen Bemerkungen für sich. Sonst wird Sie nämlich *niemand* einstellen wollen. Niemals.«

Der Schrecken war Rebecca deutlich anzusehen. Ihre bleichen Wangen hatten sich dunkelrot gefärbt, sie schnappte sich ihre Tasche und eilte wortlos aus der Tür.

Sofort tat es Malika leid. Noch nie war sie so wütend geworden, auch bei den schwierigsten Kandidaten nicht. Jetzt stürzte ihre Chefin herbei, die Lippen besorgt zu einer schmalen Linie zusammengepresst.

»Ich glaube, du brauchst eine Pause«, sagte Eva. »Geh und besorg dir einen Kaffee.«

»Aber …«

»Mal, ich übernehme hier«, bot Marc an und legte ihr eine Hand auf die Schulter. »Bist du sicher, dass es geht?«

Malika nickte, auch wenn sie keineswegs das Gefühl hatte, dass es ging. Sie nahm ihre Tasche, trat auf die sonnenüberflutete Straße und merkte zum ersten Mal, dass sie nur eins wollte: laufen.

8

Hannah

Am folgenden Mittwoch war Hannah die Erste im Victoria Park, sie setzte sich auf eine Bank auf halbem Weg den grünen Hügel hinauf. Diesmal hatte sie einen anderen Eingang genommen und war ganz langsam gebummelt, um ihren Fuß nicht zu sehr zu belasten. Er war zwar gut verheilt, aber sie wollte ihn nicht überanstrengen.

Still genoss sie den Ausblick auf die Stadt, die sich in der Ferne erstreckte. Die hohen bunt gestrichenen Häuser von Totterdown, die durch die Bäume zu sehen waren, wirkten, als würden sie den Park bewachen – diese Oase der Ruhe inmitten von Hochhäusern und geschäftigem Stadtleben. Sie mochte die Häuser mit den schrägen Dächern und den fröhlichen Farben. Sie mochte diesen Ort. Den Frieden, die Ruhe, die Möglichkeit nachzudenken. Irgendwie fühlte sie sich hier sicher.

Hannah beobachtete zwei vorbeischlendernde Mütter. Die eine schob einen Buggy, zwei Kleinkinder sausten vorweg und genossen die Sommersonne. Eins der Kinder, ein kleines Mädchen in einem gelben Kleid, beugte sich hinunter, um einen Löwenzahn zu pflücken, dann eilte es vor Stolz strahlend zu seiner Mutter und überreichte ihn ihr als Zeichen seiner Liebe. Hannah fühlte einen überraschend heftigen Stich. Vielleicht weil sie allein war, oder weil Dan weg war. Jedenfalls war ihr das schon länger nicht mehr passiert. Sie hatte dieses Gefühl eigentlich gut weggepackt und wollte es nicht wieder hervorholen. Es war *Sehnsucht.* Sehnsucht nach etwas, das sie nicht haben konnte.

Hannah konnte den Blick nicht von den Frauen lösen. Es war ihr unangenehm, dass sie verfolgte, wie sie plaudernd weitergingen und dabei stets ihre Kinder im Blick behielten, die in Richtung Spielplatz liefen. Die Kinder kreischten fröhlich und blieben stehen, um weitere Blumen und Gräser zu pflücken. Sie waren in einem Alter, in dem sie neugierig alles in sich aufnahmen, was die Welt zu bieten hatte. Was hätte Hannah dafür gegeben, ein Kind zu haben, das ihr Fragen stellte und sie Mummy nannte. Es wäre anstrengend gewesen, das war ihr klar. Selbst Bronwen mit ihrer Bilderbuchfamilie hatte es nicht leicht. »Ich bin fertig«, sagte sie immer. »Ständig bin ich total erledigt.« Doch das hätte Hannah ohne zu zögern auf sich genommen – das nächtliche Stillen, die schlaflosen Nächte, nicht einmal aufs Klo gehen zu können, ohne dabei aus großen Augen beobachtet zu werden. Doch das Schicksal hatte es nicht so gewollt, dafür hatte ihr Körper gesorgt. In den schlimmsten Zeiten hatte sie sich voller Abscheu im Spiegel betrachtet, sich in den Bauch geboxt und sich gefragt, warum sie so anders war. So *defekt.*

Sie dachte, sie hätte das hinter sich gelassen. Dass sie es akzeptiert, es hingenommen hätte, dass sie seither einfach nur Han und Dan waren. Die Tage, an denen sie weinend auf die Toilette gestürzt war, nachdem sie im Supermarkt ein Neugeborenes gesehen hatte, oder wenn eine Freundin oder Kollegin »etwas Besonderes zu verkünden« gehabt hatte, waren vorbei.

Doch sie konnte es nicht leugnen: In den letzten Tagen hatte sie in ihren schlaflosen Nächten wieder an Sophia gedacht. Sie lag in der Dunkelheit wach und grübelte, ob eine solche Ankündigung bevorstand, um ihr erneut das Herz zu brechen.

Reflexartig griff Hannah nach ihrem Smartphone und ging auf Sophias Instagram-Seite. Wenn sie dort kleine Hinweise auf Dan sah, ging es ihr jedes Mal schlecht.

Mein Mann ♥

Er war nur auf einem der Fotos zu sehen, aber Sophias Feed war voller Hinweise auf ihn.

Einen Tag mit meinem Lieblingsmenschen verbracht

Ihre Freundinnen hatten mit einem Sturm aus küssenden Smileys und Herzchen reagiert. Eine schrieb:

Wir müssen diesen mysteriösen Mann unbedingt kennenlernen!!
Wie schön, Soph!

Hannah widerstand dem Drang, das Telefon in den Mülleimer zu werfen; stattdessen konzentrierte sie sich auf das neueste Bild. Einen gedeckten Tisch mit einem romantischen Kerzenständer und zwei gefüllten Sektgläsern. Der Knoten in Hannahs Bauch löste sich. Wenn Sophia fröhlich Sekt trank, musste sich Hannah wohl keine Sorgen machen.

Doch, dachte sie.

Hannah sah sich um, ob sie jemand beobachtete, dann setzte sie ihre Sonnenbrille auf, machte ein Selfie und wählte den besten und zugleich unauffälligsten Filter, den sie finden konnte.

Offizielle Trainingseinheit! Fühle mich schon dynamischer. #laufenselfie #begeistert #fitundschnell

»Hi!«

Hannah sprang von der Bank und ließ das Telefon fallen.

»Herrgott!«, sagte sie, als Cassie plötzlich vor ihr auftauchte. »Du hast mich zu Tode erschreckt.«

»Sorry«, sagte Cassie.

Hinter ihr kam Malika und begann bereits, die Beine zu dehnen. Hannah beeilte sich, ihr Telefon aufzuheben, doch Cassie kam ihr zuvor.

»Das hast du fallen gelassen«, sagte sie.

Hannahs Gesicht brannte vor Scham, als Cassies Blick etwas zu lang auf dem Display verweilte, wo noch das Selfie zu sehen war. Bildete sie es sich nur ein oder wirkte Cassie ein bisschen amüsiert?

Wortlos reichte Cassie ihr das Telefon, und Hannah steckte es sofort in ihren BH.

Jetzt lachte Cassie.

»Was ist?«, fragte Hannah. »Das ist praktisch, wenn man keine Taschen hat.«

»Es ist genial«, bemerkte Malika.

»Vielleicht solltest du für den Marathon in etwas Besseres investieren«, sagte Cassie. »Einen richtigen Gürtel. Oder einen Rucksack. Es sei denn, du willst auch noch Wasserflaschen, Vaseline und Snacks in den Körbchen verstauen.«

»Oh, die packe ich in die Unterhose«, erklärte Hannah ernst, woraufhin Malika laut auflachte.

Cassie hob entsetzt die Augenbrauen.

»Nur ein Witz! Ich kaufe mir was Besseres.«

»Also«, begann Cassie eifrig. »Seid ihr bereit, ein bisschen zu trainieren?«

Hannah wusste nicht, woher die plötzliche Energie kam, aber sie spürte sie deutlich, und das spornte sie an. Ihre Beine fühlten sich allerdings schwer an, und ein pochender Schmerz verhöhnte sie, als sie Cassie und Malika durch den Park folgte.

»Okay, laufen wir zu dem Baum!«, rief Cassie wie ein Feldwebel und deutete in die Ferne.

Schweiß strömte Hannah aus jeder Pore. Sie spürte ihn in den Achselhöhlen, er lief ihr übers Gesicht und hatte Dans T-Shirt durchtränkt. Am liebsten wäre sie stehen geblieben und hätte sich ins Gras fallen lassen, hätte einfach aufgegeben und nur noch geatmet. Sie wusste, dass sie es morgen spüren würde. Ihre Beine würden steif sein, und sie würde sich durch den Arbeitstag schleppen.

Sie würde sich erholen müssen. Aber Cassies laute Stimme und Malika – die ehrlich gesagt nicht viel besser abschnitt –, trieben sie an weiterzumachen.

Halte einfach durch.

»Uuuund *stopp*!«, rief Cassie.

Ohne dass es Hannah gemerkt hatte, waren sie an besagtem Baum angelangt. Als Hannah sich umdrehte, merkte sie, wie weit sie gerade gelaufen waren.

»Wow!«, sagte sie und trank aus ihrer Wasserflasche.

»Seht ihr? Ihr seid beide richtig gut. Ihr müsst euch nur Ziele setzen. Ich helfe euch durch die nächsten Wochen. Kleine Ziele. Versucht, nicht an den Lauf als Ganzes zu denken, teilt ihn in kleine Abschnitte ein. Sonst gewinnt die Angst.«

»Du hast leicht reden«, sagte Malika keuchend.

»Ehrlich«, versicherte Cassie ihnen. »Ihr kriegt das hin. Ihr werdet keine Bestzeit laufen, aber wenn ihr vorsichtig seid und es langsam angehen lasst, schafft ihr das. Oh! Und noch etwas Wichtiges: Hört nicht auf. Was immer ihr tut, bleibt in Bewegung. Wenn ihr nicht laufen könnt, geht einfach.«

Hannah lachte nervös, und Malika wirkte ängstlicher als je zuvor.

»Alles okay, Mal?«, fragte Hannah.

»Schon. Es ist nur … Ich war so stolz auf mich, dass ich eine halbe Stunde durch den Park gelaufen bin, aber das ist nichts gegen die ganzen Kilometer, die wir schaffen müssen. Und ich *muss* es schaffen. Ich will Spenden sammeln. Jetzt bin ich angemeldet, und gerade hat mich die Realität eingeholt. Äußerst erschreckend.«

»Spenden? Wie toll«, sagte Hannah. »Sammelst du für deine Freundin?«

Malika nickte. »Ja. Sie ist bei einem Verkehrsunfall gestorben, darum will ich in Gedenken an sie für *Die Bremse* sammeln. Ich meine, jetzt hatte ich schon diese total verrückte Idee, einen Marathon zu laufen, also warum nicht?«

»Schick mir die Einzelheiten«, sagte Cassie. »Dann teile ich das, vielleicht kann ich auch bei der Arbeit ein paar Sponsoren gewinnen.«

Hannah grinste. »Ich auch! Vielmehr, warum machen wir nicht einfach mit? Wir könnten alle für *Die Bremse* laufen. Was meinst du, Cass? Bist du dabei?«

»Unbedingt«, antwortete Cassie.

Malikas Gesicht hellte sich auf. »Oh, mein Gott, das ist ja großartig. Danke.« Sie wandte sich an Hannah. »Hey, wir sollten zusammen laufen. Cassie wird wahrscheinlich ihr Ding machen wollen, schließlich ist sie keine Anfängerin so wie wir.«

»Auf jeden Fall, gern!«

Sie bewegten sich in Richtung Ausgang, dankbar, dass ein leichter Wind aufgekommen war, der durch die Äste der Bäume strich. Am Tor blieb Cassie stehen, und Hannah bemerkte, dass sie jetzt wieder ihre ernste Miene aufgesetzt hatte. Es war, als wäre Cassie beim Laufen ein ganz anderer Mensch. Unbeschwert und glücklich.

»Hat eine von euch noch Lust, was zu trinken?«, fragte Cassie. »Einer meiner Lieblingspubs ist gleich hier um die Ecke. Und ich habe Trainingspläne für euch entworfen, die könnten wir dann besprechen.«

Hannahs Laune stieg augenblicklich. Ein Glas Rotwein, das war genau das Richtige nach einem anstrengenden Lauf, ihrem ersten richtigen Lauf von vielen, auch wenn sie versuchte, sich das tägliche Glas Rotwein am Abend abzugewöhnen. Doch ein billiger Wein aus dem Supermarkt zum Feierabend war eine Sache, ein wohlverdientes Getränk mit Freunden etwas ganz anderes. Es bedeutete, dass sie die nächste Stunde nicht allein verbrachte.

»Das wäre traumhaft«, sagte sie. »Das einzige Problem ist, dass ihr zwei mich wohl tragen müsst.«

9

Hannah

Das mit dem Tragen war natürlich ein Scherz gewesen, doch dank Cassies Vorschlag im »The Shakespeare« noch etwas zu trinken, wurde daraus beinahe Ernst. Für einen Fitnessfreak wie Cassie mochte der Pub nur Minuten entfernt sein, für die beiden anderen fühlten sich die steilen Hügel von Totterdown wie das Besteigen eines tückischen Bergs an, zumal ihre Beine ohnehin schon schmerzten.

Langsam gingen sie an weiteren hübschen Reihenhäusern vorbei, deren bunte Fassaden Hannah an Küstenorte erinnerten, an heitere Zeiten. Trotz ihrer müden Knochen hellten die Regenbogenfarben der Häuser ihre Stimmung auf. War das womöglich bereits das Runner's High, von dem sie schon so viel gehört hatte? Bislang hatte Hannah das für einen Mythos gehalten – wie Meerjungfrauen, Einhörner oder perfekte Männer –, doch jetzt spürte sie einen plötzlichen Anstieg positiver Energie.

Obwohl der Pub gut besucht war, fanden sie noch einen Tisch am Fenster. Cassie löste die Lauftasche um ihre Taille und holte ihr Geld heraus, dann studierte sie die Getränkekarte.

»Mich reizt ein Glas Rotwein«, sagte sie. »Obwohl ich das eigentlich nicht tun sollte. Hmmm, immer diese Entscheidungen. Was möchtet ihr?«

»Ich übernehme das«, bot Hannah an.

Doch Cassie schüttelte den Kopf und machte Hannah damit ein schlechtes Gewissen. Vor ein paar Tagen hatten sie sich schließlich noch gar nicht gekannt. Dennoch war Hannah erleichtert, dass sie sitzen bleiben konnte und sich nicht im schweißnassen T-Shirt durch die volle Bar kämpfen musste.

»Ein Wodka-Cola wäre wunderbar«, sagte Malika.

»Für mich auch bitte einen Rotwein«, sagte Hannah.

Als Cassie zur Bar ging und in der Menge verschwand, wandte sich Hannah an Malika.

»Und? Wie war sie so?«

»Wie bitte?«

»Deine Freundin.«

Malika schien überrascht. Sie sah Hannah an, dann blickte sie auf den Tisch, als überlegte sie, was sie sagen sollte.

»Ich habe es schon wieder gemacht, stimmt's? Ich sollte erst denken und dann sprechen. Tut mir leid, wenn ich dir zu nahegetreten bin.«

»Nein! Nein, wirklich nicht. Das ist schon okay.« Malika lehnte sich auf ihrem Stuhl zurück.

Draußen vorm Fenster gingen Leute mit Gläsern in der Hand vorbei, plauderten, lachten und entspannten sich in der Abendsonne.

»Das kam nur etwas überraschend. Kaum jemand spricht mit mir über sie, das ist alles.«

»Warum nicht?«

Malika zuckte mit den Schultern. »Vielleicht ist es ihnen unangenehm. Sie wissen nicht, was sie sagen sollen. Jedes Mal, wenn *ich* jemandem von ihr erzähle, macht derjenige ein betroffenes Gesicht und sagt, wie leid es ihm täte. Auch Cassie. Und dann reden sie weiter, als hätte man nie darüber gesprochen. Es ist, als wollten sie die unangenehme Situation vermeiden und so tun, als wäre es einfach ein schlechter Tag, über den man schnell hinwegkommt. Das ist es aber nicht.«

»Ich weiß genau, was du meinst«, sagte Hannah.

Sie erinnerte sich, wie sie vor einigen Jahren monatelang von Trauer umgeben gewesen war. Bei der ersten Fehlgeburt war es am schlimmsten gewesen. Nichts war schrecklicher, als anderen erklären zu müssen, was passiert war. Dass die Seifenblase zerplatzt war. Sie erinnerte sich an die schief gelegten Köpfe, die endlosen Ausrufe »Es tut mir leid. *Das muss sehr schwer für dich sein.*«.

»Einige wissen einfach nicht, was sie sagen sollen«, fuhr Hannah fort. »Vor allem, wenn sie es nicht selbst erlebt haben. Wenn jemand einfach sagen könnte ›Hey, ich weiß, du machst gerade eine Scheißzeit durch. Bei mir kriegst du Kuchen und kannst dich ausheulen‹, würde das alles leichter machen.«

Zu Hannahs Erleichterung lachte Malika.

»Ja! Das wäre schön. Abbie war erst dreiunddreißig. Sie war so süß. Wir haben zusammen gearbeitet, aber wir waren auch eng befreundet. Sie war ein sehr ehrlicher, freundlicher Mensch, was es umso schlimmer macht. Sie war immer fröhlich und lustig, sie hatte alles, was man sich wünschen kann – einen netten Freund, war ehrgeizig, selbstbewusst, sportlich. Sie hatte sich gerade eine Wohnung gekauft …« Malika nahm einen Bierdeckel vom Tisch und drehte ihn in den Händen.

Hannah vermutete, dass Malika weinte, und legte ihr eine Hand auf den Arm.

»Das ist okay«, versicherte sie ihr.

»Selbst, wenn man gewollt hätte, Abbie konnte man nicht hassen. Sie war ein rundum toller Mensch. Ich weiß, ich stelle sie jetzt wie eine Heilige dar, und das war sie natürlich nicht. Sie konnte rechthaberisch sein, und manchmal musste ich sie daran erinnern, dass die Arbeit nicht alles war. Hätte sie auf mich gehört, wäre sie an dem Abend nicht so lange im Büro geblieben und … nun ja. Sie war stur. Ein echter Dickkopf. Aber wunderbar.«

Malika senkte die Stimme. »Ständig höre ich in den Nachrichten von Morden und Messerstechereien. Von allen möglichen schrecklichen Dingen. Und dann denke ich, warum sind diese fürchterlichen Menschen noch da und Abbie …« Sie verstummte. »Sorry. Ich klinge bestimmt ziemlich morbide. Ich wollte die Stimmung nicht verderben.«

»Du musst dich nicht entschuldigen«, sagte Hannah. »Was du durchmachst, ist ganz normal. Und du solltest es nicht vermeiden müssen, über sie zu reden. Über sie zu sprechen, hält die Erinnerung lebendig.«

Malika sah vom Tisch auf und wischte sich über die Augen. »Danke«, sagte sie.

»Wenn ich jetzt darüber nachdenke, erinnere ich mich, in den Lokalnachrichten etwas über eine Radfahrerin gesehen zu haben. Ich fand das sehr tragisch. Es gibt ein paar ziemlich befahrene Straßen in dieser Stadt, und ich habe schon einige brenzlige Situationen beobachtet, die gerade noch gut ausgegangen sind.«

»Ich auch«, sagte Malika. »Vielleicht kann man mehr tun, damit nicht so viele Unfälle passieren. Vielleicht ein paar Sicherheitsmaßnahmen treffen. Hoffentlich können wir genug Geld sammeln.«

Hannah lächelte. »Das werden wir!«

Sie nahm ihr Telefon, um den Link zu teilen, als Cassie mit den Getränken auf einem kleinen Tablett wieder am Tisch erschien. Vorsichtig stellte sie die drei Gläser auf den Tisch. Hannah machte heimlich ein Foto von ihrem und lud es auf Facebook und Instagram hoch.

Ein wohlverdienter Drink nach dem Laufen mit den Mädels! #marathon #lecker

Perfekt, dachte sie in der verzweifelten Hoffnung, dass sich die Kunde von ihrer neuen Fitnessbegeisterung bald zu Dan herumsprechen würde.

»Normalerweise trinke ich unter der Woche nicht«, erklärte Cassie und ließ sich auf den Platz neben Malika gleiten, »aber die erste offizielle Trainingseinheit verdient eine Belohnung. Apropos: Ich habe euch gerade die Trainingspläne gemailt, die ich erstellt habe. Die meisten Pläne, die man im Internet findet, gehen davon aus, dass man schon länger läuft, darum habe ich einen abgeändert, um ihn … realistischer zu gestalten.«

»Das ist sehr nett von dir«, sagte Malika.

Hannah öffnete bereits ihre E-Mails. »Was meinst du mit *realistischer*? Denkst du, wir schaffen es nicht?«

Cassie schüttelte energisch den Kopf und spielte mit dem Stil ihres Weinglases. Hannah bemerkte das Funkeln eines Verlobungsrings im dämmerigen Licht des Pubs. Er war zierlich und raffiniert. Dezent wand er sich um Cassies langen Finger.

»Nein! Das denke ich absolut nicht. Ihr könnt es schaffen, aber ihr werdet nicht schnell sein. Ich laufe seit Jahren. Ich laufe ständig, und trotzdem finde ich das Training für den Marathon anstrengend. Ich kann mir nicht vorstellen, wie schwierig es erst für einen Anfänger sein muss. Ihr müsst es einfach nur langsam angehen lassen und dürft keine Verletzung riskieren. Seht zu, dass ihr richtig esst und tut etwas für die Kräftigung eures Körpers, so was wie Yoga.«

»*Yoga*?«

Der Pub verschwamm vor Hannahs Augen, und dabei war sie noch nicht einmal beschwipst. Allein bei der Vorstellung wurde ihr übel. Hannah hatte noch nie einen Fuß in einen Yogakurs gesetzt. Bei dem Gedanken bekam sie eine Gänsehaut. All diese schlanken, biegsamen Körper. Als Hannah auf den bunten, vierseitigen Plan schaute, entdeckte sie weitere beängstigende Worte. *Hügelläufe. Cross-Training. Zehn-Kilometer-Lauf.* Tränen brannten in ihren Augen, und ehe sie es verhindern konnte, weinte sie.

»Was ist los?«, fragte Malika.

»Dieser Plan«, sagte sie. »Der ist so gut, Cass. Und so … genau.«

Daraufhin machte Cassie ein ziemlich lustiges selbstgefälliges Gesicht.

»Aber ich kann kein Yoga machen. Oder Hügelläufe. Oder mich mit der Herstellung von Smoothies beschäftigen«, fuhr sie fort. »So bin ich einfach nicht.«

»So wie ich, meinst du?«, fragte Cassie und wirkte etwas gekränkt. »Wenn du erst mal damit angefangen hast, ist es gar nicht so schwer. Das ist alles nur eine Sache der Gewohnheit.«

Hannah erinnerte sich an ihre Gewohnheiten der letzten Zeit: Fernsehen, bergeweise Schokolade, einen klirrenden Glascontainer. Sehnsüchtig stellte sie sich vor, wie es wäre, wie Cassie zu sein. Ob Cassies Verlobter genauso war? Groß und ein Outdoor-Fan?

Hannah nahm ihr Glas, in dem Versuch, ihre Enttäuschung zu verdrängen, erst dann merkte sie, was sie gerade tat.

»Oh, nein! Ich mache es schon wieder«, sagte sie. »Ich sollte vorsichtig sein. Mit diesem Zeug hat der ganze Ärger überhaupt erst angefangen.«

»Der Ärger?«, fragte Malika.

Verdammt. Damit hatte sie nicht so einfach herausplatzen wollen, doch nun war es zu spät.

»Ach, nichts«, sagte sie und hoffte, eine der anderen würde das Thema wechseln.

Einen Moment lang hatte Hannah vergessen, wo sie war. Dass sie nicht mit Bronwen quatschte. Dies hier war anders. Ein netter Drink mit zwei neuen Freundinnen, die nichts von ihrer unglücklichen Lebensgeschichte zu wissen brauchten. Sie kannten ihr wahres Ich nicht; vor diesen zwei Frauen konnte sie sein, wer immer sie sein *wollte*. Wie die Social-Media-Hannah, der jeder die neue Transformation zu glauben schien. »Sieh dich nur an, du Fitnessqueen!«, hatte jemand ihr Selfie von vorhin kommentiert.

»Komm schon«, sagte Cassie und trank einen Schluck Wein. »Du kannst nicht solche Andeutungen machen und dann erwarten, dass wir keine Fragen stellen.«

Hannah zögerte und erwog, zu lügen, und die ganze Dan-Geschichte zu beschönigen, so wie im Internet. Doch das hier waren keine Social-Media-Freundinnen, die ihr schön gefärbtes Leben aus der Ferne betrachteten. Cassie und Malika waren tatsächlich hier im Pub und sahen ihre ramponierte Erscheinung, die nichts mit dem kultivierten Bild von Gesundheit und Fitness zu tun hatte, das sie so gern verkörpern wollte.

»Han?« Malika tippte auf den Tisch und wartete ungeduldig auf ihr Geständnis.

Hannah seufzte. »Also gut. Ich laufe den Great South West Marathon nur, weil ich mich mit einer Flasche Merlot betrunken habe und dachte, es wäre eine tolle Idee, sich anzumelden, obwohl ich kaum über die Straße laufen kann.«

Malika starrte sie mit offenem Mund an. Cassie hingegen schüttete sich aus vor Lachen.

»Na, vielen Dank für eure Unterstützung«, sagte Hannah.

»Es tut mir leid!«, erwiderte Cassie. »Das ist wunderbar. Du hast dich betrunken und zu einem *Marathon* angemeldet?«

»Ach, komm schon, Cass«, sagte Malika und versuchte, nicht ebenfalls zu lachen. »Hast du noch nie was Schräges gemacht, wenn du betrunken warst? Ich schon.«

»Doch, vieles, aber *das* nicht«, sagte Cassie. »Alle Achtung, das ist mutig. Wie dem auch sei: Halte durch. Ich frage mich allerdings: *Warum* hast du das gemacht?«

Hannah sah von Cassie zu Malika und zog in Erwägung, zu schweigen und sich ganz aus dieser Unterhaltung zurückzuziehen. *Ich habe einen Fehler gemacht.* Genügte das nicht? Plötzlich hatte sie das Gefühl, sich verteidigen zu müssen, schämte sich fast, dass sie ihren albernen Fehler vor dieser ach-so-perfekten Cassie zugegeben hatte. Die, da war sie sich sicher, niemals so etwas Schwachsinniges tun würde.

Aber sie war nicht Cassie. Und würde es auch niemals sein.

»Okay«, sagte sie und holte tief Luft. Auf einmal kam ihr die Luft im Pub schwül und stickig vor. Vielleicht war es auch nur die Angst, diesen beiden Frauen tatsächlich alles zu offenbaren. »Mein Mann, Dan … nun ja, er hat mich verlassen. Wir sind getrennt.« Bei dem letzten Wort verzog sie das Gesicht. *Getrennt.* Was für ein unnatürliches Wort. So förmlich. »Er hat mich wegen einer Frau verlassen, die er im Fitnessstudio kennengelernt hat. Sie ist fit, umwerfend, gut aussehend – das ganze verdammte Paket. Sie läuft auch. Darum hab ich nicht getan, was normale Leute tun, wenn sie betrunken sind. Ich habe mir nicht etwa irgendetwas Schräges zum Anziehen bestellt oder eine Freundin angerufen und ins Telefon gelallt. Nein, ich habe mich für einen Zweiundvierzig-

Kilometer-Lauf angemeldet. Darum stecke ich in der Klemme.«

Jetzt platzten Cassie und Malika beide vor Lachen.

»Es tut mir leid, Han, aber du bist so lustig«, sagte Malika und schaffte es, sich zu beherrschen, ehe ihr noch mehr Tränen über die Wangen liefen. »Dein Mann klingt furchtbar. Nichts für ungut. Aber der Vorteil ist, wir sitzen in einem Boot. Das wird lustig.«

Cassie musste noch immer lachen. Lach nur, dachte Hannah, aber in der lockeren Stimmung nach dem Lauf und der gemütlichen Atmosphäre, die sie umgab, musste sie auf einmal selbst lachen.

»Oh, Han, es tut mir so leid, dass ich lache«, sagte Cassie schließlich. »Aber immerhin hast du dich in ein neues Abenteuer gestürzt. Es hätte viel schlimmer sein können, glaub mir. Du hättest deinem Ex in betrunkenem Zustand achtundzwanzigmal an einem Abend schreiben können, so wie ich. Das war nicht schön. Gar nicht schön.«

»Autsch«, sagte Malika. »Jep, du warst auf jeden Fall kreativ, Han.«

»Vermutlich *ist* es bei genauerer Betrachtung lustig«, stimmte Hannah zu. »Da sind wir jahrelang verheiratet, und dann verlässt er mich für seine Personal Trainerin. Das Neue wird sich allerdings abnutzen. Das ist bei Dan immer so.«

»Habt ihr Kinder?«, erkundigte sich Malika.

Diese Frage konnte Hannah umhauen.

»Nein«, antwortete sie ehrlich.

»Oh.«

Hannah erkannte in Malikas unschuldigem Gesicht, dass sie verstanden hatte. Cassie verstummte und richtete ihre Aufmerksamkeit auf ihr Weinglas.

»Also!«, sagte Hannah, verzweifelt bemüht, das Gespräch wiederzubeleben. »Dieser Ex, dem du geschrieben hast, Cass. Seid ihr wieder zusammengekommen?«

»Oh, Gott, nein«, antwortete sie und lachte so strahlend, wie Hannah es noch nicht bei ihr gesehen hatte.

Doch Hannah kannte dieses Lachen, vor Jahren hatte sie auch so gelacht. Als sie mit Dan noch glücklich war.

»Ich bin schließlich mit Jack ausgegangen«, sagte Cassie. »Und zum Glück habe ich es mit ihm nicht versaut. Wir sind verlobt.«

»Ach, wie schön«, sagte Malika.

»Herzlichen Glückwunsch!«, sagte Hannah und erhob ihr Glas.

»Also, ich glaube, wir brauchen einen Toast«, sagte Malika. »Auf unseren neuen Laufclub.«

»Club?«, fragte Cassie alarmiert. »Hey, von einem Club war nicht die Rede. Ich bin noch nie mit einem Club gelaufen.«

»Warum nicht?«, wollte Malika wissen.

Cassie zuckte mit den Schultern. »Ich wollte das einfach nie. Nichts ist besser, als allein zu laufen, die Einsamkeit, frei zu entscheiden, auf welche Strecke man Lust hat. Man kann sich einfach gehen lassen, die Füße zum Rhythmus der Musik bewegen …« Verträumt sah Cassie aus dem Fenster, während Hannah und Malika in lautes Gelächter ausbrachen.

»Schon verstanden«, sagte Hannah. »Einsamkeit? Und

dann bietest du zwei Trotteln wie uns an, mit uns zu trainieren?«

Cassies verträumter Blick kehrte an den Tisch zurück. Hannah bemerkte, dass Cassie auf ihre Armbanduhr schaute.

»Also«, sagte Cassie, »wir können kein Club sein. Erstens sind wir nur zu dritt.«

Malika grinste. »Na, und? Wir machen das alle aus einem bestimmten Grund. Ich laufe, um mein Versprechen Abbie gegenüber zu halten. Hannah, du willst deinem Ex zeigen, was er verpasst, stimmt's?«

Hannah nickte und stieß eine Faust in die Luft.

»Und Cassie, du willst dir mit dem Marathon einen Lebenstraum erfüllen, oder?«

»Genau. *Und* meine persönliche Bestzeit bei einem Halbmarathon schaffen!«

»Okay. Was hindert uns dann? Auf den … äh, Mittwochsclub?«

»Hmmm, das klingt nicht gut«, sagte Hannah. »Ein bisschen langweilig.«

»Wie wäre es dann mit dem Running into Trouble Club? Schließlich werden wir in unser Verderben rennen. Bis auf Cassie, natürlich. Sie wird in der Ferne verschwinden und uns weit hinter sich lassen.«

»Aber sind wir denn wirklich ein Club?«, beharrte Cassie.

»Auf jeden Fall«, erwiderte Malika lachend, als sie anstießen. »*Auf jeden Fall* sind wir ein Club.«

10

Malika

Malika stand vor dem Spiegel des kleinen Waschraums von Rocket Recruitment. Das grelle Licht der nackten Glühbirne an der Decke war wie üblich ziemlich hart. Es betonte auf unangenehme Weise die dunklen Schatten unter ihren Augen und die kleine Narbe auf der rechten Wange, eine Erinnerung an einen Rollerskateunfall als Elfjährige. Sie war ungewöhnlich mutig gewesen, hatte sich Kharis Skates ausgeliehen und war die Straße hinuntergefahren, um dann mit dem Gesicht zuerst aufs Pflaster zu knallen. Das war das letzte Mal, dass sie so wagemutig gewesen war. Bis vor Kurzem.

Normalerweise war die Narbe nicht zu sehen, hier schon. In diesem Raum wurde sie wie unter einem Scheinwerfer angestrahlt. Abbie und sie hatten sich immer gemeinsam auf der Damentoilette zurechtgemacht, wenn sie nach der Arbeit zusammen ausgegangen waren. Die zwei engen Kabinen wurden zu ihren persönlichen Umkleidekabinen. Lachend hatten sie sich unter dem grellen Licht geschminkt und nicht auf die Makel geachtet, die es offenbarte. Damals hatten sie einfach keine gehabt.

Normalerweise mochte Malika ihr Gesicht, die runde Form, die vollen Lippen, die mit ein bisschen Lipgloss immer toll aussahen. Doch die Frau, die ihr jetzt aus dem Spiegel entgegenblickte, sah ihr gar nicht mehr ähnlich. Die dichten dunklen Locken, die sie sonst auf natürliche Weise offen trug, waren zu einem kurzen Pferdeschwanz zurückgebunden; sie hatte einfach keine Lust, sich Mühe mit ihrer Frisur zu geben. Es kam ihr wie Zeitverschwendung vor. Ihre vollen Wangen wirkten schmaler. Lag das nur am Licht oder sah sie wirklich so aus?

Sie hatte in letzter Zeit weniger gegessen, weil sie keinen Appetit hatte. Das bleischwere Gewicht in ihrem Bauch, das seit Wochen nicht wegging, hatte ihr den Appetit verdorben und ihr Energie und Motivation geraubt. Wenn sie endlich zu Hause war, hatte sie keine Lust, noch etwas zu unternehmen, die Wärme im Haus umfing sie wie ein gemütlicher Pullover und zog sie geradewegs die Treppe hinauf. Unterwegs blieb sie kurz stehen, um ihre Mitbewohner zu begrüßen und ein paar Worte mit ihnen zu wechseln, aber nur, weil es sich nicht vermeiden ließ. Das Einzige, was sie gern tat, war laufen.

Malika war immer noch überrascht, dass sie sich überhaupt dazu hatte aufraffen können. Sie war in den Park gegangen, weil es dort ruhiger war und sie die ständige Anspannung loswerden wollte, die sie beim Laufen entlang der Straße empfand. Die Begegnung mit Cassie und Hannah war beschwingt und quälend zugleich. Da waren zwei Menschen, die ihr helfen wollten. Die wollten, dass sie es schaffte. Sie wussten nur nicht, wie schwierig Malika manchmal alles erschien.

Trotzdem, den Running into Trouble Club zu gründen, war eine Superidee gewesen. Jetzt *musste* sie laufen, und mit den beiden zusammen fiel es ihr leichter. Malika war zuversichtlich, dass sie der Austausch mit den beiden und die gemeinsame Erfahrung motivieren würde. Malika war nicht die Einzige, die ihr erstes Rennen lief, und zumindest musste sie es nicht allein tun. Doch wenn sie zu Hause im Bett lag, kehrte die quälende Angst zurück, und immer wieder sagte sie sich, dass alles ein Fehler war. Das bedrückende Gefühl, das beim Laufen abgenommen hatte, kehrte stärker als je zuvor zurück.

Als sie auf der Toilette von Rocket seufzend ihr Spiegelbild betrachtete, war auch das nervöse Gefühl in ihrem Magen wieder da. Malika richtete ihre Bluse und griff nach der Tür, als Eva hereinstürmte.

»Mal! Ich habe mich gefragt, wo du steckst. Callum ist schon da. Er ist ein bisschen zu früh. Alles klar bei dir?«

Eva musterte Malika skeptisch, ohne Zweifel bemerkte sie ihre geröteten Augen. Sie stand im Türrahmen, die modischen Armreifen an ihren Handgelenken klimperten.

Reiß dich zusammen. Du bist die Stellvertreterin, Herrgott!

Malika lächelte so strahlend, wie sie konnte. »Alles klar«, sagte sie. »Nur ein paar Kopfschmerzen, das ist alles.«

Malika schob sich an Eva vorbei und zurück in das sonnendurchflutete Büro, in dem geschäftiges Treiben herrschte. Marc nahm eifrig eine neue Bewerberin auf; sein lautes Lachen schallte durch den Raum, er flirtete mit ihr. Das tat er mit fast jeder Frau, er war attraktiv und charmant. Und das wusste er.

Malikas Schreibtisch war ebenfalls besetzt. Ein junger Mann saß auf dem Stuhl davor und spielte nervös mit einem Stift. Sofort erkannte Malika die schicken Hosen und das Hemd wieder, diese fast zu professionelle Erscheinung, die sich von der sommerlichen Kleidung aller anderen abhob.

»Callum«, sagte sie und setze sich auf ihren Stuhl. »Herzlichen Glückwunsch zum neuen Job.«

Callum hatte sich kürzlich für eine Stelle als Buchhalter vorgestellt und war genommen worden. Erfreut hatte Malika gehört, wie er »Genial!« ins Telefon gerufen hatte, als sie ihm die gute Nachricht mitgeteilt und ihn gebeten hatte, wegen des Papierkrams noch einmal ins Büro zu kommen.

»Danke«, sagte Callum schüchtern und lächelte.

Malika lächelte zurück; diesmal war es ernst gemeint, anders als das gut einstudierte Lächeln der letzten Wochen, das sie wie ein Licht an- und ausschalten konnte. Callums Verhalten erinnerte sie an sich selbst in der Anfangszeit bei Rocket; sie war eine ebenso nervöse Hochschulabsolventin auf der Suche nach ihrem ersten Job gewesen. Daher hatte sie eine Schwäche für Menschen wie Callum und unterstützte sie, so gut sie konnte, bei der Suche nach einer Stelle, die wirklich zu ihnen passte.

»Okay, das Wichtigste zuerst: Die Firma will Sie am Freitag sehen«, sagte Malika und zog eine Schreibtischschublade auf. »Ich weiß, Sie fangen erst am Montag an, aber Sie sollen Ihrem neuen Team vorgestellt werden, und man will Ihnen ein paar Basics erklären. Die haben es eilig, also gebe ich Ihnen den Vertrag und lasse eine Kopie Ihrer Akte rüberschicken und … oh.«

Malika starrte in die Schublade, in der sie alle Bewerberunterlagen aufbewahrte. Sie wusste, dass Callums Unterlagen ganz oben liegen mussten, weil sie sie heute Morgen nach den Terminen der Bewerber sortiert hatte. So wie jeden Tag.

Doch Callums Akte war nicht da.

Malika ging die Akten ein zweites und ein drittes Mal durch. Panik kroch ihre Kehle hinauf. Callums Akte befand sich nicht in der Schublade.

»Mist«, entfuhr es ihr.

»Ist alles in Ordnung?«, erkundigte sich Callum und spähte vorsichtig über den Schreibtisch.

Malikas Blick sprang von Akte zu Akte, während sie mit zitternden Händen alles noch einmal durchging.

»Ich … ich kann Ihre Unterlagen nicht finden. Keine Sorge, sie sind hier irgendwo«, murmelte sie.

Sie zog die anderen Schubladen auf, obwohl sie wusste, dass die braune DIN-A4-Mappe nicht dort sein konnte. Als sie auch da nicht erfolgreich war, eilte sie zum Schrank auf der Rückseite, in dem ältere Akten aufbewahrt wurden, falls sie irgendwie falsch einsortiert worden waren. Sie suchte weiter, während sie am ganzen Körper zitterte und ihr zunehmend heißer wurde. *Panik.*

Sie atmete tief durch und erinnerte sich daran, wie oft sie zu Hause die Fernbedienung des Fernsehers »verloren« hatte, nur um sie dann hinter einem Sofakissen wiederzufinden. In letzter Zeit hatte sie ziemlich oft etwas verloren, denn in Panik übersah sie Dinge, die direkt vor ihrer Nase lagen.

Malika eilte zurück zum Computer. »Ihre Informationen müssen im System gespeichert sein, also keine Sorge. Ich überprüfe das eben.« Während sie suchte, spürte Malika Callums besorgten Blick und war überaus erleichtert, als seine Akte auf dem Bildschirm vor ihr auftauchte. »Da!«

Als sie sie öffnete, stellte sie jedoch fest, dass sie sich zu früh gefreut hatte. Callums Vertrag war zwar da, ebenso die Formulare, die er brauchte, doch sein Ausweis fehlte.

Ich habe ihn ganz bestimmt gescannt, dachte Malika und wandte sich mit verlegener Miene an Callum. »Haben Sie zufällig Ihren Ausweis dabei? Ich muss noch eine Kopie machen. Aus irgendeinem Grund wurde sie nicht gespeichert.«

Warum zum Teufel war der Ausweis nicht da? Normalerweise scannte sie alles. Mit pochendem Herzen erinnerte sie sich an die stressige Woche nach Abbies Tod. Als die Welt ihr vollkommen unwirklich erschienen war. Vieles hatte warten müssen, weil es so vieles aufzuarbeiten gab und sie gleichzeitig mit ihrer Trauer kämpfte.

»Den habe ich nicht dabei«, sagte Callum gereizt. »Der ist zu Hause, und ich wohne kilometerweit weg. Ich kann nicht mal eben nach Hause springen und ihn holen. Kann ich den Job trotzdem anfangen?«

Malika versuchte, die Tränen der Verzweiflung zurückzudrängen, aber zwecklos. Durch einen Schleier sah sie Marc, der bereits Eva gerufen hatte.

»Mal, mach eine Pause«, sagte sie. »Ich kümmere mich darum.«

Malika fühlte sich furchtbar, sie stand auf und eilte in die Küche, wo sie ihren Tränen freien Lauf ließ.

Die fünf Minuten, die es dauerte, bis Eva erschien, fühlten sich wie Jahre an. Malika saß an dem kleinen weißen Tisch und trank ein Glas Wasser. Sie war dankbar, dass sie sich daran festhalten und darauf konzentrieren konnte, als das Mitleid in Evas Augen unerträglich wurde.

»Malika«, sagte Eva sanft und berührte Malikas Arm.

Es sollte eine tröstende Geste sein, doch Malika rührte sich nicht, sondern starrte nur in das Glas und beobachtete, wie ein einsamer Wassertropfen an der Seite herablief.

»Ich mache mir Sorgen um dich. Ich weiß, das sage ich dauernd, aber du musst ehrlich mit mir sein. Ich bin beunruhigt, das ist alles.«

Beunruhigt. Malika mochte das Wort nicht, nicht mehr. Sie hatte sich an seinen Klang gewöhnt; das Absenken der Stimme, das Mitgefühl, das jedes Mal mitschwang, wenn es ausgesprochen wurde, und das irgendwie beschämend war.

»Tut mir leid, Eva. Ich bin in Panik geraten. Ich habe die Akte verloren und …«

»Du hast sie nicht verloren. Marc hat sie auf dem Regal neben dem Kopierer gefunden.«

»Was? Aber …«

»Mal«, unterbrach Eva sie, ihre Armreifen trafen klirrend auf den Tisch. »Ich weiß, dass du Abbie vermisst, aber wenn deine Arbeit darunter leidet, müssen wir darüber reden. Und entscheiden, was wir tun.«

Malika schob das Glas weg. Eva meinte es gut, aber durch ihre Sorge fühlte sie sich nur noch schlechter.

»Ich bin gut in meinem Job, Eva. Ich weiß, was ich tue, okay? Es war nur ein kleiner Fehler, das ist alles.«

»Das hätte Callum die Stelle kosten können. Er hätte uns verklagen können. Und was sollte dieser Streit mit Rebecca neulich? Das hättest du besser hinkriegen können. Ich habe nichts gesagt, weil sie auch unangemessen reagiert hat, aber das jetzt? So kann es nicht weitergehen, Mal.«

Malika schniefte. »Ich hätte das geregelt.«

»Ich glaube, wir wissen beide, dass das unwahrscheinlich ist«, widersprach Eva.

Die Worte trafen sie.

»Du bist in Panik geraten. Es fehlten Dokumente, *und* du hattest sie nicht gespeichert. Hör zu, ich weiß, dass es in letzter Zeit ziemlich hektisch war. Aber ich bin deine Chefin, Mal. Ich bin da, um dich zu unterstützen. Wenn du Schwierigkeiten hast, brauchst du es mir nur zu sagen.«

Malika nickte. »Danke«, sagte sie. »Es geht mir gut. Es war nur ein Ausrutscher. Ich kriege das hin. Wirklich.«

Eva lächelte und verließ den Raum, ihre Keilabsätze klapperten über die Fliesen. Malika wischte sich über die Augen und trank einen letzten Schluck Wasser, dann kehrte sie an ihren Schreibtisch zurück.

Ich kann das, sagte sie sich. *Ich krieg das hin.*

Wenn sie es doch nur glauben würde.

11

Hannah

»Wir *mussten* einfach wieder auf die Malediven, stimmt's Olly?«

Hannahs letzte Kundin, glattes dunkles Haar, perfekt geschminkt und nicht älter als fünfundzwanzig, warf ihrem attraktiven Begleiter einen verliebten Blick zu. Dabei gestikulierte sie wild mit den Händen, als wollte sie mit dem Riesendiamanten angeben, der an ihrem Ringfinger glänzte. »Es war einfach *so* schön. Wir sind gar nicht auf die Idee gekommen, bis Freunde uns erzählten, wie wundervoll es dort sei. Sie sind nur eine Woche dort gewesen, also sagten wir uns, wir fahren zwei. Und da hat Olly mir dann einen Antrag gemacht.«

»Stimmt«, bestätigte Olly grinsend und nahm ihre Hände in seine. »Es war am dritten Tag, wir waren am Strand spazieren …«

Gib mir Kraft, dachte Hannah. Sie bemühte sich, die ganze Zeit begeistert auszusehen, und sagte dem reizenden Paar, wie wundervoll das alles klinge. Olly und Liv kicherten und sahen sich in die Augen, als säßen sie an einem abgeschiedenen Tisch in einem schicken Restaurant und nicht auf den zerkratzten Ledersitzen bei Travel

Town neben einer grinsenden Flugbegleiterin aus Pappe. Als gäbe es nur sie auf der Welt.

Hannah fiel auf, wie verbittert sie in letzter Zeit war, und das gefiel ihr nicht. Das war nicht ihre Art, und das machte ihr Sorgen. So wollte sie nicht werden. Doch während das Paar in Erinnerungen schwelgte und sich nur kurz unterbrach, um Hannah zu fragen, ob sie Hotels mit Privatstrand empfehlen könne, blickte Hannah auf die Uhr. Sie konnte es kaum erwarten, bis der Auftritt dieses Traumpaars vorüber war.

»Ich bin mir sicher, dass ich das absolut *Passende* für Sie finde«, sagte sie und achtete sorgsam darauf, dass ihr Lächeln und ihr professionelles Auftreten nicht in Sarkasmus abglitten.

Normalerweise war sie bei solchen Vorstellungen zu Tränen gerührt, weil sie sich so freute, wenn sie Menschen glücklich machen konnte. Wenn ihre Kunden aufgeregt zu einem neuen Abenteuer aufbrachen, freute sich Hannah mit ihnen. Das und ihre Reiselust hielten sie seit fast zweiundzwanzig Jahren in ihrem Job. Eltern, die ihre Kinder mit einer Reise nach Disneyland überraschen wollten und bei der Aussicht selbst ganz aus dem Häuschen gerieten, waren ihre liebsten Kunden. Mit Anfang zwanzig hatte Hannah voller Elan und Ehrgeiz bei Travel Town angefangen. Einmal in ihrem Leben wollte sie allein um die Welt reisen. Sie hatte die Hochglanzbroschüren mit Bildern von wunderschönen Hotelanlagen studiert. Das klare, glitzernde blaue Meer und die historischen Tempel hatten sie mit Ehrfurcht und Sehnsucht erfüllt. Bis sie Dan getroffen hatte.

Hannah würde nie vergessen, als sie Dan Saunders zum ersten Mal gesehen hatte. Als die Tür von Travel Town aufschwang und eine Gruppe Männer hereinkam, war er ihr sofort aufgefallen. Dan hatte die Tür für seine drei Freunde aufgehalten, die schnurstracks auf Hannah zukamen. Sie wollten für einen gemeinsamen Freund einen Junggesellenabschied in Paris organisieren. Als Hannah feststellte, dass nicht Dan der künftige Ehemann war, hatte sie erleichtert geseufzt, ohne zu wissen, warum. Sie kannte nicht einmal seinen Vornamen, doch ihr fiel auf, dass er ruhiger war als die anderen, sein geistreicher Witz wurde von seinen lauten, grölenden Freunden übertönt. Mr. Empfindsam, vermutete sie.

Zweifellos würde er auf der Reise die väterliche Rolle übernehmen, seine betrunkenen Kumpels am Ende einer durchzechten Nacht ins Taxi verfrachten und dafür sorgen, dass sie keine allzu großen Dummheiten anstellten.

Dan war groß und schlank, er hatte ein freundliches Gesicht und ein strahlendes Lächeln, in das Hannah sich auf der Stelle verliebte. *Genau mein Typ*, hatte sie gedacht und war rot geworden, als sie ihnen die Buchungsinformationen reichte.

»Hier ist meine Nummer«, hatte sie direkt zu Dan gesagt und sie auf einen Zettel geschrieben. »Wenn Sie irgendwelche Fragen zu der Reise haben, rufen Sie einfach an.«

Er meldete sich am nächsten Tag, ohne Paris mit einem Wort zu erwähnen.

Bis dahin hatte Hannah sich darauf konzentriert, die Karriereleiter zu erklimmen, doch nachdem sie Dan kennengelernt hatte, änderten sich ihre Pläne. Ihr *Leben* änderte sich. Dinge, die vorher nebensächlich gewesen waren, wie zu heiraten oder eine Familie zu gründen, traten auf einmal mit aller Macht in den Vordergrund. Als Dan ihr einen Antrag machte – wozu er mit ihr nach Prag gereist war –, hatte Hannah einen vollkommen neuen Lebensplan. Zur Überraschung ihres Chefs lehnte sie eine Beförderung ab. Mit Dans Karriere als Vermessungstechniker lief es gut, gerade hatten sie eine Anzahlung für ein Haus geleistet, und Hannah wollte nicht mehr lange Vollzeit arbeiten. Nicht wenn sie Erziehungsurlaub nehmen musste …

Es war verblüffend, wie schnell die Jahre vergingen. Erst schleichend, ohne dass man es bemerkte, irgendwann wurde einem dann schlagartig bewusst, dass nicht alles immer so blieb. Was würde sie darum geben, die Zeit zurückdrehen zu können, mehr Zeit mit Dan zu verbringen, wieder glücklich zu sein.

»Hannah?«

Olly und Liv rissen Hannah aus ihren Gedanken.

»Es tut uns sehr leid«, sagte Liv, »aber macht es Ihnen etwas aus, wenn wir noch mal wiederkommen? Es gibt so viele Möglichkeiten, und wir wollen sicher sein, die richtige Wahl zu treffen.«

Gott sei Dank. Hannahs stummes Gebet war erhört worden. Sie winkte Liv und Olly fröhlich hinterher, dann loggte sie sich aus ihrem Computer aus.

»Du hast es ja eilig«, stellte David fest, als Hannah Tasche und Jacke aus dem Personalraum holte. »Hast du was Schönes vor? Führt Dan dich aus?«

»Nein«, sagte sie scharf und bedauerte es sogleich. David hatte schließlich keine Ahnung. »Ich gehe nur ein bisschen Shoppen.«

»Schön«, sagte David und blickte auf die Turnschuhe, die Hannah gerade aus ihrem Spind holte.

Seit sie mit dem Laufen angefangen hatte, fand Hannah ihre Turnschuhe wesentlich bequemer als die engen, drückenden Schuhe, die sie bei der Arbeit trug. Auch wenn die Turnschuhe abgenutzt waren und eigentlich in den Müll gehörten, fühlten sie sich an ihren Füßen gut an. Insbesondere jetzt, wo ihre Muskeln von dem letzten Lauf schmerzten. Doch das störte Hannah nicht; vielmehr hatte sie so etwas wie Glück empfunden, als sie heute Morgen zur Arbeit gehumpelt war. Hieß das nicht, dass ihr Körper sich allmählich an das Training gewöhnte? In diesem Fall war ihr der Schmerz willkommen.

Hannah warf ihre abgewetzten Pumps in den Spind und ging. Ihr Ziel?

Sich ein neues Laufoutfit zuzulegen.

Seit sie Cassie und Malika kennengelernt hatte, war Hannahs sportliches – oder vielmehr unsportliches – Outfit nicht mehr tragbar. Nachdem sie nun offiziell mit dem Training begonnen hatte, reichten die alten löchrigen Leggins und Dans T-Shirts nicht mehr aus. Sie waren zu dick, zu unbequem. Und neue Laufschuhe brauchte sie auch dringend; ihre Turnschuhe mochten bequem sein, doch die Sohlen drohten, zu brechen. Wenn sie einen Marathon laufen wollte, brauchte sie anständige Kleidung.

Hannah mischte sich in Broadmead unter die Menge der Nachmittagseinkäufer. Vor einigen Tagen hatte sie schon einen Versuch unternommen, in der High Street etwas Günstiges zu finden. Verwirrt und verunsichert war sie von ihrem kurzen Einkaufstrip zurückgekehrt, nachdem sie beobachtet hatte, wie Zwanzigjährige irgendwelche winzigen Bustiers aus den Regalen zogen, die eher nach Wäschewerbung als nach Sportstudio aussahen. »Ach, das ist nur Mode«, hatte Cassie ihr lässig erklärt und ihr dann einige Alternativen empfohlen, unter anderem einen Laden in der Park Street.

»Du musst nicht viel Geld ausgeben«, hatte sie gesagt, aber Hannah wollte sich belohnen. Sie ging am Brunnen vorbei den Hügel hinauf, spürte die Anstrengung in den Beinen, war jedoch entschlossen, sie zu ertragen. *Die Regeneration spielt eine wichtige Rolle,* klang ihr Cassies Stimme im Ohr. *Übertreibt es nicht.*

Das blaue Logo des Ladens leuchtete wie ein heiliger Gral. Im Schaufenster waren einige Kombinationen ausgestellt, einschließlich einiger nagelneuer bunter Laufschuhe. *Das sieht schon besser aus, dachte Hannah.*

Im Laden spürte sie das vertraute Nervenkribbeln. Dies war eindeutig ein Laden für ernsthafte Läufer, nicht für Anfänger, die sich in dieser Welt nicht auskannten. Doch als die Verkäuferin ihr freundlich zulächelte, fasste sie Mut. In den Regalen und auf Kleiderstangen fand sich eine Auswahl an unterschiedlichen T-Shirts und Leggins, die alle angenehm weich und zugleich kühl wirkten. Hannah betrachtete die schlichten Shirts in Schwarz und Blau und überlegte, was sie nehmen sollte. Sie brauchte nur etwas Einfaches, es musste nicht sonderlich schick sein.

Zumindest dachte sie das, bis ihr Blick auf ein ärmelloses Oberteil fiel. Hannah griff danach, um den Stoff zu fühlen. Es war leuchtend pink, eine Farbe, die sie normalerweise nie wählen würde. Lieber versteckte sie ihren Körper unter gedeckteren Farben. *Die machen schlanker.* Doch Pink … konnte sie das wagen?

Darunter hingen passende Leggins in Pink und Schwarz. *Gewagt. Doch was zum Teufel* … Sie begab sich mit den Stücken in Richtung Umkleidekabine und machte unterwegs halt, um noch einen Sport-BH mitzunehmen. Als sie merkte, dass die Verkäuferin sie beobachtete, suchte sie mit hochrotem Kopf hastig nach ihrer Größe.

»Gefunden«, flüsterte sie, ehe die Verkäuferin ihr zu Hilfe kommen konnte.

Hannah schob sich in eine Kabine und zog ihre Jacke und die Uniform von Travel Town aus. Als ihr schicker roter Rock auf den Boden fiel, stand sie ihrem ewigen Feind gegenüber – dem Spiegel in der Umkleidekabine. Hannahs käsige Haut leuchtete. Sie umfasste ihre Schenkel und begrüßte mit einem Seufzer ihre alte Freundin, die Cellulite. Schließlich wandte sie sich von ihrem Spiegelbild ab, öffnete ihren verwaschenen grauen BH und versuchte, zu ignorieren, was sie sah, auch wenn sie wusste, dass der Spiegel nicht log.

Das war sie. Das war Hannah in ihrer ganzen Pracht. Und sie verabscheute jeden Teil von sich.

Hannah griff nach dem Sport-BH, dem Super Impact

Shock Absorber, der superfesten Halt versprach. *Wow!*, dachte sie, als sie ihn vorsichtig vom Kleiderbügel nahm und vor sich hielt. Die Körbchen fühlten sich stabil an. Als Hannah versuchte, ihn sich über den Kopf zu ziehen, steckte sie auf einmal fest.

»Oh, nein.« Hektisch versuchte sie, einen Arm aus den Trägern zu befreien, in denen sie gefangen war.

Dies war kein normaler BH. Hannah wurde heiß, Panik stieg in ihr auf. Sie war in dieser engen Kabine in einem BH gefangen, der sich nicht einmal in der Nähe ihrer Brüste befand. Entsetzt blickte sie in ihr Spiegelbild.

Ich werde doch nicht etwa hinausgehen und um Hilfe bitten müssen?

Am liebsten hätte Hannah geweint. Doch gerade als sie kleinlaut die Verkäuferin rufen wollte, gelang es ihr endlich, den Arm aus dem hinterhältigen BH zu befreien und den Rest über den Kopf zu ziehen. Sie versuchte, sich zu beruhigen, zog das elastische Material zurecht, richtete die Körbchen und blickte hinunter.

Wow.

Noch nie hatten Hannahs Brüste so … gut ausgesehen. Der Super Impact Shock Absorber stützte ihren Busen, die Körbchen fühlten sich sicher und bequem an. Beeindruckt umfasste sie ihre Brüste und grinste ihr Spiegelbild an; sie fühlte sich wie Madonna in ihren *Vogue*-Tagen.

Hannah machte einen kleinen Hüpfer und beobachtete zufrieden, dass ihre Brüste sich nicht von der Stelle rührten, kein Vergleich mit ihren alten T-Shirt-BHs, die jeden Moment zu reißen drohten.

Glücklich zog Hannah das pinkfarbene T-Shirt über und betrachtete sich staunend. Es gefiel ihr außerordentlich. Ja, es war knallig, es war anders, aber es stand ihr. Sie nahm die Leggins und spürte das feste Material. Sie stieg hinein und rechnete damit, dass sie nicht weiter als bis zu den Knien kam, doch zu ihrer Überraschung glitt die Hose mühelos ihre Beine hinauf. Sie fühlte sich so leicht an, als wäre Hannah nackt. Hannah zupfte kurz an dem Stoff, um sicherzugehen, dass es sich nicht um eine Art *Des Kaisers neue Kleider* handelte, dann schloss sie die Augen und bereitete sich auf ihren Anblick vor.

Als sie die Augen wieder öffnete, fiel sie fast aus allen Wolken.

Ihr bot sich ein völlig unerwarteter Anblick. Sie erkannte sich kaum wieder. Die Leggins schmiegten sich um ihren Körper und stützten ihren Po, den sie hasste und stets unter weiten Oberteilen und Kleidern versteckte. Die Vorstellung, ihren Körper zu zeigen, erfüllte sie normalerweise mit Angst … jetzt nicht. Ihr Blick fiel auf ihren Bauch, der jetzt unter dem tollen pinkfarbenen Oberteil gut aussah. Das Shirt betonte das natürliche Rosé ihrer Wangen.

Hannah sah zwar noch immer alles, was sie nicht an sich mochte, doch es war unter einer Schicht aus vorteilhafter Kleidung verborgen, von deren Existenz sie bislang nichts geahnt hatte. In diesen Kleidern fühlte sie sich anders. Als könnte sie die Welt erobern.

Anstelle der übergewichtigen, frisch verlassenen Hannah in löchrigen Leggins sah sie jetzt eine neue Hannah. *Hannah, die Marathonläuferin.* Sie stellte sich vor, wie sie neben Cassie und Malika über die Ziellinie liefe und einfach toll aussähe. War das … *Selbstvertrauen*?

Dann entdeckt sie ein Preisschild an dem T-Shirt – fünfzig Pfund.

Es schien sie zu verspotten, Hannahs Mut sank. Zusammen mit den Turnschuhen, die sie ins Auge gefasst hatte, würden die paar Sachen mehr kosten, als sie normalerweise in einem Jahr für Kleidung ausgab. Der Betrag war höher als der auf der Betriebskostenabrechnung, die unbezahlt auf dem Couchtisch lag. Sie hatte Dan deshalb bereits eine Nachricht geschickt. Bislang hatte Hannah pflichtbewusst alle eingegangenen Rechnungen bezahlt, aber lange konnte sie die Kosten allein nicht stemmen.

Ihr Lauf-Outfit kostete ein kleines Vermögen, aber es war eine dringend notwendige Investition. Sie konnte kaum in Sachen trainieren, die auseinanderfielen. Das Outfit war der Ausdruck eines Neuanfangs, eines neuen Ichs. Darum zögerte Hannah auch nicht, die Sachen mit ihrer Notfallkreditkarte zu bezahlen.

Hannah hängte die Sachen wieder auf die Bügel, zog sich rasch an und ging zurück in den Laden. Als sie die Kasse erreichte, stand ihr eine Frau im Weg.

»Entschuldigen S…«, hob Hannah an, dann erstarrte sie.

Als sich die Frau umdrehte, schlug Hannahs Herz so schnell, dass sie dachte, sie würde umfallen. Schlagartig fiel Hannahs Welt erneut in sich zusammen. Sie wusste, wo sie dieses glatte dunkle Haar schon einmal gesehen hatte, diese beneidenswerte Figur und das Gesicht, das aussah, als wäre es aus einem Fernsehspot.

Vor ihr stand Sophia, jung und umwerfend wie immer. Sophia, die Frau, die Hannah leichthin um ihr Glück gebracht hatte. Wie viele Abende hatte Hannah in diese braunen Augen gesehen und alles an Sophia analysiert. Sie hatte sich gefragt, ob Sophia eigentlich wusste, welches Leid sie verursacht hatte. Interessierte es sie überhaupt?

Im Geiste hatte sich Hannah diesen Moment tausendmal ausgemalt. Wie sie diese Frau zur Rede stellen und fragen würde, warum sie fröhlich ein Leben zerstört habe. In ihrer Vorstellung war Hannah mutig und fordernd gewesen. Einschüchternd. Eine Frau wie Sophia konnte jeden haben, warum also ihren Dan? Aber als sie jetzt vor ihr stand und Sophia ihr in die Augen sah, blieben ihr die Wörter im Hals stecken, ihr Körper war wie erstarrt.

Wusste Sophia von ihr? Das war eine von den vielen Fragen, die Hannah umtrieb. Hatte Dan ihr von seiner Frau erzählt oder vermied er es, von ihr zu sprechen? Hatte er Sophia angelogen? Hatte er ihr ein Märchen aufgetischt, nach dem Motto »Meine Frau versteht mich nicht?«. Diese platte Ausrede konnte doch wohl niemanden mehr überzeugen, oder? War Sophia abends lange aufgeblieben und hatte *ihre* Fotos studiert? Es gab so vieles, was sie gern gefragt und gesagt hätte.

Die Fragen lagen ihr auf der Zunge, aber Hannah brachte sie nicht heraus. Sie war noch nicht so weit. Sie stand da, mit den Sportsachen in den Händen, und sah, wie Sophia die mit Lipgloss geschminkten Lippen zu einem Lächeln verzog.

»Sorry«, sagte Sophia und trat zur Seite. »Ich habe nicht gemerkt, dass ich im Weg stand.«

Hannah drehte sich um, eilte zurück in die Umkleidekabine und zog den Vorhang zu, bevor die Tränen sie verrieten. *Natürlich* wusste Sophia nicht, wer sie war. Natürlich hatte Sophia keine Ahnung. Warum sollte sie?

Hannah war ein Niemand.

Sie spürte, wie sich ihr neu gewonnenes Selbstvertrauen in Luft auflöste. Die Person, die sie gerade noch im Spiegel bewundert hatte, fiel Stück für Stück in sich zusammen, bis sie wieder vor der alten Version ihrer selbst stand. In Tränen aufgelöst, kauerte sie auf dem Boden, die Hände um das pinke Oberteil geklammert, sie wollte sich nicht vom Fleck rühren, ehe sie wusste, dass Sophia weg war.

Als Hannah aus dem Laden trat, fuhr ein Bus vor, den sie gerade noch erwischte, und sie war froh, nach Hause zu kommen. Als sich die Bustüren mit einem Zischlaut schlossen, sah Hannah eine vertraute Gestalt die Park Street hinuntergehen. Die Locken zum Pferdeschwanz zurückgebunden, den Kopf gesenkt, bahnte sie sich einen Weg durch die dichte Menge.

»Malika!«, sagte Hannah und klopfte laut gegen die Scheibe.

Doch Malika bemerkte sie nicht.

Hannah hätte ihr Gesicht überall erkannt. Obwohl sie normalerweise nicht so traurig aussah.

Genau wie ich, dachte Hannah.

12

Hannah

»Yoga«, sagte Hannah schaudernd, als sie vor der Tür des Studios stand. Sie starrte auf das Logo, die grüne Silhouette einer Frau, die vermutlich Seligkeit und Ruhe ausstrahlen sollte. Auf Hannah wirkte sie so einladend wie ein gruseliger rattenverseuchter Keller. »Ich werde tatsächlich Yoga machen. Das hätte ich niemals gedacht.«

Cassie, die ihren Unwillen spürte, erwiderte: »Es ist nicht so schlimm, wie es aussieht. Du solltest dich freuen. Neue Erfahrungen und so.«

»Aber all diese … *biegsamen Körper*«, sagte Hannah leise, als eine große schlanke Frau mit einer pastellfarbenen Yogamatte und blondem Dutt an ihnen vorbei ins Studio ging. Hannah rückte weiter von der Tür ab, als würde sie die Worte »Yoga-Studio« fürchten wie ein Vampir die Kirche. »Mein Körper erholt sich gerade erst vom Laufen. Und jetzt das.«

Cassie zuckte mit den Schultern. »Du musst dich vorbereiten. Zweiundvierzig Kilometer sind lang. Yoga kräftigt deine Muskeln und macht dich beweglicher, darum habe ich es auf den Plan gesetzt.«

Hannah versuchte, nicht an den vierseitigen Trainingsplan zu denken, der neben Einkaufsliste und Steuerbescheid am Kühlschrank hing und detailliert alle Schrecken aufführte, die noch auf sie zukamen. Cassie hatte ihn sogar in verschiedenen Farben gestaltet und Phasen für Konditionstraining vorgesehen. Hannah hatte keine Ausrede, sich nicht an ihn zu halten. Es war beängstigend, aber es gab Licht am Ende des Tunnels. Hannah war wild entschlossen, den Plan zu erfüllen, selbst wenn sie für einen Morgenlauf um sechs Uhr aufstehen musste. Sie war dabei.

Die Begegnung im Sportgeschäft hatte sie noch am nächsten Tag verfolgt, das beklemmende Gefühl hing wie eine Regenwolke drohend über ihr. Sie hatte es Bronwen erzählt, die ihr, ganz die pflichtbewusste Freundin, gesagt hatte, was sie hören wollte.

»Irgendwann wird es ihm langweilig, Süße. Wart es nur ab. Sie kann dir nicht das Wasser reichen. Du bist klug und lustig und überhaupt umwerfend.«

Es war schön, Komplimente zu bekommen, aber sie linderten nicht den Liebeskummer und konnten nicht das angeknackste Selbstbewusstsein kitten. Wenn Hannah wollte, dass sich etwas zum Besseren änderte, musste sie die Dinge selbst in die Hand nehmen. Das war ihr klar. Sie musste laufen.

Außerdem hatte sie Malika versprochen, Geld für die Verkehrsinitiative zu sammeln.

»Vermutlich werde ich sonst auf einer Trage abtransportiert, ehe ich auch nur den ersten Kilometer geschafft habe«, bemerkte Hannah.

»Glaub mir, es wird dir gefallen«, sagte Cassie.

Da war sich Hannah nicht so sicher.

»Was machst du eigentlich beruflich?«, fragte Hannah neugierig, während sie auf Malika warteten. »Arbeitest du im Sportbereich?«

Cassie lachte. »Nein, ich bin Teamleiterin im Finanzwesen. Nicht gerade sehr aufregend, aber mir macht es Spaß.«

»Und was macht Jack?«

Cassie lächelte. »Er arbeitet für eine Krebsstiftung. Als PR-Manager.«

Selbst hinter ihrer sportlichen Sonnenbrille sah Hannah, wie Cassies Augen vor Stolz leuchteten.

»Übrigens, dein Outfit gefällt mir«, sagte Cassie.

Nervös zupfte Hannah an dem pinkfarbenen Oberteil. Fast hätte sie Cassie von ihrer unglückseligen Begegnung mit Sophia erzählt, entschied sich dann jedoch dagegen. Sie *kannte* Cassie ja gar nicht richtig. Außerdem würde Cassie sie vermutlich für albern halten.

»Da ist sie«, sagte Cassie, als Malika auf sie zugelaufen kam, eine eigene Yogamatte in der Hand.

»Oh, nein. Bitte sagt nicht, dass ihr beide schon Erfahrung habt. Bin ich etwa die einzige Anfängerin?«, fragte Hannah besorgt.

»Nein!« Malika lachte. »Ganz sicher nicht. Aber meine Mitbewohnerin Kath macht manchmal Yoga. Sie ist arbeiten, darum habe ich mir die hier von ihr geliehen.« Sie tippte auf die Matte.

»Wunderbar!«, sagte Cassie. »Da wir alle hier sind, gehen wir doch rein.«

Das Studio befand sich in einem braunen Backsteingebäude. Es lag versteckt in einer Seitenstraße in der Nähe des Zentrums, wo eine Reihe neuer Läden und hoher Bürohäuser in das alte Bristol übergingen. Hannah und Malika folgten Cassie in einen großen Raum mit einer minimalistischen hellen Einrichtung, hohen Decken und – zu Hannahs Entsetzen – einer ganzen Wand mit Spiegeln.

»Okay, das war's«, sagte Hannah und wandte sich zum Gehen, doch Cassie hielt sie zurück. »Hier kann ich nicht bleiben«, beharrte Hannah, und ihre Turnschuhe quietschten auf dem glänzenden Boden.

Bis zum Kursbeginn dauerte es noch etwas, aber die drei waren nicht die Ersten. Vier andere Frauen hatten bereits ihre Matten auf dem Boden platziert und wärmten sich still mit ein paar Dehnübungen auf.

»Keine Sorge, Hannah«, sagte Cassie leise.

Hannah wanderte vorsichtig ans Ende des Raums. »Okay. Aber ich glaube, es ist besser, wenn ich mich hier hinten verstecke.«

»Okay, wenn du dich da wohler fühlst. Ich besorge dir nur eben eine Matte. Lass sie nicht entkommen, Malika.«

Cassie eilte davon und kehrte kurz darauf mit einer Yogamatte zurück. Hannah rollte sie auseinander und legte sie zwischen Cassie und Malika. Hinten, wo sie niemand beobachten und über sie urteilen konnte, fühlte sie sich sicher. Nicht so wie in diesem schrecklichen Kurs, den sie nur ZumbaGate nannte und der ihr in lebhafter Erinnerung geblieben war. Hannah war nicht oft bei einem Fitnesskurs gewesen, und die wenigen Male, die sie an einem teilgenommen hatte, waren meist der Einfall von Bronwen gewesen. Sie beharrte darauf, dass es eine gute Idee sei, eine Einstiegsdroge zu ganz neuer Sportbegeisterung. Einmal hatte Bronwen sie zu einem Zumba-Kurs überredet, was sie selbst natürlich locker beherrschte. Noch dazu hatte sie darauf bestanden, nach vorn zu gehen – zweifellos, um dem attraktiven Trainer näher zu sein. Hannah war bis dahin nicht klar gewesen, wie unkoordiniert sie war, und wäre die ganze Stunde über am liebsten im Boden versunken.

Allein bei dem Gedanken daran wurde ihr übel. Als Hannah sich in dem Yogastudio umsah, fühlte sie sich sofort unwohl. Die Frauen um sie herum waren selbstbewusst und attraktiv, und sie betraten den Raum, als wäre es das Natürlichste der Welt.

»Wenn es dir wirklich nicht gefällt, musst du nicht bleiben. Ehrlich«, sagte Cassie lächelnd, setzte sich auf ihre Matte und dehnte Arme und Beine. *Ein Ausbund an Eleganz.*

Hannah sah, wie Cassie einigen anderen Kursteilnehmerinnen zuwinkte, die hereinkamen, und sie fühlte sich erneut fehl am Platz. Sie zog die neuen Laufschuhe aus und stellte sie ordentlich hinter sich, während die anderen ihre Plätze einnahmen. Schnell war der Raum gefüllt.

Hannah wandte das Gesicht von ihrem Spiegelbild ab. Sie sah zu Malika, die sich ebenfalls dehnte und überaus entschlossen wirkte.

»Wie geht's dir?«, fragte Hannah.

»Ganz gut eigentlich. Kath versucht schon ewig, mich dazu zu bringen, mit ihr Yoga zu machen. Ich hatte einfach nie Lust. Aber wenn es beim Marathon hilft …«

Ich meinte eigentlich nicht das Yoga, dachte Hannah. Sie hätte Malika gern gesagt, wie aufgelöst sie neulich in der Stadt gewirkt hatte. Aber in diesem Moment ging die Tür auf, und die Lehrerin kam herein, eine kleine Frau Anfang sechzig, die das dunkle Haar zu einem Zopf geflochten hatte.

»Hallo!«, rief sie mit voller Stimme. »Ich sehe, heute sind ein paar Neulinge da, herzlich willkommen. Und Anna ist nach der Geburt ihres Babys auch wieder dabei. Willkommen zurück, Anna.«

Ein fröhlicher Chor aus Glückwünschen ertönte, und vom Ende des Raums winkte schüchtern eine Frau mit rötlichem Haar. »Danke!«, sagte sie.

»Also«, sagte die Lehrerin. »Ich bin Bel und aus Rücksicht auf die Anfängerinnen – und auf Anna – fangen wir mit ein paar einfachen Dehnübungen und Grundpositionen an.«

Oh, Gott, dachte Hannah und blickte zufällig in den Spiegel. Sie bemerkte, dass Cassie in ihre Richtung sah.

»Entspann dich«, flüsterte sie, als Bel in den Herabschauenden Hund ging.

Ungläubig riss Hannah den Mund auf. Cassie lachte, verstummte jedoch sofort, als sie merkte, wie die anderen die Köpfe nach ihnen umdrehten. Sofort war die ernste Cassie wieder da.

Als Bel ihr Hinterteil himmelwärts schob, schenkte Hannah Cassie ein Lächeln. *Na, dann mal los.*

Gelbes Licht fiel durch die hohen Fenster in den Raum, als die Kursteilnehmerinnen zusammenpackten. Alle rollten ihre Matten ein und traten hinaus in die Mittagssonne.

»Na, wie hat es euch gefallen?«, fragte Cassie und schob ihre Trinkflasche in die Seitentasche ihres Rucksacks. »War es schrecklich? Denkst du immer noch, ich wollte euch absichtlich quälen?«

»Weißt du was? Es hat mir tatsächlich Spaß gemacht«, antwortete Hannah.

Sie musste es zugeben, Cassie hatte recht gehabt. Nach einigen Minuten hatte Hannah sich in die Positionen eingefunden. Es war schwierig gewesen – unglaublich schwierig –, einige von Bels komplizierteren Bewegungen nachzumachen, aber sie hatte ihr Bestes gegeben. Insbesondere als sie gemerkt hatte, dass alle so mit sich selbst beschäftigt waren, dass sie gar nicht auf Hannah achteten. Niemand urteilte über sie. Außer Bel, die sich um die Neulinge gekümmert hatte, scherte sich niemand um sie.

»Ich bekomme Muskelkater«, sagte Malika. »Aber ich glaube, das ist ein gutes Zeichen.«

»Cass! Hey!«

Alle drei drehten sich um und sahen Anna auf sie zustürmen.

»Anna!«, sagte Cassie. »Willkommen zurück.«

»Danke. Es ist so toll, wieder hier zu sein. Es ist schön, eine Stunde nur für mich zu haben, weißt du? Natürlich liebe ich den kleinen Sonnenschein, aber manchmal fehlen mir einfach ein bisschen Ruhe und Frieden. Alles ist plötzlich anders. Wie geht's dir?«

»Super, danke. Ach, das ist Anna; wir sind seit zwei

Jahren hier zusammen im Kurs. Und das sind Hannah und Malika. Wir laufen den Great South West Marathon zusammen.«

Anna machte große Augen. »Beeindruckend«, sagte sie. »Ich wünschte, ich könnte auch so etwas machen. Aber wisst ihr, mit dem Baby …«

»Na ja, du …«, hob Cassie an, doch Hannah sprang sofort ein.

»Glückwunsch!«, sagte Hannah begeistert. »Mädchen oder Junge?«

Hannah hörte Cassie leise seufzen und hatte umgehend ein schlechtes Gewissen.

Sofort hellte sich Annas Miene auf. »Ein Mädchen. Sie heißt Rosie und ist bezaubernd. Ich liebe sie bis zum Mond und wieder zurück, klar, aber das Leben ist ganz schön anstrengend geworden. Es ist ein Wunder, dass ich es überhaupt geschafft habe, mir heute Morgen die Haare zu bürsten, geschweige denn hierherzukommen. Aber ich musste es einfach tun. Sie wird jetzt fünf Monate alt, und ich muss wieder raus. Ihr wisst, wie das ist.«

Ich nicht, dachte Hannah, nickte aber aus Höflichkeit.

Als Cassie den Reißverschluss ihrer Tasche zuzog, blieb Annas Blick fasziniert an dem funkelnden Verlobungsring auf ihrem Finger hängen.

»Oh, Cass! Ist es das, was ich denke? Hat Jack dir einen Antrag gemacht?«

»Ja.« Jetzt strahlte Cassie vor Stolz, und eine leichte Röte überzog ihre blassen Wangen. Es stand ihr. »Es kam ziemlich überraschend. Der Garten war gerade fertig geworden, und als ich von der Arbeit nach Hause kam, hatte er überall auf der Terrasse Lichterketten aufgehängt und eine Flasche Sekt auf den Tisch gestellt. Dann ist er vor mir auf ein Knie gesunken. Es war wunderbar.«

»Jack ist so süß«, sagte Anna. Sie nahm Cassies Hand und beugte sich vor, um den Ring zu begutachten. »Ich glaube, ihr zwei gründet auch bald eine Familie.«

Nur für einen Sekundenbruchteil erlosch Cassies fröhliches Lächeln, dann strahlte sie wieder. Hannah bemerkte es dennoch.

»Nun, nein. Es ist so, wir …«

»Ehrlich, Cass!«, fiel Anna ihr ins Wort und boxte sie scherzhaft in die Seite. »Ein so umwerfender Mann, ein tolles Haus … da fehlt nur noch was Kleines in deinem Leben. Glaub mir, erst wenn du ein Baby hast, weißt du, wie sich wahre Liebe anfühlt.« Sie blickte auf ihr Telefon. »Also, ich muss gehen. Ich muss noch einkaufen. Mum kann nur bis vier auf Rosie aufpassen. Bis nächste Woche.«

Und schon war sie verschwunden, ein Blitz aus pastellfarbenem Lycra.

»Sie ist ziemlich … überzeugt«, sagte Malika.

Hannah konnte den Ausdruck in Cassies Augen nicht deuten, so sehr sie sich auch bemühte. »Ja. Was sollte das?«

»Ach, das ist nur Anna«, sagte Cassie und zog den Riemen ihres Rucksacks über die Schulter. »›Erst, wenn du ein Baby hast, weißt du, wie sich wahre Liebe anfühlt.‹ Wie oft habe ich diesen Quatsch schon gehört. Egal, ich muss jetzt nach Hause. Bis Mittwoch im Park?«

Hannah winkte ihren Freundinnen zu, machte sich

auf den Weg durch die Stadt und dachte über Cassie nach. Annas Bemerkung beschäftigte sie. *Erst, wenn du ein Baby hast, weißt du, wie sich wahre Liebe anfühlt.*

Du Glückspilz, dachte Hannah. Manche von uns bekommen nie die Chance dazu.

13

Malika

»Was hast du vor?«, fragte Malikas Mutter durchs Telefon. »Gehst du aus und feierst?«

»Jep. Keine Sorge«, fügte Malika hinzu. »Dean hat in zwei Wochen Geburtstag. Wir feiern zusammen.«

»Ich habe ja nur gefragt«, erwiderte ihre Mutter. Ein abwehrender Ton schlich sich in ihre sonst so liebevolle Stimme. »Ich mache mir nicht *immer* Sorgen.«

Darüber musste Malika lachen.

»Ich weiß, Mum. Nur neunundneunzig Prozent der Zeit.«

Malika stand in der ruhigen Straße, in der einen Hand das Telefon, in der anderen einen Blumenstrauß, und versuchte, das Knistern von Papier und Zellophan zu überspielen. Sie setzte ein strahlendes Lächeln auf und bemühte sich, wie die glückliche, selbstbewusste Person zu klingen, die sie früher gewesen war. Dann starrte sie auf den Laternenmast vor ihr, um den ein ausgeblichenes blaues Band gebunden war.

»Ich muss Schluss machen, Mum. Hab dich lieb!«

Sie legte auf und atmete aus. Die Luft an diesem Nachmittag war angenehm. So hatte sie sich ihren vierundzwanzigsten Geburtstag nicht vorgestellt. Ihre Eltern anzulügen, war schlimm, aber unvermeidlich. Sie durften nicht die Wahrheit erfahren. Wie niedergeschlagen sie war, dass sie meist gar nichts fühlte, bis ein Funke ihre Gefühle aufs Neue entzündete. Meist waren es dann Wut oder Schuld. Da ihre Eltern dazu neigten, sich Sorgen zu machen – insbesondere ihre Mutter –, behielt Malika ihre Gefühle für sich. Sonst machten sie sich nur noch mehr Sorgen. Vielleicht würde ihre Mutter sogar vor ihrer Tür auftauchen und sie überreden wollen, nach Hause zurückzukommen.

Malika war nicht mehr die naive Studentin, die sie mit achtzehn gewesen war, als ihre Eltern meinten, sie beschützen zu müssen. Seit ihre einzige Tochter auf die Uni nach Bristol gegangen war, hatte sich daran nichts geändert, und bei Khari war es genauso.

»Keine Sorge«, hatte er ihr in der ersten Woche auf der Uni gesagt, als sie mehrmals am Tag Nachrichten von ihrer Mutter erhielt. »Mich haben sie auch bombardiert. Sie haben uns eben lieb, das ist alles. Wir können uns glücklich schätzen.«

Malika wusste, dass er recht hatte. Aber wenn ihre Eltern ahnten, was sie durchmachte, würde ihre Mutter ihr keine Ruhe lassen. Darum war es das Beste, ihr etwas vorzuspielen.

Ihre Eltern wussten von dem Marathon, Khari ebenso. Er und seine Freunde hatten bereits gespendet.

»Das ist toll«, hatte er gesagt. »Du wirst das großartig machen.«

Hoffentlich hatte er recht.

Sie hatte nichts von ihrem Geburtstag gesagt, doch sie wusste, dass ihre Mitbewohnerin Kath einen Kuchen gebacken hatte, während Malika bei der Arbeit war. Sie hatte es zwar abgestritten, doch der köstliche Duft nach Frischgebackenem war nicht zu verbergen gewesen. Khari hatte ihr Blumen geschickt, zusammen mit einem Kleidergutschein und einer geschmacklosen Karte, über die sie lachen musste. Solche Karten schickten sie sich immer zum Geburtstag. Khari wusste nicht sehr viel über Abbie, da Malika über das Thema geschwiegen und es ihren Eltern gegenüber nur andeutungsweise erwähnt hatte. Sie wussten, dass sie eine Kollegin, aber nicht, dass sie auch eine enge Freundin gewesen war. Darum konnte Khari nicht wissen, dass Malika Blumen mied, weil sie sie zu sehr an die Tage nach dem Unfall erinnerten.

Im Haus hatte Malika zwei Blumen aus dem Strauß aus Rosen und Flieder gezogen, eine von jeder Farbe. Flieder gehörte zu ihren Lieblingsblumen. Vorsichtig hatte sie die Stiele herausgelöst, um dabei kein Blütenblatt zu beschädigen. Dann hatte sie sie in ihre Blumenpresse gelegt und auf das leise Knistern der platt gedrückten Blütenblätter gelauscht. Unter ihrem Bett bewahrte sie ein Buch mit Erinnerungen auf: Kindheit, Schule, Uni. Fotos, Eintrittskarten und diverser Schnickschnack, den sie gesammelt hatte und behalten wollte. Wenn die Blumen getrocknet waren, würde sie sie dazupacken. Sie bewahren. Erinnerungsstücke in hübschem Papier.

Den Rest des Straußes hatte Malika im Arm gehalten, während sie die lange Gloucester Road hinaufging und

Richtung Cotham abbog. Sie lief an Reihenhäusern vorbei, froh, den lauten Verkehr in den vollen Straßen hinter sich gelassen zu haben. Als sie die Wohngegend erreichte, die Teil von Abbies täglichem Heimweg gewesen war, wurde es noch ruhiger.

Beim Anblick des Laternenpfahls wurde Malika beklommen ums Herz, wie jedes Mal, wenn sie herkam. An dem Pfahl war ein verwelkter Blumenstrauß befestigt, der im leichten Wind wehte. Von der warmen Sonne ausgetrocknet, hingen die Blumen in verblichenem Papier. Auf dem Boden darunter lagen weitere Sträuße, ebenfalls vertrocknet und mit verblassten Bändern zusammengebunden, wodurch der Ort noch trauriger wirkte.

Hier ist etwas Schreckliches passiert, sagte das Bild. Darum lagen hier Blumen, nicht nur von Malika, auch von anderen, die inzwischen nicht mehr herkamen. Allmählich vergaßen es alle. Der kurze Straßenabschnitt, an dem ein Auto um die Ecke geschossen war, als Abbie gerade den Berg hinauffuhr, wirkte friedlich. Normal. Nicht anders als vor dem Unfall.

Malika griff in ihren Rucksack und holte eine zerknitterte Einkaufstüte und eine Rolle Klebeband heraus. Sie entfernte den vertrockneten Strauß von dem Laternenpfahl, schob ihn in die Tüte und ersetzte ihn durch den neuen Strauß, den sie, so fest sie konnte, mit Klebeband befestigte. Sie freute sich, wie frisch die Blumen aussahen, wie der Flieder und die weißen Rosen sich von dem hellbraunen Backstein der Häuser abhoben.

Aus dem Erkerfenster eines benachbarten Hauses beobachtete sie ein Mann, ein kurzer neugieriger Blick, bevor er wieder im Inneren des Hauses verschwand. Malika wandte sich ab und setzte sich gedankenverloren in Bewegung. Sie dachte darüber nach, wie anders ihr Geburtstag im letzten Jahr gewesen war. Damals hatte sie mit Abbie und ihren Mitbewohnern gefeiert. Sie waren ausgegangen, hatten sich amüsiert, in der Stadt in Pubs gesessen und getrunken. Dieses Jahr wollte sie nur nach Hause oder vielleicht eine Runde laufen. Normalerweise hätte sie sich auf einen lustigen Abend vorbereitet, etwas zum Anziehen herausgesucht, vielleicht hätte sie sich von ihrem Geburtstagsgutschein etwas Neues gekauft. Doch jetzt sah sie darin nur noch mehr Zeug, das sie irgendwann zurückließ. Wenn das Leben so schnell vorbei sein konnte … wozu dann das alles?

Sie drehte sich noch einmal um und warf einen letzten Blick auf die Blumen. Es sollte der letzte Strauß sein oder wollte sie immer wieder herkommen?

Die Antwort lautete Nein.

Malika hörte Bremsen quietschen und sah, wie ein Wagen gefährlich schlingernd um die Ecke schoss, bevor er in der Ferne verschwand.

Gerade erst hatte sie die Blumen dort angebracht, doch der Fahrer hatte sie gar nicht bemerkt. Es war ihm egal.

In Malika stieg Wut auf.

»Bist du *bescheuert*?«, schrie sie so laut sie konnte und zeigte auf den Blumenstrauß.

Doch es war sinnlos, der Wagen war schon weg.

Darum lief sie. Darum musste sie dafür sorgen, dass

sich etwas änderte, wenn auch nur ein kleines bisschen. Plötzlich hatte sie eine Idee.

Malika eilte die Hauptstraße hinunter, ging in das erstbeste Café, setzte sich und schrieb eine E-Mail an die *Bristol Post*.

Das Leben *konnte* schnell vorbei sein, doch Malika war bereit, zu kämpfen.

14

Hannah

Hannah wälzte sich unter ihrer dünnen Sommerdecke von einer Seite auf die andere. Nachdem die drückende Hitze nachgelassen hatte, die wie eine Glocke über der Stadt gehangen und alles mit einem feuchten Film überzogen hatte, war es im Zimmer nicht mehr ganz so warm. Doch es war immer noch stickig. Hannah beobachtete, wie die Vorhänge sanft im Wind wehten, und erschrak, als irgendwo in der Straße ein Auto hupte. Sie gab es nur ungern zu, aber sie war nicht gern allein.

Es war so gut wie unmöglich, dass irgendjemand die rückwärtige Fassade des Reihenhauses erklomm, um durch das Schlafzimmerfenster einzusteigen. Dennoch hatte Hannah Angst. Jede Nacht hatte sie Visionen von maskierten Einbrechern, von kräftigen Kerlen, die durch die zweifach verschlossene Haustür eindrangen, um ihren Fernseher und den Schmuck zu stehlen. Ein lächerlicher Gedanke, aber Hannah fühlte sich dennoch angreifbar, so ganz allein im Haus.

Tagsüber war alles okay. Sie vermisste Dan, aber wenn sie die Fernseher der Nachbarn oder die Passanten auf der Straße hörte, bemerkte sie, dass um sie herum Leben herrschte. Dass sie nicht *ganz* allein war. Dann trat die Einsamkeit in den Hintergrund. Sie konnte sich auf andere Dinge konzentrieren. Arbeit, Laufen, Haushalt.

Am Mittwoch war Hannah in bester Stimmung vom Laufen zurückgekommen und hatte das ganze Haus geputzt. Sie hatte die Möbel von einer dicken Staubschicht befreit, und ein paar von Dans Sachen weggeräumt, die im Wohnzimmer herumlagen. Nach dem Motto aus den Augen, aus dem Sinn.

Doch nachts konnte Hannah wegen all der Geräusche, die sie in der Dunkelheit hörte, nicht schlafen. Das Knacken der alten Rohre im Haus, der Ast des Kirschbaums im Garten, der leicht gegen ihr Schlafzimmerfenster schlug und an ihren Nerven zerrte. Geräusche, die sie vorher nie gestört hatten und auf die sie gar nicht geachtet hatte, als sie glücklich mit ihrem Mann hier gelebt hatte, traten jetzt deutlich hervor. Hannah lag im Bett und hörte sie alle – ein ständiges Potpourri, das sie nicht schlafen ließ, sondern sie zwang, die Schatten zu beobachten, die über die dunkle Decke tanzten.

Hannah rollte sich auf die Seite, in dem vergeblichen Versuch, es sich bequem zu machen. Schließlich hatte sie jetzt das ganze Bett für sich allein. Dennoch schlief sie immer auf der gewohnten Seite, die Füße wie üblich unter der Bettdecke herausgestreckt. Es kam ihr merkwürdig vor, sich auf Dans Seite zu legen, als würde sich das Gefühl von Einsamkeit verstärken, je weiter sie in die Mitte rutschte. Sie war noch nie zuvor einsam gewesen. Sie war glücklich gewesen, so glücklich, dass sie einen Ast, der gegen des Fenster schlug, nicht als unheimlich oder unangenehm empfand oder ein knackendes Rohr für Schritte hielt, die durch das Haus irrten. Doch jetzt schien sie immer hellwach zu sein.

Hannah streckte die Hand nach Dans Seite aus und erinnerte sich daran, wie sein warmer Körper neben ihr geschlafen hatte. Wie er die Arme um sie gelegt und sie dichter an sich gezogen hatte, wenn er sich im Schlaf umgedreht hatte. Kurze, intime Momente, die sie als selbstverständlich hingenommen hatte und nach denen sie sich nun sehnte. Nach den Morgen, an denen er mit einem Lächeln aufgewacht war und zärtlich ihren Körper gestreichelt hatte – ihre Schenkel, den Bauch, die Brüste. Wenn er seine Lippen auf ihre Haut gedrückt hatte, hatte Hannah wie ein Teenager gelacht, weil seine Stoppeln an ihrem Hals gekitzelt hatten.

Selbst sein Schnarchen vermisste sie. *Verrückt.*

Hannah hatte sich nicht vorstellen können, wie leer sich das Haus ohne Dan anfühlen konnte. Als sie es gekauft hatten, war Hannah und Dan das viktorianische Reihenhaus bescheiden vorgekommen. Es hatte drei Schlafzimmer, genau die richtige Größe für eine Familie. Bei der ersten Besichtigung war Hannah von Zimmer zu Zimmer gewandert und hatte sich vorgestellt, wie wunderschön das Haus ohne die abgenutzten Teppiche und die farblosen Wände aussehen würde.

Im Geiste hatte Hannah bereits ein Kinderzimmer eingerichtet. Das kleinste Zimmer neben ihrem Schlafzimmer eignete sich perfekt dafür. In ihrer Fantasie waren die Wände frisch in Zitronengelb und Weiß gestrichen, an einer Wand wäre vielleicht ein Bild von einem Wald.

Sie sah ein Kinderbett vor sich und eine Kiste mit Spielzeug. Und dann, wenn das Baby größer wurde, würde er oder sie in das zweitgrößte Zimmer umziehen. Vielleicht, so hoffte sie, würde dort eines Tages sogar ein Doppelstockbett stehen …

Jetzt stapelten sich dort, wo Hannah das Kinderbett hatte platzieren wollen, alte Kartons und Koffer, die darauf warteten, auf den Dachboden geschleppt zu werden. Neben der Tür befand sich ein Laufband, das Dan vor Jahren gekauft hatte. Das Zimmer diente nur noch als Lagerraum.

Frustriert schob Hannah mit den Füßen die Decke weg. Sie war wach, unruhig. Es war halb zehn, und der Sonnenuntergang war der Dämmerung gewichen. Ihre Gedanken nahmen eine gefährliche Richtung und wanderten zu Dan. Sie überlegte, was er wohl gerade tat. Sie ging verschiedene Möglichkeiten durch und stellte sich ihn mit Sophia vor. Kuschelten sie auf dem Sofa und sahen einen Film, so wie er und Hannah es früher getan hatten? Oder lagen sie im Bett, unter Sophias Decke, die sie sich luxuriös vorstellte, und Dans Hände erforschten Sophias schlanken Körper …

Nein. Daran wollte sie nicht denken.

Doch sie konnte die quälenden Gedanken nicht verdrängen.

Hannah nahm ihr Telefon vom Nachttisch. Das Display leuchtete hell, als sie Instagram öffnete. Sofort spürte sie das vertraute Gefühl von Nervosität und Angst, das sie jedes Mal befiel, wenn sie einen Blick riskierte. Doch sie musste es einfach *wissen*.

Sie setzte sich auf und erinnerte sich, dass sie noch etwas Wein im Kühlschrank hatte. *Perfekt*. Sie würde sich nach unten setzen, ein kleines Glas trinken und ein bisschen durch Instagram scrollen.

Hannah stieg aus dem Bett, tappte in den Flur und schaltete das Licht im Treppenhaus an. Dann schlich sie leise nach unten, als rechnete sie damit, auf Einbrecher zu stoßen. Als sie die Küche leer vorfand, seufzte sie erleichtert auf. Hannah ging geradewegs zum Kühlschrank. Dabei fiel ihr Blick auf Cassies Trainingsplan, der mit zwei großen Magneten in Form von Kastagnetten, einem Souvenir aus einem Spanienurlaub, an der Tür befestigt war.

Noch drei Monate bis zum Marathon!

Das hatte sie an dem Tag, an dem sie den Club gegründet hatten, zusammen mit einem kleinen Smiley oben auf den Plan geschrieben. Doch jetzt waren es nur noch zehn Wochen – zehn Wochen, bis Hannah zweiundvierzig (und noch etwas mehr!) Kilometer laufen sollte.

Im Schein der Innenbeleuchtung strahlte ihr im Kühlschrank eine Flasche Rosé einladend entgegen. Hannah wollte schon danach greifen, doch dann kehrte ihr Blick zu dem Plan zurück. Cassie hatte sich viel Mühe damit gegeben, ihn mit verschiedenfarbigen Kästchen und brauchbaren Tipps gestaltet. *Zehn Wochen*.

Auf einmal fühlte sich Hannah wacher als je zuvor. Plötzlich reizte es sie nicht mehr, zu trinken und sich den Abend mit Instagram zu versauen. Stattdessen schloss

Hannah die App, machte die Kühlschranktür zu und eilte zurück nach oben.

Sie musste müde werden.

Also warum nicht ein bisschen laufen?

Zehn Minuten später stand Hannah vor ihrem Schlafzimmerspiegel und fragte sich, was zum Teufel sie sich nur dabei dachte. Wenn sie schon allein im Haus Angst hatte, warum ging sie dann nach draußen, wo ihr überall jemand auflauern konnte? Sie nahm sich vor, vor dem Schlafengehen keine Krimis mehr zu sehen.

Obwohl es draußen noch warm war, beschloss Hannah, eine Jacke mitzunehmen. Wieder einmal wühlte sie in Dans Kleiderschrank, fand eine schwarze Sweatjacke, die er seit Jahren nicht mehr getragen hatte, schlüpfte in die Ärmel und steckte Schlüssel und Telefon in die Taschen. Sie zog den Reißverschluss zu und die Kapuze über den Kopf, um sich vor den Blicken neugieriger Nachbarn zu schützen.

Nachdem sie die Haustür abgeschlossen hatte, lief sie die Straße hinunter; der Schein von Fernsehern und gemütlichen Lampen in den Nachbarhäusern beruhigte sie und gab ihr ein sicheres Gefühl. Sie lief die Hauptstraße bis zum Ende, dann bog sie schnell in eine Seitenstraße ab, wo der Gehweg im Schatten lag und nicht mehr von Straßenlaternen beleuchtet wurde. Hannah beschleunigte das Tempo. Es war eine Herausforderung, doch sie gab nicht nach. Den Blick auf die Häuser vor sich gerichtet, focht sie einen Wettkampf mit sich selbst aus, um schnell wieder aus der Dunkelheit zu kommen.

Sie war entschlossen. Beschwingt.

Nur einmal um den Block, dann gehe ich nach Hause.

Hannah folgte dem Weg und spürte, wie die Energie durch ihren Körper strömte. Sie hatte geglaubt, sie würde sich ängstigen, aber es fühlte sich *gut* an. Sie war stolz auf sich und erinnerte sich an den ersten Tag, als sie noch nicht einmal das Ende der Straße erreicht hatte, ehe sie zusammengebrochen war. Dass sie jetzt so weit kam, hatte sie dem Club zu verdanken.

Als sie Mrs. Gibsons perfekt geschnittene Hecke erreichte, sah Hannah, dass die Vorhänge der Nachbarin zurückgezogen waren und der Fernseher lief. So schnell wie möglich sauste sie am Haus vorbei.

Hannah wusste, dass sie eigentlich zurück nach Hause laufen sollte, doch sie wollte noch nicht aufhören. Die Nacht hatte ihren Ehrgeiz geweckt, die Stille und die Freiheit erfüllten sie mit neuer Zuversicht. Sie lief weiter, bog in eine weitere Seitenstraße ab und ließ sich von ihren Füßen tragen, bis sie sich auf der Bath Road wiederfand. Hannah schwitzte in dem Hoodie, doch sie atmete gleichmäßig und spürte die Kraft in ihren Beinen. Sie war entschlossen, zu laufen, bis sie nicht mehr konnte, und hörte dabei im Geiste den *Rocky*-Song.

Genau in dem Moment hörte sie das Jaulen von Sirenen. Von hinten näherte sich ein Einsatzwagen der Polizei.

Was ist los?

Hannah machte kehrt, ihre Füße schlugen auf das Pflaster, ihr Atem war heiß und schwer. Die durchdringende Sirene kam näher, plötzlich war der Bürgersteig in blaues Licht getaucht, und der Wagen hielt vor ihr.

»Mist«, sagte Hannah, taumelte, schaffte es jedoch, sich aufzufangen.

Wie ein erschrockenes Reh starrte sie in die Scheinwerfer, während zwei Polizeibeamte aus dem Wagen stiegen.

»Stehen bleiben«, bellte ein Polizist und schlug die Tür zu.

Starr vor Angst, wagte Hannah es nicht, zu bewegen. Sie hatte es mit dem Laufen übertrieben, denn sie keuchte wie wild und bedauerte, kein Wasser mitgenommen zu haben.

»Ich … ich habe nicht … *Hallo*«, krächzte sie.

Die Polizistin, die ebenfalls aus dem Auto ausgestiegen war, gesellte sich zu ihrem Kollegen. Mit neugierigen, misstrauischen Blicken musterten die beiden Hannah. Ohne nachzudenken hob diese sofort die Hände. Die Beamtin lachte.

»Keine Sorge«, sagte sie. »Das ist keine Netflix-Serie.«

»Gott sei Dank«, murmelte Hannah mit rotem Kopf und ließ die Hände sinken.

Hannah sah von den forschenden hellen Augen des Mannes zu den freundlicher wirkenden braunen Augen seiner Kollegin. Zu ihrer Überraschung stellte Hannah fest, dass der Beamte, der sie so durchdringend musterte, ziemlich attraktiv war.

»Darf ich fragen, was Sie hier machen? Warum laufen Sie um diese Uhrzeit hier herum?«, fragte er.

Er trat vor, taxierte Hannah, die eingeschüchtert auf dem Gehweg stand. Sie wagte es nicht, zu fragen, was los war. Instinktiv wich sie zurück und wünschte sich wieder einmal, der Boden möge aufgehen und sie verschlucken.

Schließlich sah dieser Mann verdammt gut aus. Groß und kräftig, mit hellem Haar. Hannah konnte nicht erkennen, ob es blond oder hellbraun war.

»Werden Sie kooperieren?«, fragte er genervt.

»Oh, Gott. Äh, okay. Was ist los?«, stotterte sie.

Hannah war noch nie in ihrem Leben von der Polizei angehalten worden, darum war sie nicht gerade routiniert, was derartige Situationen anging. Während sie wie angewurzelt auf dem Bürgersteig stand, kam die Beamtin näher. Sie lächelte. Sofort fühlte sich Hannah ein bisschen besser.

»Sie sind also der gute Cop, und er ist der böse?«, fragte sie, ohne nachzudenken.

Die Frau lachte.

»Ich bin Police Constable Meddings«, sagte sie, »und das ist mein Kollege, Constable Carrigan. Ich würde nicht sagen, dass er böse ist.«

Der Polizist verdrehte die Augen.

»Ich frage Sie noch mal«, sagte er an Hannah gewandt. »Was machen Sie hier?«

»Ich wollte nur eine Runde laufen«, erwiderte Hannah.

»Laufen.«

»Äh … ja.«

»Im Ernst?«

Er blickte sie streng an. Hannah wusste nicht, ob sie zurückweichen oder im Boden versinken sollte. Er war wirklich attraktiv. Geradezu umwerfend.

»Laufen Sie vor jemandem weg?«

»Steve …«, hob seine Kollegin an, doch er hörte nicht auf sie.

Hannah schüttelte den Kopf. »Nur vor mir selbst.«

»Sehr witzig. Hören Sie, uns wurden hier in dieser Gegend verdächtige Vorfälle gemeldet. Man hat einige Schuppen aufgebrochen, die Schlösser geknackt. Jemand in einem schwarzen Kapuzenpullover hat versucht, Autos aufzubrechen. Sie wissen nicht zufällig etwas darüber?«

»Ehrlich«, sagte Hannah. »Ich trainiere für einen Marathon. Ich konnte nicht schlafen. Da dachte ich, ich drehe noch eine Runde.«

Der Polizist zeigte auf ihren Kapuzenpullover. »In dieser Aufmachung?«

Hannah blickte an sich hinunter. Ihre Kleiderwahl war nicht gerade geeignet, um sich erfolgreich zu verteidigen. Da lief sie in schwarzen Leggins und einem Hoodie, der ihr halbes Gesicht verbarg, durch die Nachbarschaft. Kein Wunder, dass er skeptisch war. Sie sah verdammt verdächtig aus.

Sobald Hannah die Situation begriff, musste sie lachen. Sie schüttete sich aus vor Lachen, und die Polizistin stimmte ein. Hannah öffnete den Reißverschluss, zog die Jacke aus und präsentierte sich in all ihrer rot gesichtigen, verschwitzten Pracht.

»Oh, mein *Gott*«, sagte sie, und vor lauter Lachen kamen ihr die Tränen. »Sie halten mich für eine *Kriminelle*?«

»Ich habe versucht, es ihm zu erklären«, sagte die Polizistin lachend und zeigte auf Hannahs Füße. »Das sind keine normalen Turnschuhe, das sind Laufschuhe. Er läuft selbst, er sollte es eigentlich wissen.«

Hannah beobachtete, wie dem Polizist die Röte ins Gesicht stieg.

»Stimmt wohl«, sagte er grinsend.

Dieses Lächeln.

»Nun, man kann nie vorsichtig genug sein«, sagte er.

»Ich schwöre, ich habe nichts geklaut«, sagte Hannah. »Und *wäre* ich ein Verbrecher, wäre ich wahrscheinlich eher einer von denen im Hintergrund. Man könnte sich nicht darauf verlassen, dass ich schnell fliehe. Nicht dass ich irgendwie an Verbrechen beteiligt bin, versteht sich. Bitte denken Sie nicht, dass ich darüber nachdenke.«

Constable Carrigan grinste breit, und Hannah war überrascht, wie blau seine Augen waren, insbesondere im Licht der Scheinwerfer.

Das Gefühl traf Hannah mit voller Wucht. Er war nicht Dan. Sie mochte ihn, obwohl er *nicht* Dan war.

»Nun, wir lassen Sie wohl besser weiterlaufen«, sagte die Polizistin. »Tut uns leid. Ein kleines Missverständnis.«

Ihr Kollege ging auf den Wagen zu, und merkwürdigerweise stimmte es Hannah traurig, ihn gehen zu sehen.

»Entschuldigen Sie«, sagte er. »Aber wir müssen jede Spur verfolgen. Also, wenn Sie keine Elektrowerkzeuge in diesem Pullover versteckt haben, sind wir weg. Viel Glück beim Marathon.«

»Danke«, antwortete Hannah. »Viel Glück beim Fangen der echten Diebe. Ich verspreche, keinen Ärger zu machen.«

Als der Wagen in der Nacht verschwand, fragte sich Hannah, warum ihr Herz noch immer so schnell schlug, obwohl der Schreck doch längst vorbei war.

TEIL 2

Zwei Monate bis zum Marathon!

15

Hannah

Hey, Mädels! Ich habe uns eine Überraschung gebucht, ein etwas anderes Konditionstraining. Kein Yoga, aber ich verspreche euch, es macht genauso viel Spaß! Am Donnerstag um acht am Watershed. Mehr wird nicht verraten! (Zieht was Bequemes an!)
Mal

»*Bauchtanz?*«, kreischte Hannah. »Soll das ein Witz sein?«

»Ups«, sagte Malika, als sie den Ausdruck von Panik auf Hannahs verwirrtem Gesicht sah. »Hätte ich euch das vorher gesagt, wärt ihr nicht gekommen. Darum die Überraschung.«

»Da hat sie recht«, bemerkte Cassie, und Malika machte ein selbstgefälliges Gesicht. »Fairerweise muss man sagen, dass dir Yoga am Ende gefallen hat, und darauf hattest du zuerst auch keine Lust.«

Hannah zögerte. Malika hatte ihnen erst verraten, worum es sich bei der Überraschung handelte, als sie schon vor dem Gebäude im Stadtzentrum standen, obwohl sie vorher mehrere Versuche unternommen hatten, es zu erraten.

»Pilates«, hatte Cassie es versucht. »Netball? Irgendeine Kampfsportart? Äh … Bogenschießen?« Auf Bauchtanz war auch sie nicht gekommen.

Hannah war plötzlich verlegen und zog ihr T-Shirt nach unten. Erst jetzt fiel ihr auf, dass sie sich schon seit einigen Wochen nicht mehr so gefühlt hatte. Zumindest hatte sie nicht mehr so viel über ihr Aussehen nachgedacht.

»Für euch zwei ist das in Ordnung«, sagte sie, »bei euren Körpern. Das Letzte, was ich zeigen möchte, ist *das* hier.« Sie tippte auf ihren weichen Bauch unter dem T-Shirt.

»*Das*«, sagte Cassie, »ist wundervoll. Und überhaupt: Niemand wird über dich urteilen. Genauso wenig wie beim Yoga.«

Es wird wie beim Zumba werden.

»Ich meine, wir könnten stattdessen auch immer noch Pole Dancing ausprobieren«, bot Cassie mit ernster Miene an. »Ich habe gehört, das soll auch ein richtig gutes Konditionstraining sein.«

»Oh, das stimmt«, bestätigte Malika. »Roz hat ein paar Kurse gemacht. Das ist ein tolles Workout.«

»Neiiiin!«, sagte Hannah, vor Angst stieg ihre Stimme ein oder zwei Oktaven in die Höhe. Manchmal waren Cassies Bemerkungen so trocken, dass Hannah nicht gleich merkte, wenn sie einen Witz machte. »Kein Tanz welcher Art auch immer, kein … Herumwirbeln oder so was.«

Bei der Vorstellung, sich um eine Stange zu winden und sich vergeblich sexy im Rhythmus der Musik zu bewegen, lief Hannah rot an. Sie fand sich schon seit einiger Zeit nicht mehr sexy.

Kurz stellte sich Hannah vor, wie sie einen erotischen Tanz für Dan aufführte, und in ihrer lebhaften Fantasie wich das Verlangen auf seinem Gesicht purer Belustigung. Die Lust war schon lange gestorben.

Doch diese Lust wollte sie zurückhaben. Sie wollte sich wieder sexy fühlen.

»Aber, Mal«, sagte Cassie, »wieso der zusätzliche Termin? Ich dachte, wir wollten uns an den Plan halten. Bauchtanz kommt darin nicht vor.«

Malika zuckte mit den Schultern. »Ich weiß. Aber Kaths Freundin Andrea kommt manchmal her und hat mir davon vorgeschwärmt. Ich dachte, es wäre einen Versuch wert. Und, ja, ich hatte große Lust, es auszuprobieren, aber nicht allein. Andrea ist momentan im Urlaub.«

»Also, ich bin dabei«, sagte Cassie. »Das heißt, wenn wir Hannah überzeugen können.«

Malika hakte sich bei Hannah ein. »Bitte. Wir haben uns in den letzten Wochen so gut gemacht, wir haben ein bisschen Spaß verdient. Tut mir leid, dass ich euch hergeschleppt habe. Ich musste mal aus diesem lauten Haus raus, und das schien mir die perfekte Gelegenheit.«

Hannah hätte gern gefragt, was der Grund dafür war, oder ob es etwas damit zu tun hatte, dass sie neulich in der Park Street so bedrückt gewirkt hatte, aber jetzt war wohl nicht der richtige Moment.

»Schließlich«, sagte Malika, »bist du nicht Hannah Saunders, diese krasse Braut? Die von der Polizei angehalten wurde und so.«

»Hey!« Hannah lachte. »Ich versichere euch, das war ein Unfall. Obwohl es mir ganz gut gefallen hat, drei Minuten lang eine krasse Braut zu sein. Darf ich diesen Titel behalten?«

»Nur, wenn du mittanzt«, sagte Malika.

»Komm«, sagte Cassie. »Trau dich.«

Hannah überlegte einen Moment. *Trau dich*. Was hatte sie zu verlieren? Außer dass sie einen weiteren demütigenden Kurs über sich ergehen lassen musste, sprach nichts dagegen. Es war zwei Wochen her, dass sie von der Polizei angehalten worden war. Normalerweise hätte sie das von weiteren nächtlichen Laufrunden abgehalten, aber inzwischen hatte sie Gefallen daran gefunden. Sie fand es entspannend, in der kühlen Nachtluft zu laufen, den Wind sanft auf ihrem Gesicht zu spüren und auf das beruhigende Geräusch ihrer Schritte zu lauschen, das Leben hinter den Fenstern der Häuser zu beobachten und dabei allmählich die innere Unruhe zu verlieren. Sie spürte ein neues Gefühl von Freiheit; sie lief, bis sie außer Atem war, und fiel nach ihrer Rückkehr zu Hause in einen friedlichen Schlaf.

Inzwischen hatte sie sich ein paar reflektierende Accessoires zugelegt. Sie wollte nicht noch einmal für eine Kriminelle gehalten werden. Sollte sie dabei allerdings dem attraktiven Polizisten wiederbegegnen, hatte die Vorstellung auch ihren Reiz.

Malikas Telefon meldete eine Nachricht.

»Mädels!«, rief sie und schrie fast vor Glück. »Wir haben schon dreihundert Pfund für Abbies Spendensammlung zusammen!«

Mehr brauchte Hannah nicht zu hören. Schließlich ging es bei dem Marathon nicht mehr nur um sie. Sie *musste* sich etwas trauen.

»Gut«, sagte sie. »Also, auf zum Bauchtanz.«

»Und jetzt ein paar Hüftschwünge!«

Hannah malte mit ihren Hüften eine dynamische Acht und ließ sich von der Musik leiten. Während die Gruppe gemeinsam vor einem Riesenspiegel herumwirbelte, fragte sie sich, wovor sie eigentlich solche Angst gehabt hatte.

Zunächst hatten die erfahrenen Tänzerinnen eine Choreografie vorgeführt, an der sie in den letzten Wochen gearbeitet hatten. Sie bewegten sich mit Anmut und Sinnlichkeit. Hannah hatte zugesehen und bewundert, mit welcher Leichtigkeit sie ihre Körper zu biegen und zu schütteln wussten und wie sie zu den fröhlichen Klängen der Musik über den glänzenden Boden glitten. Und keine von ihnen schien unter Kleidergröße sechsundvierzig zu tragen.

Nur fünf Minuten später fühlte sich Hannah sicher genug mitzumachen, und sie ahmte lachend die Bewegungen der anderen Tänzerinnen nach. Einige der Frauen waren in normalen Gymnastiksachen erschienen, andere in eher authentischer Kleidung mit verzierten Gürteln, die klingelten, wenn sie sich schüttelten. Hannah kam sich überhaupt nicht fehl am Platz vor. Vielmehr gefiel ihr, wie die Frauen fröhlich ihre Taillen zeigten und sich ganz auf die Musik und den Tanz konzentrierten. Hannah empfand nichts als Glück und Entschlossenheit.

Aufmerksam beobachtete sie die Bewegungen der Lehrerin und der anderen Frauen, um den Takt zu halten. Sie begriff die Schritte wesentlich schneller als gedacht, wollte sich nicht länger im Hintergrund verstecken und rückte sogar in die Mitte der Gruppe vor.

Hinter ihr kämpften Cassie und Malika; insbesondere Cassie tat sich schwer. Amira, die Tanzlehrerin, eilte ihr zu Hilfe, als sie vergeblich versuchte, mit der Hüfte eine Acht zu beschreiben. Hannah sah im Spiegel, dass Cassies Achten eher an nicht jugendfreie Sexbewegungen erinnerten.

»Es tut mir leid«, hörte Hannah Cassie sagen. »Aber das ist ganz neu für mich.«

»Du musst mit mehr Druck arbeiten«, sagte Amira und führte die Bewegung in ihrem langen, fließenden Rock perfekt vor.

Cassie versuchte es erneut. Hannah verließ ihren Platz, um Cassie beizustehen.

»Du schaffst das«, sagte Amira ermutigend. »Je mehr du übst …«

»Ich *sollte* es schaffen«, sagte Cassie.

Hannah bemerkte, dass ihre Wangen gerötet waren, und dass sie irgendwie bedrückt wirkte.

»Hannah!«, sagte Malika, der die Bewegungen ähnlich schwer fielen wie Cassie, die aber dennoch ihr Bestes gab. »Wie findest du den Kurs? Du bist ein Naturtalent.«

Lachend wackelte Hannah mit den Brüsten und hob die Arme zur perfekten Bauchtanzpose. Die Musik umhüllte sie, und Hannah wollte sich zu ihr bewegen.

»Na, kommt, ich bin vielleicht übergewichtig und in

der Menopause, aber den Shimmy schaffe ich. Ihr hättet mich mal vor achtundzwanzig Jahren beim Tanzen sehen sollen.«

Cassie hob abwehrend die Hände. »Ich gebe auf«, sagte sie.

Sie sah aus, als würde sie gleich in Tränen ausbrechen.

»Cass«, sagte Hannah, »wir sind doch noch gar nicht so lange hier. Versuchs noch mal. *Mir* hast du gesagt, ich soll mich trauen ...«

Cassie trat zur Seite, beobachtete die Gruppe und presste entschlossen die Lippen zusammen. Erneut setzte sie ein und bewegte die Füße in dieselbe Richtung. Es war schwieriger, als es aussah, das war Hannah klar. Sie beanspruchte völlig ungewohnte Muskelgruppen und spürte, wie sie sich bei jedem Schritt anspannten. Doch während Hannah sich von der Musik mitreißen ließ und harmonisch mit den anderen schwang, schaffte Cassie das nicht. Sie wirkte irgendwie ... hölzern.

»Ich glaube, man kann einfach nicht in allem gut sein«, sagte Malika und vollführte selbst einen ziemlich mittelmäßigen Schwung.

»Ach, Cass, mach dir deshalb keinen Kopf. Es sollte nur ein bisschen Spaß machen.«

»Schon okay«, erwiderte Cassie.

Sie lächelte, aber Hannah sah ihr an, dass sie es nur ihnen zuliebe tat.

»Es soll ein Konditionstraining sein, und ich schaffe nicht mal eine Bewegung«, murmelte Cassie.

Hannah war überrascht. Noch nie hatte Cassie so schnell aufgegeben. Cassie, die stets meinte, alles sei nur eine Sache der Gewohnheit, die problemlos einen Marathon-Trainingsplan erstellen konnte, hatte plötzlich ihre ganze Energie verloren. Das schien sie richtig fertigzumachen. *Wow*, dachte Hannah, als ihr langsam etwas dämmerte. *Cassie misst sich mit anderen.*

Die perfekte Cassie, der scheinbar alles mühelos gelang, hatte etwas entdeckt, in dem sie sich nicht hervortat. Etwas, das sie nicht in Kilometern oder Minuten messen konnte. Und das war ganz offensichtlich schmerzhaft.

Hannah tat es leid, dass ihre Freundin womöglich so empfand. Malika hatte es offenbar ebenfalls bemerkt.

»Falls dich das aufbaut«, sagte sie, »willkommen in meiner Welt. Mein Bruder war immer in allem überragend. Als Kind war er der Sportstar der Schule. Und er hatte auch noch bessere Noten als ich.«

»Hör bloß auf.« Hannah lachte. »Mein Bruder ist drei Jahre jünger als ich, aber er war immer der Klügere. Selbst jetzt. Er ist Arzt, hat eine reizende Frau und drei Kinder. Als wir jung waren, haben wir uns gegenseitig verrückt gemacht. Er war eine richtige Nervensäge. Manchmal ist er das immer noch, aber um ehrlich zu sein, würde ich ihn um keinen Preis tauschen wollen.«

Auf Cassies blassem Gesicht deutete sich ein Lächeln an. »Ich habe keine Geschwister«, sagte sie.

»Du Glückspilz!«, scherzte Hannah.

Sie fragte sich oft aus Spaß, wie es gewesen wäre, ohne Ben aufzuwachsen. Aber es stimmte, sie liebte ihren Bruder über alles.

»Cass, ist alles in Ordnung?«, fragte Hannah jetzt ganz direkt. »Wenn du willst, können wir auch gehen.«

»Nein! Machen wir weiter.«

Cassie wirkte nicht begeistert, aber Hannah wollte sie nicht bedrängen. Stattdessen tanzten sie, bis die Musik verstummte und Hannah vor Glück berauscht war. Ausnahmsweise hatte sie mal etwas gefunden, worin sie wirklich gut war.

Als sich der Kurs auflöste, gingen sie Richtung Ausgang, Cassie erleichtert, Malika verschwitzt, aber glücklich und Hannah vor Energie und Stolz strotzend. Auf einmal hörten sie die leisen eiligen Schritte von Amira hinter sich.

»Hannah!«, rief sie. »Du bist doch Hannah, oder?«

Hannah nickte.

»Ich wollte dir nur sagen, du warst großartig. Du begreifst ziemlich schnell. Hast du das wirklich noch nie gemacht?«

»Nein, nie«, antwortete Hannah. »Ich hätte mich nicht getraut, wenn die zwei hier mich nicht gezwungen hätten.«

»Also, ein paar von uns haben zusammen eine Tanzgruppe. Wir treten auf Festivals und bei Veranstaltungen im Südwesten des Landes auf. Das ist etwas anspruchsvoller als der Unterricht heute, aber wenn du Interesse hast, würden wir uns freuen, wenn du mitmachst.« Sie reichte Hannah eine Visitenkarte.

Perplex starrte Hannah auf die Karte.

»Eine Tanzgruppe? Darüber muss ich allerdings nachdenken.«

Draußen dämmerte es. Hannah versuchte, zu begreifen, was heute Abend passiert war. Wie sie sich bewegt hatte, wie die Musik ihr das Gefühl von Freiheit gegeben hatte. Wie selbstbewusst sie sich gefühlt hatte. *Sexy*. Und ihr Gewicht hatte sie nicht daran gehindert, es schien vielmehr sogar ein Vorteil zu sein. Sie war so gut, dass eine Tanzgruppe sie für sich gewinnen wollte.

Auf dem Rückweg durch die Stadt war Cassie auffällig still.

»Nun«, sagte Malika und hakte sich bei den anderen unter. »Hannah Saunders: krasse Bauchtanzbraut. Was kommt als Nächstes?«

»Ich weiß nicht«, antwortete sie und blickte zu den Wolken hinauf. »Ich weiß es wirklich nicht.«

Wer wusste schon, was die Zukunft bereithielt? Vielleicht musste man einfach nur mutig genug für Neues sein.

16

Hannah

Nichts geht über einen Sonntagmorgen mit einem richtig gesunden #läuferfrühstück und einer langen Trainingseinheit mit den Mädels. Ich werde heute alles geben! Zwei Monate noch! #schnell und fit #marathon #runningintotrouble

Hannah erwachte, bevor der Wecker klingelte. Vor lauter Anspannung krampfte sich ihr Magen zusammen. Heute sollte der erste lange Lauf stattfinden. Hannah hatte gewusst, dass dieser Tag kommen würde. Das leuchtende Pink im Trainingsplan erinnerte sie jedes Mal daran, wenn sie am Kühlschrank vorbeikam. Nun war es so weit, und Hannah war ziemlich nervös.

Hannah zog ihren besten Freund an, den Super Impact Shock Absorber, danach die restliche Sportkleidung. Dann stopfte sie einige wichtige Dinge in ihre Tasche. Sie wollte sich mit den anderen in einem Café in Totterdown zum Frühstück treffen und dann zehn Kilometer laufen.

Als Hannah die Wasserflasche aus der Küche holte, fiel ihr Blick auf die Stromrechnung, die gestern Morgen mit der Post gekommen war. Sie hatte sie zur Seite gelegt, um sich später darum zu kümmern. *Mr. D. Saunders und Mrs. H. Saunders.* Bei dem Blick auf den Umschlag mit dem kleinen unschuldigen Logo spürte Hannah Wut in sich aufsteigen. Sie riss ihn auf und starrte auf die vierteljährliche Abrechnung. Dann holte sie das Telefon aus der Tasche und rief Dan an.

»Hallo?«, meldete er sich verschlafen.

Hannah hörte, dass sie ihn geweckt hatte. Nicht, dass sie das interessierte. Sie stellte sich vor, wie Sophia sich friedlich und prinzessinnenhaft neben ihm bewegte und Dan versuchte, sie nicht aus ihrem seligen Schlaf zu wecken. Doch seltsamerweise schmerzte die Vorstellung diesmal nicht. Hannah war nur ungeduldig und wünschte, sie hätte eine laute Hupe.

»Han? Was ist passiert?«

»Nichts, Dan«, sagte sie und hörte, wie er eilig aus dem Zimmer tappte und die Tür hinter sich schloss. »Aber ich muss mit dir reden.«

»Han, wir haben sch …«

»Nein«, unterbrach sie ihn entschieden mit der Rechnung in der Hand. Sie lebte jetzt seit fast drei Monaten allein, aber einen Teil der ausstehenden Schulden musste er übernehmen. Es war nicht die einzige Rechnung, die sie aufgeschoben hatte. »Wir müssen das klären, Dan. Wir müssen entscheiden, was passieren soll. Finanziell. Ich kann es mir nicht länger leisten, allein zu wohnen.«

Dan stieß einen erschöpften Seufzer aus. »Verdammt, Han. Weißt du, wie viel Uhr es ist? Hör zu, ich rufe dich zurück, okay? Wir klären das. Versprochen.«

Hannah legte auf. Sie nahm die Rechnung mit ins Wohnzimmer und legte sie zu den anderen.

Von jetzt an würde sich etwas ändern.

Hannah trat in die frische Morgenluft hinaus und ging forschen Schrittes in Richtung Totterdown. In zügigem Tempo brauchte sie fünfundzwanzig Minuten zu Fuß. Die Straßen waren noch immer steil, aber jetzt waren ihre Beine die Anstrengung bereits gewohnt. Vom oberen Ende der Straße konnte sie die Stadt sehen, unten das Grün der Parks und in der Ferne die Hochhäuser.

Der Ausblick von hier oben war das bisschen Keuchen allemal wert. Das war eine Sache, die Hannah in den wenigen Wochen seit Bestehen ihres Laufclubs gelernt hatte – wie wenig sie über die Stadt wusste. Wie sie am frühen Morgen aussah, bevor der Tag richtig begonnen hatte. Wie die Sonne über dem Hafen unterging. Wie leicht übersah man die Schönheit der Stadt, wenn man sie nur aus einem schummrigen Pub oder durch ein Bürofenster betrachtete. Diese Momente machten sie zu etwas Besonderem. Hannah erlebte, wie Bristol zum Leben erwachte. Sie beobachtete, wie die kilometerweit sichtbaren Hochhäuser nachts leuchteten, wie lebendig und geschäftig sie wirkten und ihr das Gefühl gaben, nie allein zu sein.

»Hey!«, sagte Malika und winkte fröhlich, als Hannah das Café betrat.

Hannah wusste, dass die anderen schon da waren, denn sie hatte Cassies ordentlich geparkten Wagen vor der Tür gesehen.

»Wo laufen wir denn heute hin?«, fragte Hannah.

»Cassie fährt mit uns zum Stoke Park«, sagte Malika. »Wir laufen durch das Waldgebiet. Es ist der perfekte Tag dafür. Ach, und weißt du was? Wir haben noch mehr Geld für *Die Bremse* gesammelt!«

Malika hielt ihr Smartphone hoch, um ihnen die Spenden-Webseite zu zeigen. Sie hatte ihr ursprüngliches Selfie durch ein Foto von ihnen dreien ersetzt. Darunter stand in dicken roten Ziffern der aktuelle Betrag, den sie gesammelt hatten. Fast fünfhundert Pfund.

»Das ist ja toll«, sagte Cassie. »Denkst du, das würde Abbie gefallen?«

»Oh, ganz bestimmt. Wahrscheinlich würde sie mich jetzt lachend fragen: Mal, auf was zum Teufel hast du dich da eingelassen?«

Hannah sah unschlüssig in die Karte, sie war gar nicht hungrig … allerdings sagte ihr Magen etwas anderes. Das leise Knurren verriet ihr, dass sie etwas essen musste, wenn sie zehn Kilometer laufen wollte.

»Ich bestelle«, sagte Cassie und stand auf. »Willst du ein Standardfrühstück, Han?«

Hannah nickte, doch bei dem Gedanken an Pilze, Speck und Würstchen, die fettig in ihrem empfindlichen Magen herumwaberten, wurde ihr übel. Normalerweise wäre Hannah von einem warmen Frühstück begeistert gewesen. Aber jetzt? Ihr Appetit schien verflogen zu sein.

»Bist du aufgeregt?«, fragte sie Malika, die durch ihr Telefon scrollte. »Wegen heute?«

»Natürlich.« Malika sah auf, legte das Telefon auf den Tisch und nahm die Speisekarte. Gedankenverloren strich sie mit dem Finger über die Kante. »Wenn ich allein wäre, würde ich mich jetzt sicherlich im Bett verstecken. Aber wir sind zu dritt, in Gesellschaft ist es leichter. Nur noch acht Wochen bis zum großen Tag. Jetzt dürfen wir nicht kneifen.«

»Da bin ich ganz deiner Meinung«, erwiderte Hannah.

Cassie setzte sich wieder an den Tisch. »Ist alles in Ordnung, Han? Du siehst ein bisschen mitgenommen aus.«

»Mir geht's gut«, log Hannah. »Die Nerven.«

»Ist sonst alles in Ordnung?«, forschte Cassie weiter nach. »Du weißt schon. Mit *Dan*.«

»Du sprichst seinen Namen wie einen Fluch aus«, sagte Malika. »Das gefällt mir.«

»Zu Recht«, antwortete Cassie und schwang das Buttermesser wie einen Zauberstab. »Die Syphilis soll über den Penis dieses Mannes kommen!«

Alle drei brachen in schallendes Gelächter aus.

»Ich weiß nicht«, sagte Hannah ehrlich. »Ich habe Dan heute Morgen angerufen, ich muss mit ihm sprechen. Ich habe diese Ungewissheit satt.«

»Oh?«, sagte Malika.

»Ich liebe ihn. Das wird immer so bleiben. Und ich vermisse ihn auch sehr. Aber ich kann nicht länger auf ihn warten. Wir müssen uns zusammensetzen und reden. Es kommt, wie es kommt. Ich … ich denke tatsächlich, dass ich so weit bin.«

Malika nahm Hannah in den Arm. »Siehst du. Schon wieder ziemlich krass von dir. Aber ehrlich, Han. Du verdienst es, glücklich zu sein.«

»Gut so, Han«, sagte Cassie. »Er ist ein Schwachkopf.«

Hannah wischte sich eine Träne fort, sie wollte das Thema wechseln. Tränen konnte sie heute nicht gebrauchen, für den heutigen Lauf brauchte sie Entschlossenheit. Der intensive Geruch von Eiern und Speck, der aus der Küche durch das ganze Café zog, holte Hannah in die Gegenwart zurück.

In dem Moment ging die Tür auf. Als Cassie die Gestalt im Eingang entdeckte, wirkte sie zunächst überrascht, dann leicht angespannt. Geräuschvoll schob eine junge Frau einen großen Kinderwagen herein, der mit ihrer Handtasche und einer Wickeltasche beladen war. Hannah eilte ihr zu Hilfe und bemerkte, dass die Frau ein kleines blondes Mädchen in einem hübschen rosa Mantel hinter sich herzog.

»Danke«, sagte die Frau lächelnd zu Hannah und schob sich eine rote Locke hinters Ohr.

Als Hannah zu ihrem Platz zurückkehrte, stellte sie fest, dass Cassie versuchte, sich unauffällig hinter einer aufgestellten Speisekarte zu verstecken.

Doch zu spät.

»Cassie! Ich habe dich zufällig durchs Fenster gesehen und dachte, ich schaue kurz rein und sage Hallo.«

Cassie legte die Karte weg und setzte ein Lächeln auf, das durch und durch künstlich wirkte.

»Emily! Hallo!«

Emily räumte Tische und Stühle aus dem Weg, um Platz zu schaffen, dabei kratzte das Holz geräuschvoll über den Boden. Bei dem Lärm verzog Cassie das Gesicht. In dem Kinderwagen gluckste ein Baby mit großen

Augen und richtete den Blick auf Hannah. Sofort war sie gerührt. Das kleine Mädchen stürmte fröhlich auf sie zu.

»*Tante Cass*!«, rief es und warf sich mit solcher Begeisterung auf Cassie, dass alle lächeln mussten.

Während das kleine Mädchen auf Cassies Schoß kletterte, stellte Cassie sie kurz vor.

»Das ist Emily, Jacks Schwester«, sagte sie.

»Bald ihre Schwägerin«, stellte Emily grinsend richtig. »Mein Mann ist arbeiten, darum gehe ich ein bisschen mit den Kindern in den Park.«

»Emily, das sind Hannah und Malika.«

Emilys Blick wanderte über ihre Kleidung. »Oh, ist das der Club, den du trainierst?«

»Ja, genau.« Cassie wandte rasch den Blick ab, beinahe verlegen.

Hannah sah ihr an, dass sie versuchte, gelassen zu bleiben, auch wenn sie ganz offensichtlich wollte, dass Emily wieder ging. Das kleine Mädchen turnte auf Cassie herum, griff nach den Gewürzen und nach Cassies Besteck.

»Hey, Cleo!«, sagte Cassie. »Den Ketchup brauche ich noch. Hast du Lust, demnächst mit Onkel Jack und mir in den Zoo zu gehen? Wie wäre das?«

Bei Cleos Freudenschrei hätte die ganze Straße taub werden können, erst recht das Café.

»Du hast reizende Kinder«, sagte Hannah und merkte, wie Emily vor Stolz errötete.

Hannah musterte diese leicht gehetzt wirkende Mutter in einem mit Gänseblümchen bedruckten Kleid und

Jeansjacke, die mit irgendetwas bekleckert war, und wünschte, sie wäre an ihrer Stelle. Was würde sie darum geben, nur einen Tag mit ihr zu tauschen.

»Danke«, sagte Emily. »Sie sind anstrengend, aber ich liebe sie. Sie sollten erst Jack mit ihnen erleben. Er liebt die Kinder. Stimmt's, Cleo? Onkel Jack hat euch lieb! Das ist übrigens Cleo, und dieser kleine Mann ist Harry. Ausnahmsweise ist er mal ruhig.«

»Willst du dich zu uns setzen?«, fragte Hannah und zog einen Stuhl heraus.

Woraufhin Cassie ihr einen warnenden Blick zuwarf.

Hannah und Malika beobachteten, wie Cassie die kleine Cleo etwas unbeholfen von ihrem Schoß nahm, so als würde sie eine Bombe entschärfen. Als Cleos Gesicht rot anlief und lautes Geschrei drohte, schob Emily sie zurück zum Kinderwagen.

»Wir sehen uns ganz bald, Cleo«, sagte Cassie freundlich. Sie wandte sich an ihre Schwägerin. »Wir frühstücken nur schnell und wollen dann los. Wir müssen trainieren.«

»Training. Ja, natürlich«, sagte Emily und machte eine wegwerfende Handbewegung. »Ach, bevor ich gehe, soll ich demnächst mal vorbeikommen, damit wir die Kleider für die Hochzeit durchgehen können?«

»Ooh, du bist dabei, dir ein Kleid auszusuchen?«, fragte Hannah. »Wie aufregend!«

Einen Moment schien Emily verwirrt. »Ach! Nein, Cassie hat schon ein Kleid. Ich meinte, für Cleo. Es gibt so viele Möglichkeiten. Wir müssen auch so eine Art Probe organisieren. Ich meine, Cleo hat schließlich noch nie Blumen gestreut, wir müssen dafür sorgen, dass sie weiß, was sie zu tun hat.«

Cassie sortierte ihr Besteck zurück. »Die Sache ist die, Em …«

Aufgeregt fiel Emily ihr ins Wort. »Ich habe das schon mit Jack geklärt. Er nimmt uns die Zwerge in der Zeit gern ab.«

»Gut«, sagte Cassie.

»Okay«, sagte Emily. »Wir sind dann weg. Ich ruf dich an, Cass. Kommt, Kinder, verabschiedet euch von Tante Cass.«

Hannah winkte dem lächelnden Baby zu, dann sprang sie auf, um Emily wieder mit der Tür zu helfen und sah ihr einen Moment nach.

»Das war also deine Schwägerin«, stellte Malika fest. »Sie scheint nett zu sein.«

»Hör mir bloß auf«, sagte Cassie.

Cassie knabberte an ihrem Toast, als wollte sie weiteren Erklärungen aus dem Weg gehen. Hannah bemerkte, wie sie erleichtert aufseufzte. Offenbar hatte sie diese glückliche, quirlige Supermutter unbedingt loswerden wollen. Hannah kannte dieses Gefühl – den Schmerz, die Frage, die ihr ständig im Kopf herumging. *Warum nicht ich*? Irgendwann war es ihr sogar schwergefallen, mit Bronwens Kindern zusammen zu sein, Ethan und Josh, den Kindern ihrer engsten Freundin, die sie wie eine leibliche Tante behandelten. Bei ihrem Anblick war ihr schwer ums Herz geworden, weil sie wusste, dass sie ein solches Leben niemals haben würde.

Sie kannte das alles nur zu gut.

Als sie über die hügeligen Wiesen im Stoke Park liefen, das herrschaftliche gelbe Dower House auf der Anhöhe vor ihnen, beobachtete Hannah Cassie mit neuem Interesse. Sie überlegte, was sie ihr alles sagen wollte, war jedoch unsicher, ob sie es wirklich tun sollte. Als Malika ein Stück vorauslief, wagte Hannah es. Sie wusste aus eigener Erfahrung, dass es keinen Zweck hatte, das Thema zu meiden. Sie wollte für ihre Freundin da sein. Ihr helfen.

»Cass, ich bin unsicher, ob ich das ansprechen soll, aber du bist eine gute Freundin, also warum nicht? Ich weiß, was du durchmachst. Ich habe das auch hinter mir. Wenn du also mal reden oder dir Luft machen willst, ich bin für dich da. Ich weiß, dass du eher etwas, nun ja, verschlossen bist, darum wollte ich dir nur sagen, du *kannst* mit mir sprechen.«

Cassie verlangsamte das Tempo. »Verschlossen?«

»Du sprichst nicht viel über dich. Und das ist völlig okay, Cass, aber es ist nicht gut, Sachen in sich hineinzufressen.«

»Han, wovon redest du?«

Hannah rang nach Luft. »Kinder«, sagte sie sachlich. »Ich habe gesehen, wie du mit Emily umgegangen bist. Und mit Anna beim Yoga. Ich kenne das. Glaub mir, Cass. Ich konnte auch keine Kinder bekommen, und das war schmerzhaft. Es hat mich einige Jahre aufgerieben, bis ich es endlich akzeptiert habe. Ab und an habe ich immer noch schlechte Tage, an denen ich Kinder sehe und mich frage, wie mein Leben mit Kindern gewesen wäre. Und ich wünschte, ich hätte damals jemanden gehabt, mit dem ich darüber hätte reden können. Mein Mann hat auch darunter gelitten. Meine beste Freundin konnte mich nicht verstehen. Sie selbst hat zwei Jungs.«

Cassie blieb abrupt stehen. Malika war immer noch ein Stück voraus, lief jetzt allerdings langsamer und sah sich um, wo sie blieben. Einen Moment herrschte Stille, Cassie sah Hannah ungläubig an, und Hannah wünschte, sie hätte den Mund gehalten. Natürlich, das war viel zu persönlich. Sie hatte eine Grenze überschritten.

»Han, ich glaube, das ist ein Missverständnis«, sagte Cassie.

»Ach, ja?«

»Das Problem ist nicht, dass ich keine Kinder bekommen kann. Ich *will* nur einfach keine haben. Niemals. Ich bin bewusst kinderlos.«

17

Hannah

»Bewusst kinderlos?«

Die Worte kamen als Flüstern heraus. Als ob Hannah sie eigentlich nicht aussprechen wollte. Sie hatte schon davon gehört. Sie wusste, was sie bedeuteten, sie hatte in einer Zeitschrift etwas darüber gelesen. In einem von diesen dicken Hochglanzmagazinen, auf denen ein Modell von höchstens zwanzig prangte, das die neuesten Modetrends präsentierte, die sie sich nicht leisten konnte. Um sich von einer bevorstehenden Wurzelbehandlung abzulenken, hatte sie im Wartezimmer beim Zahnarzt darin geblättert und war über den Begriff gestolpert. *Bewusst kinderlos*.

Zunächst hatte sie gedacht, es habe vielleicht etwas mit ihrem eigenen Fall zu tun. Doch schnell hatte sie gelernt, dass es dabei um etwas ganz anderes ging. Es war eine ihr vollkommen fremde Welt, in der die Sehnsucht, die sie empfand und mit der sie im Lauf der Zeit umzugehen gelernt hatte, einfach nicht existierte. Dennoch konnte sie Cassie nicht ganz glauben.

»Ja«, sagte Cassie locker. »Ich bin freiwillig kinderlos. Ich will keine Kinder haben. Ich hatte noch nie mütterliche Gefühle. Und das Problem mit Emily ist, dass sie das nicht akzeptieren kann. Vielmehr akzeptiert es kaum jemand.«

Plötzlich fühlte Hannah sich erschöpft. Freiwillig kinderlos. Das war absurd – zumindest für Hannah. Wer wollte freiwillig auf Kinder verzichten? Cassie hatte alles, was man sich wünschen konnte, und trotzdem lehnte sie die eine Sache ab, die Hannah mehr als alles andere auf der Welt gewollt hatte: Mutter zu sein. Cassie könnte Mutter sein, doch schien sie das für völlig abwegig zu halten.

Hannah öffnete den Mund, um etwas zu sagen, doch sie war kaum zu hören. Sobald sie das Wort ausgesprochen hatte, wünschte sie, sie hätte es nicht getan.

»Warum?«

Cassie fuhr herum und wirbelte dabei mit ihren Laufschuhen Schotter auf. »Weil ich es nicht will. Weil Kinder nicht alles sind. Weil die Vorstellung, schwanger zu sein … nun ja, mich nicht mit Freude erfüllt, das ist einfach so. Ich wollte nie Kinder haben.«

»Nie?«

»Nein. Als ich jünger war, dachte ich, vielleicht bin ich zu jung, vielleicht kommt der Wunsch später. Dann in den Zwanzigern, als alle meine Freundinnen Babys bekamen, verspürte ich immer noch kein Verlangen danach, Mutter zu werden. Ich wartete, aber der Mutterinstinkt stellte sich nicht ein. Natürlich habe ich mich gefragt, warum nicht. Alle meine Freundinnen, mit einigen bin ich aufgewachsen, stürzten sich selig ins Mutterdasein. Dann entwickelten wir uns auseinander, weil ich vermutlich nicht mehr in ihr Leben ›passte‹. Unsere Welten waren zu verschieden. Ich wollte ihr Leben nicht, ich wollte weiterhin reisen und mein eigenes Leben haben. Ich war nicht *bereit*.

Dann in den Dreißigern … nichts. Keine Sehnsucht, keine Angst, dass meine biologische Uhr ablief, obwohl mich alle darauf ansprachen. Alle meinten, es ginge sie etwas an, als ob Frauen wandelnde Brutkästen wären. Als wäre es schräg, wenn wir unserer ›natürlichen Aufgabe‹ nicht nachkommen wollen. Das geht mir ziemlich auf die Nerven.«

Hannah lief neben Cassie her. Es gab so vieles, das sie wissen wollte. Sie wurde von einem seltenen Gefühl erfasst. Eifersucht? Vielleicht. Daran war sie jahrelang gewöhnt gewesen. Doch das hier war anders.

Es war Verlangen. Die Sehnsucht nach etwas, das sie nicht haben konnte, die sie einst bis zur Erschöpfung gespürt hatte. Sie hatte diese Sehnsucht schon länger nicht mehr empfunden, doch jetzt war sie zurückgekehrt.

»Denkst du nie darüber nach?«, fragte Hannah. »Wenn du Kinder siehst oder Mütter, denkst du dann nie, wie anders dein Leben wäre?«

Cassie zuckte mit den Schultern. »Nein, eigentlich nicht. Ich weiß, wenn ich Kinder hätte, wäre ich unglücklich. Das ist kein Leben für mich, und es ist doch sicher besser, auf seine Bedürfnisse zu hören, als ein Leben zu führen, das man nicht haben will, nur weil die Gesellschaft es von einem verlangt. Wenn man einmal Kinder in die Welt gesetzt hat, gibt es kein Zurück mehr.

Die Leute fragen, warum, als ob es merkwürdig wäre,

aber ich finde, das könnte man genauso diejenigen fragen, die Kinder *haben*. Ich mag meine Freiheit, ich gehe gern aus, wann ich will, reise, wenn ich Lust dazu habe. Ich muss mir keine Sorgen um ›die Kinder‹ machen und meine Arbeitszeiten nicht an Schlafenszeiten und Schule anpassen. Mein Leben dreht sich nicht um Kinder.«

»Es tut mir leid«, sagte Hannah. »Ich hab das völlig missverstanden.«

»Stimmt«, sagte Cassie. »Aber danke für dein Angebot, zu reden. Es tut mir leid, dass ich so scharf reagiert habe. Ich habe es einfach nur satt, weil ich das schon mein ganzes Erwachsenenleben lang höre.«

»Keine Sorge«, sagte Hannah. »Zugegeben, für mich ist das schwer, zu verstehen. Es ist so schön, Kinder zu haben, und trotzdem willst du es nicht.«

»Warum keine Adoption?«, fragte Cassie. »Als du festgestellt hast, dass du keine Kinder bekommen kannst? Oder künstliche Befruchtung?«

Hannah schüttelte den Kopf. »Künstliche Befruchtung … Das haben wir probiert. Aber vergeblich. Dann mussten wir irgendwann damit aufhören, weil wir es uns nicht mehr leisten konnten. Ich habe die Hoffnung nicht aufgegeben und immer gedacht, dass vielleicht, *vielleicht*, ein Wunder passiert. Das soll ja vorkommen. Was, wenn ich eine der Glücklichen wäre? Und dann kam ich in die Menopause und wusste, dass der Traum vorbei war. Ich hätte gern ein Kind adoptiert oder auch nur zur Pflege aufgenommen. Wir hatten Platz genug und reichlich Liebe. Aber Dan … na ja, er wollte eigene Kinder haben.«

Hannah sah zu dem wolkenlosen blauen Himmel

hinauf, und ihre Welt verfinsterte sich, wie so oft, wenn sie daran dachte, wie Dan sich damals verhalten hatte. *Ich will eigene Kinder haben*, hatte er gesagt und das Thema Adoption sofort vom Tisch gewischt. Hannah wünschte manchmal, sie könnte die Zeit zurückdrehen und noch einmal für ihre Bedürfnisse eintreten. Ihm sagen, dass ihr das egal sei. Dass es für das Elternsein keine Bedeutung habe, ob es *leibliche* Kinder waren oder nicht.

Es gab eine Zeit, da wollte sie spüren, wie ein Baby in ihr heranwächst. Sie sehnte sich nach der Erfahrung, schwanger zu sein, mit allen Höhen und Tiefen. Sie träumte davon, zusammen mit Bronwen schwanger zu sein, um noch wertvollere Momente mit ihr teilen zu können. Dass sie zusammen zu Babykursen, zum Einkaufen und mit den Kindern in den Park gingen und sich über diese neue, wundersame Phase in ihrem Leben unterhalten könnten. Vielleicht hätte sie gern ein eigenes Baby gehabt, aber letztlich wusste Hannah, dass die Geburt nichts damit zu tun hatte, ob man eine richtige Mutter war.

»Es tut mir leid, Han«, sagte Cass. »Dan ist wirklich ein Schwachkopf. Ich kann ihn gern mit einem weiteren Fluch belegen, wenn du willst. Das machen wir alten kinderlosen, einsamen Jungfern doch. Vor einigen Jahrhunderten hätte man mich vielleicht verbrannt.«

Hannah musste unwillkürlich lachen. »Apropos Männer …«, sagte sie vorsichtig, »wie denkt Jack darüber?«

»Jack empfindet genauso«, sagte Cassie. »Das haben wir gleich am Anfang geklärt. Jack ist froh, dass er kein Vater sein muss. Das einzige Problem ist Emily.«

»Wie das?«

»Sie versucht ständig, uns vom Kinderkriegen zu überzeugen. Tief im Innern weiß ich, dass Emily kein schlechter Mensch ist. Aber irgendwie glaubt sie, dass Mutter zu sein das einzig Wichtige auf der Welt ist. Es vergeht kein Besuch, bei dem sie nicht versucht, mich zu überreden, noch mal darüber nachzudenken. Ständig sagt sie Dinge wie ›Du wärst so eine tolle Mutter!‹ und ›Hast du keine Angst, im Alter niemanden zu haben, der sich um dich kümmert?‹. Aber einige von uns wollen kein Leben führen, in dem sie nicht allein auf die Toilette gehen können oder stundenlang *PAW Patrol* sehen müssen. Ich mag mein Leben. Es ist schön, friedlich. Ich wünschte, die Leute würden aufhören, mich von etwas anderem überzeugen zu wollen.«

Fassungslos ging Hannah über den Schotterweg. Vor ihnen hatte Malika in der Sonne angehalten, um sich zu dehnen. Cassies Eröffnung war ein Schock.

»Hör zu, Han, es tut mir leid, was du durchgemacht hast. Ich wollte nur, dass du die Wahrheit kennst, das ist alles. Vielleicht denkst du, dass Emily reizend und liebenswert ist, und, ja, das ist sie, aber sie ist auch eine Nervensäge, weil sie Jack und mich ständig unter Druck setzt, dass wir ein Baby bekommen sollten. Es ist, als würde sie uns nicht glauben und denken, wenn sie uns ihre Kinder aufzwingt, würden wir unsere Meinung schon noch ändern. Sie sagt: ›Eines Tages wirst du welche haben wollen.‹ Weißt du, wie nervig das ist, wenn man das ständig hört?«

Hannah schüttelte den Kopf.

»Ziemlich nervig. Vor allem, nachdem ich jetzt verlobt bin. Ich habe Angst, dass mich die Leute bei der Arbeit darauf ansprechen. Sobald sie den …« – sie hob die Hand mit dem Verlobungsring – »sehen, beginnt das Verhör. Wenn ich die Wahrheit sage, sehe ich ihren Gesichtsausdruck. Sie finden mich seltsam. Oder meinen, ich würde es nur leugnen. Oder ich wollte verheimlichen, dass ich keine Kinder bekommen kann. Was ist so *schrecklich* daran, wenn man keine Kinder haben will? Meine Eltern sind genauso. ›Wann schenkst du uns ein Enkelkind, Cassandra?‹ Versteh mich nicht falsch, ich liebe Cleo und Harry. Ich habe nichts gegen Kinder, überhaupt nicht. Ich liebe sie. Ich will nur keine eigenen haben. Und was unsere Hochzeit angeht, die würde ich ehrlich gesagt am liebsten im kleinen Kreis feiern. Nur mit ein paar Freunden. Aber Emily besteht darauf, dass die Kinder eine Rolle dabei spielen, als ob es bei der Hochzeit nur um Cleo ginge. Jack kann sich nicht überwinden, Nein zu sagen.«

Sie liefen weiter den Weg hinunter, und Hannah ging vieles durch den Kopf. So viele Wörter, so viele Fragen, so viele kleine Dinge, die sie zu verstehen versuchte.

»Ich fand es auch schrecklich, wenn mich jemand darauf angesprochen hat«, gab Hannah zu. »Hinterher. Als ich wusste, dass es einfach nicht passieren würde. Die Leute haben gedacht, ich würde warten oder es wäre nicht der richtige Zeitpunkt. Anfangs gefiel mir das. Die Leute fragten mich, ob wir es ›versuchten‹, und ich kicherte und war ganz aufgeregt. Ich konnte es kaum erwarten, ein Baby zu bekommen. Doch später war es furchtbar. Die Leute sahen mich mitleidig an. Ich verstehe einfach nicht, wie … Ich habe mir nichts mehr als eine Familie gewünscht. Und du hast Jack und könntest eine Familie haben, und …«

Sie verstummte, als sie Cassies verächtliches Schnaufen hörte. »Warum reicht es nicht«, fragte Cassie, »einfach nur glücklich zu sein?«

»Aber was, wenn du deine Meinung änderst?«

Cassie warf Hannah einen warnenden Blick zu. »Meine Meinung ändern? Ich bin jetzt sechsunddreißig, Han. Das wäre dann wohl schon passiert.«

»Stimmt«, gab Hannah zu und dachte nach.

Welche Frau wollte nicht die schöne Erfahrung machen, Mutter zu werden? Es fiel ihr immer noch schwer, es zu verstehen.

Cassie beschleunigte das Tempo und lief zu Malika, ihr verärgertes Gesicht blieb Hannah im Gedächtnis.

Das Gespräch war zu Ende.

18

Malika

Malika schaute auf die Uhr hinter dem Tresen und klammerte sich nervös an ihren Kaffeebecher. Neben dem Klappern von Geschirr und den Stimmen der Gäste am Nachbartisch hörte sie, wie die Zeit verstrich, und mit jeder Sekunde schien ihr Kaffee kälter zu werden. Malika hoffte, dass er reichte. Tim war elf Minuten zu spät.

Eigentlich hatte Malika keinen Kaffee trinken wollen. Ihre Nerven spielten verrückt und machten sie auf vertraute Weise hibbelig, doch sie konnte nicht einfach ohne etwas dasitzen. *Vielleicht war es doch eine dumme Idee*, dachte sie und suchte durch das Fenster des Cafés die Ladenreihe nach jemandem ab, der wie ein Journalist aussah. *Vielleicht musste er umdisponieren*, überlegte sie weiter und trank einen lauwarmen Schluck. Vielleicht gab es etwas Dringenderes, eine Titelgeschichte.

Während sie weiter darüber nachdachte, beschloss sie, nach Hause zu gehen, doch als sie gerade aufstand, knarrte die Tür und kündigte einen neuen Gast an. Sie sah einen Mann hereinkommen … groß, blond, weißes T-Shirt unter einem schicken Sakko. Er blickte sich um, bis sein Blick ihren kreuzte. Eilig setzte sie sich wieder.

»Malika?«, fragte er. »Malika Sade? Ich bin Tim. Haben wir telefoniert?«

»Hallo!«, sagte Malika strahlend. »Freut mich.«

»Bitte entschuldigen Sie die Verspätung«, sagte Tim. »Ich habe im Verkehr festgesteckt. Möchten Sie noch etwas trinken, bevor wir anfangen?«

Malika verneinte und beobachtete, wie Tim zum Tresen ging, um sich ein Getränk zu besorgen. Ihre Hände zitterten leicht. *Mache ich das gerade wirklich?*

Als sie Blumen an Abbies Unfallstelle gebracht und das Auto um die Ecke hatte rasen sehen, war Malikas Trauer in Wut umgeschlagen. Anscheinend hatte der Fahrer weder sie noch den Strauß bemerkt, den sie an dem Laternenpfahl befestigt hatte. Malika war derart aufgebracht gewesen, dass sie sich am liebsten auf den Fahrer gestürzt und ihn angeschrien hätte. Doch selbst wenn er so langsam gefahren wäre, dass er sie hätte hören können, wäre das sinnlos gewesen.

Stattdessen war Malika wild entschlossen in ein nahe gelegenes Café gestürmt und hatte der *Bristol Post* von ihrer Sorge berichtet. Den Marathon, Abbie, *Die Bremse* … alles hatte sie in die E-Mail geschrieben und sie abgeschickt, ehe sie es sich anders überlegen konnte.

Wie hatte sie da ablehnen können, als Tim sie vor zwei Tagen anrief und um ein Interview bat? Schließlich wollte sie so viel Geld wie möglich für den guten Zweck sammeln, da konnte etwas Aufmerksamkeit nicht schaden. Sie hatte sogar ihre Laufsachen angezogen, um anschließend nach Hause zu laufen.

Tim kehrte zurück und stellte vorsichtig seinen Kaffee

auf dem Tisch ab. Malika hatte vorgeschlagen, sich in einem Café zu treffen und nicht bei ihr zu Hause, in ihrer vertrauten Umgebung, in der sie sich in sich zurückzog.

»Danke, dass Sie gekommen sind«, sagte er. »So ein Marathon ist eine ziemlich aufregende Sache. Als ich Ihre E-Mail bekommen habe, dachte ich … wow. Sie haben ja ganz schön Energie. Wir berichten in den kommenden Wochen in unterschiedlicher Art über den Marathon, darum würde ich gern mehr darüber wissen, warum Sie sich angemeldet haben. Wäre es in Ordnung, wenn ich auch ein Foto von Ihnen mache?«

Malika nickte. »Klar.«

»Laufen Sie zum ersten Mal mit?«, begann Tim, holte ein Notizheft heraus und schlug es auf.

»Ja. Ich hätte nie gedacht, dass ich das könnte. Ich *wollte* es auch nie. Meine Freundin Abbie hat mir das Versprechen abgenommen, eines Tages mit ihr zu laufen. Ich habe immer im Scherz gesagt, dass ich es tun würde, und dachte, *das wird sowieso nie passieren!* Doch als sie gestorben ist, ist mir klar geworden, dass es jetzt nicht mehr passieren *kann*. Ich habe die Chance verpasst, mit ihr gemeinsam zu laufen, und das bedaure ich. Darum laufe ich jetzt *für* sie.«

»Und haben Sie jemals Sport gemacht?«

»Nie! Mein Bruder Khari ist bei uns in der Familie die Sportskanone.«

»Und was sagt Ihre Familie zu Ihrem Vorhaben, zweiundvierzig Kilometer zu laufen?«

Malika lächelte. »Sie ist stolz, glaube ich. Mein Bruder

ist es auf jeden Fall. Ich glaube, es hat keiner damit gerechnet, dass ausgerechnet ich so eine Distanz laufe.«

Sie dachte an Khari und seine Auszeichnungen. Vielleicht hatte sie irgendwann ihre eigene Medaillensammlung. Zum ersten Mal fühlte sich sich wohl in ihrer Rolle als Außenseiterin. Und sie wusste, dass Khari ihr die Daumen drückte.

Tim trank einen Schluck Kaffee. Malika lehnte sich zurück und hoffte, dass man ihr die Nervosität nicht anmerkte.

»In Ihrer E-Mail haben Sie erwähnt, dass Sie sich einem Laufclub angeschlossen haben. Können Sie mir etwas mehr darüber erzählen?«

Als sie ihm von ihrem zufällig entstandenen Laufclub berichtete, entspannte sich Malika. Sie erzählte ihm, wie sie das Training mit den beiden Frauen genoss, die für sie inzwischen Freundinnen geworden waren. *Freundinnen*. Sie fragte sich, ob die anderen dasselbe von ihr dachten, und hoffte mehr als alles andere, dass dem so war. Sie waren ein ungleiches Trio, das sich dennoch gut verstand. Die quirlige, lustige Hannah und die ernste, freundliche Cassie, die die Neulinge unter ihre Fittiche genommen hatte.

Manchmal fragte sie sich, ob bei den Ereignissen der letzten Wochen das Schicksal seine Hand im Spiel gehabt hatte. Dass sie Abbies Medaille in der Schublade gefunden, Cassie und Hannah zufällig im Park kennengelernt hatte … das alles war zu schön, um wahr zu sein. Und in manchen Nächten lag sie in der Dunkelheit und fragte sich, ob vielleicht, nur vielleicht, Abbie mitmischte?

Organisierte ihre Freundin das alles aus dem Jenseits für sie? Der Gedanke war albern, das war ihr klar, aber trotzdem konnte sie ihn nicht beiseiteschieben.

»… darum haben wir beschlossen, weiter zu trainieren. Cassie ist so eine Art inoffizielle Anführerin. Sie ist toll. Laufen ist ihr Leben, mit ihrer Hilfe sind wir in den wenigen Wochen schon ziemlich weit gekommen.«

Tim schrieb eifrig mit, während Malika ihm alles über Running into Trouble berichtete.

»Wir treffen uns mittwochs im Victoria Park.«

»Um wie viel Uhr?«, wollte Tim wissen.

»Abends um sieben. Manchmal laufen wir auch zwischendurch zusammen, aber Mittwoch ist Clubtag.«

Tim beugte sich vor und taxierte Malika mit ernstem Blick. »Hat das Laufen Ihnen dabei geholfen, mit der Situation fertig zu werden? In Ihrer E-Mail haben Sie von Trauer gesprochen, von Depressionen. Wie fühlen Sie sich beim Laufen?«

Malika zögerte. Plötzlich fiel ihr ein, wie viel sie in der E-Mail offenbart hatte, ohne dass es ihr bewusst gewesen war. Doch es war ihr egal, weil sie Abbies Geschichte loswerden wollte. Sie wollte dafür sorgen, dass ihre Freundin nicht in Vergessenheit geriet.

Malika holte tief Luft. »Nun ja, das wollte ich eigentlich nicht alles erzählen … Sie werden das doch wohl nicht in dem Artikel erwähnen, oder?«

Tim lächelte sie warmherzig an. »Sie müssen mir nichts erzählen, was Sie nicht erzählen wollen.«

Malika überlegte. »Danke. Ich bin nicht gut mit Abbies Tod zurechtgekommen. Darüber habe ich eigentlich nicht gesprochen. Aber durch das Laufen ging es mir deutlich besser. Anfangs war es schwer. Ich wollte noch nicht mal das Haus verlassen, aber wenn man sich zu einem Marathon angemeldet hat, lässt sich das kaum vermeiden.«

Sie erinnerte sich an das Gefühl, wie der Marathon bedrohlich über ihr geschwebt hatte, bis sie sich aufgerafft hatte und gelaufen war.

»Nachdem Abbie tot war, wollte ich nirgendwo hingehen, nichts unternehmen. Das ist immer noch so. Wie ferngesteuert bin ich zur Arbeit gegangen, und eine Zeit lang war ich unsicher, ob sich das jemals ändern würde, ob die Dinge jemals wieder normal würden. Alle sagen, das vergeht, man sollte jeden Tag nehmen, wie er kommt. ›Du schaffst das‹ ist leicht gesagt, aber keiner sagt einem, wie. Ich bin durchs Leben gelaufen, als würde ich durch Treibsand gehen – ich konnte mich kaum bewegen –, und ich dachte, das Laufen würde es nur noch schlimmer machen. Doch es hat mir geholfen, mit der Situation zurechtzukommen.« Sie wurde rot. »Das war vertraulich.«

Tim ließ den Stift fallen und hob die Arme, als würde er sich ergeben. »Kein Problem für mich. Also, wie läuft es mit dem Spendensammeln? Haben Sie schon was eingenommen?«

Malika grinste. »Ja! Fast sechshundert Pfund. Es klappt gut. Wir laufen für *Die Bremse*, die Wohltätigkeitsorganisation für mehr Sicherheit auf den Straßen.«

Tim hustete. Er sah Malika mit ernster Miene an, dann blätterte er eine Seite in seinem Notizheft um.

»Danach wollte ich Sie fragen«, begann er. »Ich verstehe, dass Abbie Radfahrerin war und bei einem Verkehrsunfall ums Leben gekommen ist. In Ihrer E-Mail haben Sie Sorge um die Sicherheit auf den Straßen der Stadt geäußert. Es heißt, es würden weitere Dreißigerzonen in der Stadt eingerichtet. Was halten Sie davon? Als man sie vor einigen Jahren eingeführt hat, gab es eine Menge Widerstand. Viele Autofahrer sind nicht gerade begeistert von der Idee.«

Malika nahm einen Schluck kalten Kaffee, nur um sich einen Moment zu fassen. Ihr Herz begann, zu rasen.

»Wahrscheinlich, weil sie es nervig finden. Wenn sie einen geliebten Menschen auf den gefährlichen Straßen verloren hätten, fänden sie es nicht lästig. Abbie war sofort tot. Der Fahrer hat sie nicht gesehen, er ist viel zu schnell um die Ecke gebogen. Keiner von beiden konnte mehr bremsen. In einem Moment war sie noch da, im nächsten war sie tot. Ich weiß, Unfälle passieren, aber vielleicht wäre dieser zu verhindern gewesen. Vielleicht wäre Abbie noch am Leben, wenn der Wagen dreißig gefahren wäre.«

»Fahren Sie Auto?«, fragte Tim.

»Nein«, erwiderte sie scharf, seine Frage ärgerte sie etwas. »Spielt das eine Rolle? Ich würde die Einschränkungen trotzdem unterstützen. Es gibt so viele Verkehrstote, dass wir gar nicht mehr richtig darüber nachdenken. Die Leute sagen ›wie schrecklich‹ und gehen weiter ihrem Alltag nach. Warum sollte es in den Nachrichten vorkommen, wenn es ständig passiert?« Malika hielt inne. »Es tut mir leid, das war nicht okay. Aber wenn die Chance besteht, die Dinge zu verbessern, ergreife ich sie.

Ich will nicht, dass Abbies Tod nur eine Zahl in der Statistik ist.«

Tim nickte. »Danke. Das ist perfekt.«

Überraschenderweise war das Interview gar nicht so nervenaufreibend gewesen wie gedacht. Malika hatte damit gerechnet, dass es deutlich förmlicher ablaufen würde, aber als sie mit Tim das Café verließ und noch kurz für ein Foto posierte – dankbar, dass sie sich für ihre Laufsachen entschieden hatte –, war sie froh. Froh, dass sie ihrer Wut Luft gemacht hatte, dass sie half, Abbies Geschichte zu verbreiten … Mit jemandem über alles gesprochen zu haben, fühlte sich an, als sei eine schwere Last von ihren Schultern genommen worden. Sie lief den ganzen Weg zurück nach Hause. Und diesmal lächelte sie.

19

Hannah

»Na, was für eine Tortur erwartet uns heute?«, fragte Hannah von der Rückbank in Cassies Wagen.

»Hey! Nichts Schlimmes«, antwortete Cassie. »Ich verrate kein einziges Wort, bis wir da sind, aber ich dachte, wir könnten unseren langen Lauf an diesem Wochenende mal ein bisschen anders gestalten. Darum habe ich uns zu etwas angemeldet.«

Malika warf Hannah einen ängstlichen Blick zu. »Oh, oh.«

»Du hast *was*?«, fragte Hannah ungläubig.

»Wie gesagt. Kein. Einziges. Wort.«

Hannah kapitulierte, lehnte sich auf dem Rücksitz zurück und schaute aus dem Fenster, vor dem die Stadt vorbeizog. Cassie bog in eine viel befahrene Straße Richtung Keynsham ab, als Malika sich mit ihrem Smartphone zu Hannah umdrehte.

»Mädels! Wir haben … Trommelwirbel … achthundert Pfund zusammen! In den letzten zwei Tagen haben wir einige Spenden erhalten. Sind die von deinen Kollegen, Cassie?«

»Schuldig«, sagte Cassie grinsend.

»Das ist fantastisch.« Malika streckte den Arm aus, um ein Selfie von ihnen dreien zu machen.

Hannah lächelte breit, auch wenn sie nicht gerade fröhlich gestimmt war.

»Achthundert Mäuse«, sagte Malika. »Damit habe ich niemals gerechnet.«

»Ich bin dran«, sagte Hannah und hielt ihr Telefon hoch, um ebenfalls ein Selfie zu machen.

In letzter Zeit hatte ihr Instagram-Account ein paar neue Follower aus der Laufgemeinde angezogen. Deren Feeds hatten sie noch mehr angespornt. Als sie das Bild hochlud, bemerkte sie eine neue Mitteilung.

»Das ist merkwürdig«, sagte Hannah. »Dan hat ein paar von meinen Posts ›gelikt‹.«

»Wirklich?«, fragte Cassie.

»Ja«, bestätigte Hannah. »Warum tut er das?«

Hannah scrollte durch Dans Account und stellte fest, dass er nicht viele Fotos und nur drei Follower hatte, wovon einer Sophia war. Die Bilder waren nicht besonders einfallsreich, hauptsächlich Schnappschüsse von Ausflügen oder einem Glas Bier. Normalerweise nutzte Dan keine Social Media, er verstand den Sinn nicht. Vermutlich hatte ihn Sophia dazu animiert.

»Merkwürdig«, sagte Malika.

Sehr merkwürdig, dachte Hannah. Aber zugegeben, sie freute sich darüber.

Als sie auf einem Parkplatz hielten, musterte Cassie das Gelände. Nachts hatte es heftig geregnet, sodass der Parkplatz voller Pfützen war.

»Hmm«, machte sie und öffnete mit gerunzelter Stirn

den Kofferraum des Wagens. »Als ich uns angemeldet habe, habe ich nicht damit gerechnet, dass es die Nacht davor regnen würde. Bitte seid nicht sauer.«

»Warum sollten wir sauer sein?«, fragte Malika. »Cass … was hast du gemacht?«

»Das wird mir nicht gefallen, oder?«, fragte Hannah, als Cassie jeder von ihnen ein buntes Papier mit einer Startnummer reichte.

Hannah starrte auf die Nummer.

»Ihr müsst nur für den Notfall das kleine Formular auf der Rückseite ausfüllen«, sagte Cassie, »und es dann an eure T-Shirts heften. Sicherheitsnadeln habe ich dabei. Ich habe uns zu einem Trail Run angemeldet!«

Grinsend wedelte Cassie mit den Händen und wartete auf die begeisterte Reaktion der anderen, doch die sahen sie mit besorgter Miene an.

»Ein Trail Run?«, fragte Hannah. »*Notfall*?«

»Du meinst … Hügel?«, fragte Malika. »Nasse, matschige Hügel?«

Cassie deutete in die Ferne. Die anderen folgten ihrem Blick über ein gepflegtes Spielfeld, hinter dem sich ein weitläufiges Waldgelände mit hohen Bäumen erstreckte.

»Nun ja, den einen oder anderen«, gab Cassie zu. »Es sollte nicht zu heftig sein. Es sind nur sechs Kilometer. Glaubt mir, ich habe schon Schlimmeres gemacht. Im Park und am Hafen laufen wir immer im flachen Gelände. Ich dachte, wir könnten mal eine Abwechslung vertragen. Was meint ihr?«

Hannah zog an den Ärmeln ihres Hoodies. Weil es nach dem nächtlichen Regen frisch war, hatte sie sich etwas Wärmeres angezogen. »Ich weiß nicht. Denkst du, das schaffen wir?«

»Idealerweise braucht man für einen Trail Run spezielle Schuhe«, sagte Cassie und hob ein Bein. Sie trug Schuhe mit einer besonders dicken Sohle.

Typisch Cassie, immer perfekt vorbereitet.

»Aber das dürfte kein Problem sein, es ist ja nur eine kurze Strecke. Es gibt einige Steigungen, deshalb geht es bei diesem Lauf mehr um Ausdauer und Technik als um Schnelligkeit. Es ist nur … nun ja, vielleicht wird es ein bisschen matschig, denkt daran.«

Hannah sah hinunter auf ihre Laufschuhe, ihre wunderschönen Laufschuhe, die sie bis jetzt so sauber gehalten hatte, und stellte sich vor, wie sie mit einer dicken braunen Schlammschicht aussehen würden.

»Das wird lustig«, bemerkte Cassie, als hätte sie ihre Gedanken gelesen.

»Gut. Also los!«, sagte Hannah.

Sie befestigten ihre Startnummern an der Kleidung und stapften über den Parkplatz zu dem Feld. Es waren allerhand Läufer gekommen, einige dehnten sich bereits. Die meisten waren wie Cassie mit speziellen Schuhen und Handschuhen ausgestattet und wirkten entschlossen. Als sie sich in kleinen Gruppen sammelten, begann Malika, auf der Stelle zu hüpfen.

»Ich habe Angst«, sagte sie, als das Waldgelände immer näher rückte. »Mit dieser Startnummer komme ich mir wie bei einem richtigen Wettkampf vor. Und mit der Startlinie. Und mit all diesen Leuten.«

»Alles okay?«, fragte Cassie.

»Nein.« Malika atmete tief und gleichmäßig durch. »Ich meine, das scheint ja ganz okay zu sein, aber ich habe trotzdem Angst. Was, wenn ich es nicht schaffe? Und das ist nur ein kleines Rennen – verglichen mit einem Marathon jedenfalls. Manchmal will ich einfach aufgeben.«

»Beruhige dich, Mal. Wir sind bei dir. Ich weiß, wie aufregend das ist«, sagte Cassie. »Alles wirkt so ernst, wenn man mit den anderen an der Startlinie steht. Man denkt automatisch, alle anderen wären besser oder schneller als man selbst. Aber das stimmt nicht. Und ganz ehrlich: Es ist auch egal.

Beim Marathon werdet ihr viele unterschiedliche Leute sehen: professionelle Athleten und ehrgeizige Läufer … aber es werden auch Körperbehinderte mitlaufen. Ich habe Leute gesehen, die nur ein Bein hatten und die Strecke bewältigt haben, weil sie es sich vorgenommen hatten. Und es gibt Leute, die es einfach aus Spaß machen, und welche, die sich verkleiden … Es ist für jeden was dabei.

Geht es hier langsam an. Es ist kein richtiges Rennen, es ist mehr ein Trainingslauf. Ich habe uns unter anderem angemeldet, damit ihr einen Eindruck bekommt, wie sich so ein Wettkampftag anfühlt, damit ihr wisst, was euch erwartet. Außerdem musste ich schließlich auch mit euch bauchtanzen, und das ist meine Rache.«

Malika lachte. »Tut mir leid«, sagte sie schließlich. »Ich hatte nur einen schwachen Moment.«

Sie folgten den anderen Läufern, die über das Feld Richtung Startlinie gingen. Hannah bemerkte ihre selbstsicheren Schritte. Vorsichtig trottete sie hinterher und musterte die hohen, wenig einladenden Hügel vor sich. Alle waren erpicht darauf, zu starten. Sie nahmen ihre Plätze ein. Dann ertönte eine Pfeife, und es ging los.

»Äh, Leute? *Hilfe*?!«

Hannah stand am Fuß einer kleinen Steigung und gab ihr Bestes, um hinaufzulaufen, doch immer wieder rutschten ihre Füße im Matsch aus. Die Erhebung mochte nicht hoch sein, aber verglichen mit den Hügeln, die sie in den zwanzig Minuten seit dem Start bewältigt hatten, war dieser heimtückisch. Sie waren nicht einfach nur gelaufen, sie waren geklettert, gegangen, unsicher an einer Flussböschung entlanggejoggt und zu Beginn des Laufs durch dicken Matsch gelaufen, der ihre Beine bis zu den Knien hinauf bedeckte. Auf ihre einst so sauberen Laufschuhe achtete Hannah schon lange nicht mehr. Begleitet von schmatzenden Geräuschen, hatten sie das letzte Hindernis überwunden – einen mit Bäumen gesäumten steinigen Pfad, der sie zwang, langsamer und vorsichtiger zu laufen – und standen jetzt vor dem Hügel.

»Okay, den Regen habe ich eindeutig unterschätzt«, gab Cassie zu. Mit einer behandschuhten Hand packte sie einen dicken Ast, mit der anderen Hannah und zog sie zu dem flachen Weg hoch, wo sie sicher war. »Ich habe nicht damit gerechnet, dass es so schlimm wird.«

»Keine Sorge, die Leute zahlen eine Menge Geld für ein Schlammbad«, sagte Hannah. »Soll gut für die Haut sein.«

Sie folgten weiter der Strecke, die von dem festen Weg

in ein Waldstück führte, dessen Boden uneben und mit gefährlichen Baumwurzeln gespickt war. Er war bereits ziemlich ausgetreten und rutschig.

Die vor ihnen liegende Strecke wirkte abenteuerlich. Ordner mit Signalwesten standen bereit, um sie zur nächsten Hürde zu leiten – einem weiteren matschigen Waldweg. In der Luft hing der feuchte Geruch von Regen und Schlamm, sie wichen Nesseln und Ästen aus und versuchten, mit den anderen mitzuhalten.

»Ist es verrückt, dass es mir doch Spaß macht?«, keuchte Malika, als sie über eine Lichtung liefen, an der ein Ordner ihnen aufmunternd etwas zurief.

»Wie schön, dass *du* dich amüsierst«, lachte Hannah. »Ich bin voller Matsch.«

Entmutigt betrachtete sie die grüne Umgebung und die anderen Läufer, die ebenso dreckig waren wie sie selbst. Einige überholten sie mit einem entschlossenen Ausdruck im Gesicht. Andere zögerten wie sie und versuchten, zu lächeln, während sie sich durch Dornenbüsche und überhängende Äste kämpften.

»Wir haben fast die Hälfte geschafft«, informierte Cassie sie.

»Was?«, fragte Malika. »Wir haben noch nicht einmal die Hälfte?«

Sie liefen zur nächsten Lichtung und dann Richtung Ufer. Ein Ordner führte sie zu einem sicheren, jedoch wieder äußerst matschigen Weg.

»*Das* sieht ja vielversprechend aus«, bemerkte Hannah.

»Nimm meinen Arm!«, sagte Malika. »Zusammen schaffen wir das.«

Vorsichtig und mit verschränkten Armen stapften sie voran und versuchten, etwas Tempo zu machen. Neben ihnen die steile Flussböschung, unten glitzerte die Morgensonne auf dem Wasser. Sie versanken im Matsch und lachten unter Cassies wachsamem Blick, die ihnen eine Hand reichte. Doch der Matsch war zu schwer, zu glitschig.

Hannah arbeitete sich voran, verlor jedoch plötzlich die Kontrolle über ihre Beine, und ehe sie sichs versah, landete sie auf ihrem Hintern.

»Oh, nein«, murmelte sie, als sie merkte, dass sie rutschte. Es war, als würde sie in Zeitlupe stürzen. Mit den Beinen voran glitt sie die Böschung hinunter. »Nein, nein, nein …«

Reflexartig umklammerte sie Malikas Hand und zog sie mit sich nach unten.

»Neiiiin!«, rief Malika. »Hannaaaah!«

Doch es war zu spät. Auf ihrem Po rutschte Hannah geradewegs auf den Fluss zu. Malika hielt sie weiterhin fest, bis sie beide mit einem fiesen Platschen im Wasser landeten.

Bis zur Taille stand Hannah im Fluss und schlug wie wild um sich, während sie die Menge über sich rufen und vor Schreck nach Luft schnappen hörte.

»Fuck!«, schrie sie und wischte sich das matschige Haar aus dem Gesicht. »*Ist das kalt*!«

»Hannah! Malika!«, ertönte Cassies Stimme. Hannah drehte sich um und sah sie mit zwei Ordnern oben an der Böschung stehen.

Hannah und Malika wateten durch das Wasser, wobei

der Matsch in ihren Schuhen ihnen den Ausstieg erschwerte. Zum Glück war die Strömung nicht stark.

»Ich habe zwar von Wasser geträumt«, sagte Hannah, »dabei hatte ich allerdings eher an eine Luftmatratze in einem Swimmingpool gedacht und nicht daran, von dem verdammten Avon mitgerissen zu werden.«

»Sieh mal da oben«, sagte Malika und zeigte zur Böschung hinauf, wo andere Läufer inzwischen ungerührt weiterliefen, ohne auch nur einen Blick auf sie zu werfen. »Die sind offenbar wild entschlossen, ihre persönliche Bestzeit zu schaffen.«

»Wahrscheinlich ist es das Beste, wenn sie uns nicht beachten«, sagte Hannah. »Das ist echt peinlich.«

Cassie winkte von oben. Sie stand gefährlich nah am Rand.

»Bleibt da!«, rief sie eindringlich. »Bleibt ruhig! Wir kommen und holen euch da raus. Ich … oh … oh nein …«

»Cassie!«, rief Malika warnend, doch zu spät.

Oben am Flussufer geriet Cassie in ihren erstklassigen Trail-Laufschuhen ins Rutschen, fiel und schlitterte ebenfalls den Hügel hinunter. Alle sahen erschrocken zu, wie sie eine Art Rolle machte und dann abrupt halb im Wasser stoppte.

»Oh, mein Gott!«, schrie sie mit panischem Gesichtsausdruck, während sie versuchte, aus dem Fluss zu kommen.

In der Nähe verdrehte der erste Ordner, ein großer ernster Mann, verzweifelt die Augen.

»Bleib ruhig«, wiederholte Hannah lachend ihre Worte.

»Was? *Warum lacht ihr*? Ich bin nass. Wir sind *alle* total nass.«

»Also mal ehrlich«, sagte Malika, »das *ist* lustig.«

Hannah konnte nicht anders, als zu lachen, auch wenn sie betete, dass niemand ein Handy herausholte und einen Schnappschuss von ihnen machte, um ihn irgendwo zu posten. Hannah war froh, dass auch Cassie im Matsch steckte. Es bedeutete, dass sie doch nicht ganz so perfekt war.

»Mein Telefon! Und meine Uhr. Mist, Mist, *Mist*!«, schrie Cassie. »Wahrscheinlich ist beides kaputt. Warum dachte ich, dieser Lauf wäre eine gute Idee?«

»Und darum kann es von Vorteil sein, das Telefon im BH aufzubewahren«, sagte Hannah.

Malika fasste Cassies Arm. Beide zitterten und waren von oben bis unten mit Schlamm bedeckt.

»Du hättest nicht versuchen sollen, uns zu helfen, Cass. Wir hätten das schon geschafft.«

»Aber es ist meine Schuld«, sagte Cassie. »Ich hätte euch nicht herbringen dürfen. Ich wusste, dass es geregnet hat. Ich habe nicht gedacht, dass die Strecke so gefährlich ist. Keine Sorge, ich werde mich beschweren. Die hätten den Lauf absagen müssen. Was, wenn etwas Schlimmeres passiert wäre?«

»Es ist aber nichts Schlimmeres passiert«, sagte Hannah. »Schon okay, Cass. Beruhige dich. Es war *lustig*. Peinlich? Ja. Aber völlig okay. Niemand hat uns *wirklich* gesehen, und wir sind alle heil geblieben. Wir müssen nur hier rauskommen und schnell ins Trockene.«

»Mir tut es um dein Auto leid«, sagte Malika und

beobachtete, wie Cassie blass wurde, als ihr dämmerte, wie ihr Auto nach der Fahrt aussehen würde.

Zwei Ordner kämpften sich durch den Matsch und kamen mit unsicheren Schritten die Böschung herunter.

»Seht euch die an«, sagte Malika, deren Füße im Schlamm versunken waren. »Wie es aussieht, sind wir gleich alle im Wasser.«

»Mädels! Haltet durch, wir holen euch da raus«, schrie der größere der beiden Ordner, als würden sie sie aus einer Geiselnahme befreien oder aus einem brennenden Gebäude retten und nicht aus seichtem Gewässer.

Hinter ihm folgte mit unsicheren Schritten sein Kollege, ebenfalls bemüht, sich auf dem abschüssigen Gelände aufrecht zu halten. Als Hannah sein Gesicht sehen konnte, erstarrte sie.

Diese Augen. Die Haare. Dieses Gesicht kannte sie nur zu gut. Sie hatte es im Blaulicht leuchten sehen.

Constable Carrigan.

»Oh, nein, gib mir Deckung, schnell!«, sagte Hannah und duckte sich hinter Malika.

»Was?«

»Ich kenne diesen Mann! Das ist … der Polizist.«

»Der dich festnehmen wollte?«, fragte Cassie aufgeregt.

»Schh!«

Hannah beobachtete, wie der Polizist näherkam, und war versucht, sich ins Wasser zu werfen, damit er sie nicht sah. Sie hätte bereitwillig ein weiteres Schlammbad in Kauf genommen, wenn sie dafür dem attraktiven

Polizisten nicht in diesem peinlichen Zustand begegnen müsste.

Doch es war zu spät. Als er näherkam und Hannah die Hand entgegenstreckte, blinzelte er und musterte, was er von ihr unter der Matschschicht erkennen konnte.

»Ich kenne Sie!«, sagte er und sah sie aus seinen blauen Augen an. »Ich bin sicher, dass ich Sie schon mal gesehen habe.«

»Äh … ich weiß nicht«, sagte Hannah. »In der Stadt vielleicht?

Plötzlich erschien ein breites Grinsen auf seinem Gesicht. *Umwerfend.*

»Ah! Sie sind die Läuferin von neulich. Dieses Gesicht würde ich überall wiedererkennen.«

Jetzt waren alle Blicke auf Hannah gerichtet. Sie nickte langsam und wünschte, für immer im Schlamm zu versinken. Nicht nur, weil sie in letzter Zeit ein paarmal an Police Constable Carrigan gedacht hatte, sondern weil er hier vor ihr stand, ohne Uniform, und selbst in Signalweste immer noch gut aussah und Hannah sich … nun ja, vorsichtig ausgedrückt, in einer misslichen Lage befand.

»Äh, ja«, gab Hannah unumwunden zu.

»Kommen Sie?«, fragte er und griff nach ihrer Hand, um sie hochzuziehen. »Oder wollen Sie den ganzen Tag hier unten bleiben?«

Mit hochrotem Kopf ergriff Hannah seine Hand. Mit einer kräftigen Bewegung zog er sie sicher aus dem Matsch an seine Seite, wo ein alter Holzzaun zurück zur Laufstrecke hinaufführte. Hannah hielt sich daran fest und arbeitete sich die Böschung hinauf, während die anderen Ordner Cassie und Malika halfen.

»Also, schlimmer kann es jetzt nicht mehr werden«, sagte Hannah mit Blick auf ihre schlammbedeckten Beine. »Überall ist Matsch. Sogar in meiner Unterhose.«

»Gehen wir gleich zurück zum Auto«, sagte Cassie.

»Wir machen den Lauf nicht zu Ende?«, fragte Malika irgendwie enttäuscht.

Hinter ihnen hörten sie das Geräusch von Schuhen, die langsam über den nassen Weg stapften. Sie drehten sich um und sahen Constable Carrigan auf sich zukommen.

»Hey«, sagte er leicht amüsiert. »Das war Pech. Ist alles okay?«

»Jep. Wir sind nur etwas verlegen, das ist alles«, sagte Hannah. »Was machen Sie hier überhaupt?«

»Ich bin außer Dienst hier, was Sie sich vermutlich schon gedacht haben. Ich arbeite ehrenamtlich als Ordner.«

»Wenn Sie keine Verbrecher jagen? Oder auch mal ganz und gar unschuldige Bürger?«, scherzte Hannah.

Hinter ihm, sodass der Polizist sie nicht sehen konnte, grinsten Cassie und Malika und gaben ihr ein Daumenhoch-Zeichen.

»Wir warten da drüben«, sagte Cassie lautlos und winkte, während sie und Malika langsam weitergingen.

Der Polizist lachte. »Das tut mir immer noch aufrichtig leid. Aber nein, ich arbeite bei solchen Veranstaltungen, wann immer ich kann. Sorge für Sicherheit. Oder versuche es zumindest. Ich bin übrigens Steve.«

»Hannah. Danke, dass du mir da herausgeholfen hast. Das lief heute nicht ganz wie geplant.«

»Das sehe ich.« Steve lachte und musterte Hannah von oben bis unten. »Das kommt vor. Du scheinst ein Talent dazu zu haben, in Schwierigkeiten zu geraten.«

»Bitte erinnere mich nicht daran.«

»Nein! Ehrlich, das ist gut. Vielleicht. Zumindest bin ich dir so wieder begegnet und konnte mich diesmal richtig vorstellen. Schaffst du es allein zurück?«

»Schon okay«, sagte Hannah und deutete mit dem Kopf auf Cassie und Malika, die den Rest des Wegs hinuntergingen. »Wir gehen zusammen.«

»In Ordnung.«

Hannah stand da und wollte sich nicht von der Stelle rühren. Sie dachte daran, wie sie sich das letzte Mal gefühlt hatte, als Constable Carrigan – Steve – ins Auto gestiegen und aus ihrem Leben verschwunden war; sie war seltsam traurig gewesen. Das aufgeregte Gefühl war jetzt zurück. Sie hatte ihn wiedersehen wollen, und hier war er. Direkt vor ihr. Eine zweite Chance.

Aber für was?, überlegte Hannah. Er war nur ein Mann, allerdings ein attraktiver, und etwas an ihm versetzte sie in Aufruhr.

»Also … bis dann, Hannah«, sagte er und machte sich auf den Rückweg zu seinem Kollegen. Dann drehte er noch mal um. »Okay«, sagte er, »eigentlich wollte ich nicht fragen, aber wenn ich es nicht tue, werde ich es bereuen. Also, hast du Lust, mal was mit mir zu trinken? Dich mit mir auf einen Kaffee zu treffen oder so …«

Hannah zögerte. Reglos stand sie im matschigen Gras

und fragte sich, ob das gerade wirklich passierte. *Will er sich mit mir treffen? Bittet mich dieser gut aussehende Polizist etwa um ein Date?* Einen kurzen Moment war sie zu überrascht, um klar denken zu können.

Sie musterte Steve mit seinem hinreißenden breiten Lachen und den kleinen Lachfältchen um die Augen. Ihr Instinkt sagte Ja, sie sollte es und sein Angebot sofort annehmen. Aber ihr Herz sagte etwas anderes. *Du liebst Dan immer noch.*

Plötzlich drang Malikas Stimme in ihre Gedanken. »Wer weiß, was morgen ist.« Vielleicht sollte sie darauf hören …

»Weißt du was? Sehr gern«, sagte Hannah.

Sie gab Steve ihre Nummer. »Also, ich sollte besser gehen. Wir fahren nach diesem Desaster wohl nach Hause.«

»Nach Hause?«, fragte Steve. »Jetzt? Ein Rennen muss man beenden. Los, hol dir die Medaille!«

20

Hannah

Hannah war stolz auf die Medaille, die an einem Nagel über dem Kaminsims an der Wand hing. Dahinter war deutlich ein helles Rechteck zu erkennen. Der Umriss eines gerahmten Fotos, das einst im Mittelpunkt der Aufmerksamkeit gestanden hatte.

Jetzt lag das Hochzeitsfoto in einem der Kartons, die an der Wand gestapelt waren. Hannah hatte es von seinem prominenten Platz entfernt, weil sie es vor allen Blicken verbergen wollte, insbesondere vor ihren eigenen. Es lag nicht nur an der etwas förmlichen Demonstration von Glück, die allen Hochzeitsfotos gemein war. Unausgesprochene Worte, die sagten: »Wir sind zusammen. Wir sind eins. Dies ist unser glückliches Zuhause. Das sind *wir*.« Doch etwas an Hannahs Lächeln, das auf dem Foto so wundervoll eingefangen worden war, und an der Art, wie sie Dan vor all diesen Jahren voller Hoffnung und Überschwang angesehen hatte, störte sie jetzt.

Sie war hingerissen gewesen. Das überwältigende Glück, das sie bei dem Gedanken an die Zukunft empfunden hatte, war auf dem Foto für die Ewigkeit festgehalten. Selbst der Stil ihres Kleides, über das sie später oft hatte lachen müssen, versetzte ihr jetzt einen Stich. Sie waren einst glücklich, und alles an jenem Tag war vollkommen gewesen. Die Kirche voller Verwandter und Freunde. Der Stolz, den sie empfunden hatte, als sie schwindelig vor Glück den Gang hinuntergeschritten war, gefolgt von ihren Brautjungfern in fliederfarbenen Kleidern. Doch jetzt war es nicht mehr als ein Bild, und der Gedanke ärgerte Hannah. Das Bild von ihnen beiden in glücklicheren Zeiten verhöhnte sie.

Ohne das Bild hatte die Wand nackt ausgesehen. Darum hatte Hannah die Medaille – sie hatten jede eine erhalten, weil sie den Lauf beendet hatten – an den Nagel gehängt. Es sah albern und unpassend aus. Das kleine rechteckige Stück Metall an einem kleinen grünen Band mitten an der Wand. Aber es bedeutete ihr viel. Für Hannah symbolisierte die Medaille Glück, das *jetzige* Glück.

»Bist du dir sicher, dass du die nicht behalten willst?«, fragte Malika und ging einen Bücherstapel durch.

Einige davon gehörten Hannah – zerlesene Taschenbücher, die sie im Urlaub verschlungen und hinterher eigentlich hatte spenden wollen. Die meisten gehörten Dan – Bücher, die er gekauft, einmal gelesen und dann nie wieder in die Hand genommen hatte.

»*Golf für Anfänger*«, las Malika. »*Fliegenfischen. Der ultimative Campingführer.* Basketball? Dan hat ziemlich viele Hobbys.«

Hannah lachte. »Dan *meint*, er hätte viele Hobbys. Er hat eine Idee und ist davon besessen, ein Experte darin zu werden. Nachdem er sich die komplette Ausrüstung angeschafft hatte, hat er gerade mal ein Wochenende

Golf gespielt. Und Camping? Wir sind auf dem Campingplatz angekommen und haben angefangen, das Zelt aufzubauen. Dann war Dan vom Wind genervt. Schließlich haben wir aufgegeben und sind in eine Pension gegangen. Ein Überlebensheld ist er nicht gerade.«

»Idiot«, sagte Cassie, die gerade mit frischem Tee ins Wohnzimmer kam.

Hannah tat, als habe sie es nicht gehört.

»Also spenden?«, fragte Malika und hielt das Buch über einen großen Karton, auf dem »SPENDEN« stand.

Hannah dachte einen Moment nach. Eigentlich wollte sie zustimmen, denn Dan würde in einer Million Jahren nicht mehr in diese Bücher sehen. Doch etwas bewegte sie, den Kopf zu schütteln.

»Hm, pack sie auf den Dan-Stapel. Die soll er selbst durchsehen.«

Hannah hatte überlegt, alles zu entsorgen, doch wenn sie hinter seinem Rücken all seine Sachen weggab, wäre er wütend. Darum hatte sie beschlossen, alles in Kartons zu verpacken und ordentlich in das leere Zimmer zu stellen. Genug war genug.

Es wurde Zeit, nach vorn zu schauen.

Hannah wusste nicht, ob oder wann Dan zurückkommen würde, aber allein in dem Haus zu leben, umgeben von seinen Sachen, *ihren* Sachen, erinnerte sie an ihr gemeinsames Leben und bedrückte sie. Sie war von der Arbeit gekommen oder von einem Lauf, und wurde im Flur von Dans Jacken begrüßt, seinen Sachen im Schlafzimmer. Überall, wo sie hinsah, hingen gerahmte Fotos von ihnen beiden, schöne Erinnerungen an vergangene

Urlaube oder andere Ereignisse, deren Anblick Hannah traurig machte.

Seit sie angefangen hatte, zu laufen, verfügte Hannah zu ihrer eigenen Überraschung über deutlich mehr Energie. Sie hatte einen neuen Plan gefasst: das Haus von oben bis unten zu entrümpeln. Nicht nur das, sie wollte es von Dan befreien. Wenn ihr Mann bei Sophia bleiben wollte, war das so. Er konnte nicht beides haben. Und sie war nicht länger bereit, in einem Haus voller Erinnerungen zu hocken und zu warten.

Sie hatte Cassie und Malika verpflichtet, die ihr gern halfen, Kartons vom Dachboden zu schleppen und ihr Leben aufzuräumen – zu entscheiden, was sie behalten und was ein für alle Mal in den Müll wandern sollte. Anfangs hatte sie die beiden nicht bitten wollen, doch Bronwen war bei einer Weiterbildung, und dieser Aufgabe wollte sie sich nicht allein stellen. Daher war sie dankbar, dass ihr der Running into Trouble Club zu Hilfe gekommen war.

Cassie setzte den Tee ab und ging zurück in die Küche. Kurz darauf kehrte sie mit einer Kiste voller Putzmittel zurück.

»Gegen den Staub«, sagte sie und strich mit einem Finger über den Couchtisch.

Sie ging auf die Knie und nahm den Stapel unsortierter Post und alter Zeitschriften aus dem unteren Fach. Mit einem Klatschen landeten sie auf dem Tisch, und zu Hannahs Entsetzen flatterte ein roter Umschlag mit der Aufschrift »Letzte Mahnung« aus dem Stapel auf den Boden.

Sie streckte die Hand aus, um ihn schnell aufzuheben, doch Cassie hatte ihn bereits gesehen.

Sie stutzte. »Ist es das, was ich denke?«

»Ich glaube, die Gutscheine von Pizza Hut kannst du entsorgen …«, sagte Hannah in dem verzweifelten Versuch, das Thema zu wechseln. »Die bekomme ich ständig.«

»Hannah.«

Cassie schnappte sich den Brief und riss ihn auf. Beschämt beobachtete Hannah, wie ihre Freundin das Schreiben stirnrunzelnd las, setzte sich neben sie und wünschte, sie könnte mit dem Sofa verschmelzen und für immer verschwinden. *Es ist merkwürdig, Cassie ohne Laufkleidung zu sehen,* dachte sie. Mit ihrer blauen Skinny Jeans und dem schwarzen Oversize-Oberteil, das von ihren zarten Schultern hing, sah sie auf lässige Weise elegant aus.

»Hier steht, dass du deine letzte Stromrechnung nicht bezahlt hast. Kannst du das nicht? Sei ehrlich.«

»Doch! Natürlich kann ich das«, antwortete Hannah steif. »Ich brauche nur Dans Hilfe. Ich habe ihn neulich angerufen und warte auf seinen Rückruf.«

»Und wann genau war das? Warum wartest du auf ihn? Han, das ist ernst.«

»Als ob ich das nicht wüsste«, sagte Hannah knapp. Sie holte tief Luft und nahm ihren Becher mit Tee.

Malika, die weiter Dinge in den Karton mit der Aufschrift »Dans Sachen« packte, rief durchs Zimmer: »Windsurfen? Macht er wirklich *Windsurfen*? Nein? Na, dann ab in den Karton …«

»Wenn du nicht mit ihm darüber reden willst, kann ich das für dich tun«, bot Cassie an. »Ich kann ihn jetzt anrufen, wenn du willst. Damit verdiene ich mein Geld, Han. Ich helfe Leuten in solchen Situationen. Und wenn diese Dumpfbacke Zeit hat, dich auf Instagram zu stalken, hat er auch Zeit, ans Telefon zu gehen. Du darfst dir nicht alles von ihm gefallen lassen. Er hat dich schon wegen einer anderen verlassen, jetzt lässt er dich auch noch mit all diesen Rechnungen sitzen.«

»Danke. Wirklich, danke«, zischte Hannah. »Als ob ich mich nicht schon beschissen genug fühlen würde.«

»Ich bin nur ehrlich, Han. Warum findest du dich damit ab? Willst du ihn noch zurückhaben?«

Hannah strich sich durchs Haar. *Willst du ihn noch zurückhaben.* Sie wusste es nicht, aber sie wusste tief im Inneren, dass ihre Antwort sehr wahrscheinlich Ja lauten würde.

»Das ist nicht so einfach«, sagte Hannah und starrte auf den Teppich, um nicht in Cassies strenge Augen blicken zu müssen. »Wir haben so viel zusammen durchgestanden. Ich weiß, wie dumm sich das anhört, aber ich liebe ihn noch immer.« Jetzt liefen ihr Tränen über die Wangen. »Du bist jünger als ich, Cass. Du weißt nicht, wie sich das für mich anfühlt …«

Cassie verdrehte die Augen. »Ich liebe ihn«, wiederholte sie ihre Worte. »Was für ein Klischee. Wenn er dich liebt, würde er das nicht tun. Er hätte dich nicht betrogen. Dann hätte er mit dir geredet, als es nicht so gut zwischen euch lief, und wäre nicht mit einer anderen durchgebrannt. Was bist du? Ein Fußabtreter? Sollen wir dir ›Willkommen‹ ins Gesicht tätowieren lassen? Ich sage das, weil ich weiß, dass du viel mehr wert bist. Du musst nach vorn schauen, Han. *Sollte* er zurückkommen, wie lange wird es wohl dauern, bis er wieder geht?«

Hannah setzte ihren Teebecher ab. Ihre Hände zitterten, sie hatte Angst, ihn fallen zu lassen und die dunkelbraune Flüssigkeit auf dem beigen Teppich zu verschütten.

»Danke für deine besorgten Worte, Cassie. Ich weiß das zu schätzen.«

»Han, manchmal muss man die unbequeme Wahrheit aussprechen, um jemandem zu helfen. Ich sitze nicht hier, streiche dir über den Rücken und sage, dass alles eitel Sonnenschein ist. Ich sage dir die Wahrheit, mach damit, was du willst. Du bist zu gut, um dich von irgendeinem Idioten, der nicht weiß, was er will, wie Abschaum behandeln zu lassen.«

»Cassie hat recht«, meldete sich Malika zu Wort. »Außerdem: Was ist mit Steve, dem sexy Polizisten?«

»Hier geht es nicht um Steve«, schniefte Hannah. »Und ›nach vorn schauen‹? Das sagt sich so leicht. Für dich ist das leicht, Cass, mit deinem perfekten Leben. Wenn wir dieses Haus verkaufen, muss ich bei null anfangen. All die Jahre, all die Arbeit, die wir hier reingesteckt haben … und wo soll ich überhaupt wohnen? In einem schäbigen möblierten Zimmer? Soll ich wieder zu meinen Eltern ziehen? Ich bin fast neunundvierzig. Das kann ich nicht.«

»Kath überlegt, mit Andrea zusammenzuziehen«, sagte Malika. »Ihr Zimmer könnte also demnächst frei werden.

Du bist herzlich willkommen, bei uns einzuziehen, wenn du willst.«

Hannah dankte ihr für das großzügige Angebot. Doch mit einer Gruppe Zwanzigjähriger zusammenzuwohnen kam nicht infrage. Das würde nicht passen. Nein, dann war ihr das möblierte Zimmer noch lieber. Zumindest hätte sie das ganz für sich allein.

»Han«, sagte Cassie. »Ich wundere mich, dass du das überhaupt mitmachst. Lass ihn gehen.«

»Außerdem ist Steve attraktiver«, fügte Malika hinzu. »Nicht mein Typ, aber ich meine ja nur.«

Cassies Worte schmerzten. Tief im Inneren wusste Hannah, dass ihre brutal ehrlichen Worte der Wahrheit entsprachen, doch es tat weh. Hannah merkte, wie sie wütend auf diese Frau wurde. Auf diese Miss – oder bald Mrs. – Perfect, der das Leben auf einem Silbertablett serviert zu werden schien. Und selbst *das* war ihr nicht gut genug.

»Danke, Cass«, blaffte sie, »aber meine Lage ist eine andere. ›Ach, lass ihn gehen‹, sagt die perfekte Cassie, die einen netten Verlobten und ein Haus hat. In deren Welt alles nach ihrem Willen läuft. Ganz offensichtlich hat sich in deinem Leben immer alles hervorragend gefügt, und du brauchtest dir nie Sorgen zu machen.«

»Han …«

»Nein. Du kannst leicht auf mich herabsehen. Weil, ja, ich bin nicht perfekt. Verdammt, ich bin nicht wie du oder deine Freunde mit ihren glänzenden Karrieren und schicken Fitnessoutfits. Mit ihren persönlichen Bestzeiten, die ihr im Büro vergleicht, damit ihr euch gegenseitig auf den Rücken klopfen und euch sagen könnt, wie großartig ihr seid.«

»Hannah! Ich versuche nur, dir zu helfen.«

»Findest du das hilfreich, Cass? Nicht nur, dass du auf mich herabsiehst. Ich muss mir auch noch deine Klagen darüber anhören, dass du keine Kinder willst. Ich habe darüber im Internet gelesen. Über diese bewusst kinderlosen Frauen oder wie ihr euch nennt. Die sich über Kinder in Restaurants oder in Zügen beklagen und bekunden, wie wahnsinnig glücklich sie sind, weil sie keine »Brutkästen« oder »Zombie-Mamas« sind und die Welt nicht mit ihren »Gören« segnen. Weißt du was, Cass? Das tut weh.«

»Wir sind nicht alle so. Han, meine Entscheidung hat nichts mit diesem …«

»Warte, ich bin noch nicht fertig. Ich bin nicht wie du, Cass. Also bitte, *bitte*, versuch nicht, mir zu sagen, was ich fühlen soll. Ich sage nicht, dass ich Dan zurückhaben will. Mir ist durchaus bewusst, dass er mich schlecht behandelt hat. Daran musst du mich nicht ständig erinnern. Ich sage nur, dass es nicht so einfach ist, wie es aussieht. Ich werde noch eine Weile etwas für ihn empfinden. Nimm das einfach hin, okay?«

Als es still im Zimmer wurde und nur Malikas Wühlen in den Kartons zu hören war, sagte Cassie leise: »Ich weiß, dass du wütend bist. Aber ich wäre eine schlechte Freundin, wenn ich dir nur sagte, was du hören willst.«

Unter Tränen legte Hannah den Kopf in die Hände. Cassie schwieg, dann zog sie Hannah in ihre Arme. Es fühlte sich merkwürdig an, Cassies Hände auf ihren

Schultern zu spüren. Sie hätte nicht gedacht, dass Cassie so etwas machte.

»Das wird schon«, sagte sie. »Du schaffst das. Konzentrier dich auf den Marathon. Wenn du den schaffst, schaffst du alles andere auch.«

Hannah nickte. »Tut mir leid. Ich wollte nicht …«

»Wow!«, ertönte ein Ruf von der anderen Zimmerseite und schreckte beide auf.

Sie sahen zu Malika, die einen alten Karton durchwühlte. Er fiel schon auseinander, so lange war er in den staubigen Tiefen des Dachbodens verborgen gewesen. Triumphierend hielt Malika eine Handvoll Bücher mit glitzernden Covern hoch, die Hannah sofort wiedererkannte. Als Malika eins der Bücher aufschlug, wurde Hannah augenblicklich mulmig.

Ihre alten Tagebücher.

Oh, nein.

»Bitte, nicht …«, sagte Hannah und hechtete quer übers Sofa, um Malika ihr peinliches Geschwafel aus den Achtzigern zu entreißen.

Doch zu spät.

»Wow«, sagte Malika wieder. »Seht euch das an! Darf ich es vorlesen, Han?«

Hannah war puterrot angelaufen, doch Malika blätterte bereits mit gespielter Ehrfurcht durch das Buch.

»Herrje, wenn es sein muss.«

Malika las laut vor:

Nächste Woche ist Disco im Jugendclub, da will ich eigentlich unbedingt hingehen. Ich habe mir ein neues

Kleid gekauft. Mum hat mich begleitet und sagt, es sieht toll aus. Aber kennst du das, wenn du denkst, etwas sieht toll aus, und dann kommst du nach Hause und es sieht alles andere als toll aus? Nun, so war das. Das Kleid ist zu eng, es kneift an den Seiten und ist knallpink. Ich sehe darin wie ein dickes Stofftier aus. Wenn ich zu dieser Disco gehe, wird Bronwen grandios aussehen, und ich werde hinter ihr hertrotten und ausgelacht werden. Man lacht ja jetzt schon über mich, darum wird das noch eine Million Mal schlimmer. Und Mum wird sich fragen, warum ich nicht hingehe, und sauer sein, weil ich ein neues Kleid haben wollte. Sie wird mich anschreien, dass wir uns das nicht leisten können, also muss ich so tun, als hätte ich Regelschmerzen, und Bronwen …

Hastig entriss Hannah Malika das Tagebuch.

»Uuund jetzt reicht's. Ich nehme das, danke«, sagte sie. »Und die.« Mit den Tagebüchern bewaffnet, ging sie in die Küche.

»Ooooch, komm schon, Han. Mir hat's gefallen. Bist du am Ende in die Disco gegangen?«

Hannah schüttelte den Kopf. »Ich habe so getan, als hätte ich Regelschmerzen. Ich konnte mich einfach nicht überwinden hinzugehen. Bronwen war sauer, aber schließlich hat sie dann mit dem Jungen rumgeknutscht, auf den ich stand. Also, eigentlich stand die ganze Schule auf ihn, aber darum war sie hinterher nicht mehr ganz so sauer. Ich muss schon sagen, sie war ziemlich eingebildet.«

Hannah nahm das erste Tagebuch vom Stapel, auf dessen Cover das Hologramm eines Pferdes abgebildet war, und schlug es auf. Ganze Seiten mit ihrer breiten ordentlichen Handschrift. Die nächsten Seiten waren voll von Gedanken und Träumen der Teenager-Hannah. Naiv und ahnungslos, was das Leben bereithielt.

Am 1. Januar 1988 war sie siebzehn und wütend auf die Welt gewesen. Das Leben verlief schon damals nicht so, wie es sollte. Sie erinnerte sich, dass sie die täglichen Aufzeichnungen aufgeben wollte, doch irgendwie hatte sie nicht aufhören können, zu schreiben. Hannah strich mit dem Finger über das handgeschriebene Datum und blätterte verlegen und etwas wehmütig durch die Seiten. Manchmal wirkte ihre Schrift hektisch, einigen Buchstaben, die fast das Papier zerrissen, war die jugendliche Verzweiflung anzusehen, und wenn sie genervt von ihren Freundinnen, den Jungs oder ihrem Gewicht war, stand das l etwas gerader. In keinem einzigen der Bücher, die neben ihr auf der Arbeitsfläche gestapelt waren, war sie mit ihrem Aussehen zufrieden gewesen.

»Diese Bronwen«, sagte Malika, die Hannah in die Küche gefolgt war. Sie hatte sich erneut ein Buch vom Stapel genommen und war bereits darin vertieft.

»Die kommt hier ziemlich häufig vor. Ist sie immer deine beste Freundin gewesen?«

»Jep.«

»Hmm«, sagte Malika mit ausdrucksloser Miene.

Hannah hatte keine Zeit, über Malikas Kommentar nachzudenken, denn Cassie trat zu ihnen in die Küche.

»Ich glaube, meine alten Tagebücher sind alle noch bei meinen Eltern«, sagte Cassie und blätterte ebenfalls in einem, während sie von ihrem Tee trank.

Hannah hätte sich diese Peinlichkeit gern erspart und sie davon abgehalten, in den Büchern von ihren Kindheitssorgen und -ängsten zu lesen.

»Was steht in deinen?«, fragte Hannah lachend. »Lass mich raten. ›Heute habe ich wieder eine Eins in Mathe bekommen?‹ Ich wette, alle Jungs standen auf dich.«

»Eher nicht«, sagte Cassie. »Ob du es glaubst oder nicht: Ich hatte starke Akne und habe jahrelang eine Zahnspange getragen. Sehr begehrenswert.«

»Tut mir leid, dass ich geschnüffelt habe«, sagte Malika. »Ich war einfach neugierig. Es ist schwer, zu glauben, dass du das geschrieben hast, bevor ich überhaupt auf der Welt war.«

»Erinnere mich bloß nicht daran«, scherzte Hannah.

»Es gefällt mir«, sagte Malika. »Irgendwie würde ich manchmal gern in diese Zeit zurückreisen können. Es ist faszinierend, zu lesen, wie der Schulalltag vor Handys und Social Media war. Das ist heute eine ganz andere Welt. Ich bin noch nie in einer Disco gewesen.«

Hannah überlegte kurz, die Tagebücher zu nehmen und geradewegs in den Müll zu werfen. Doch etwas hielt sie zurück.

»Du bist noch nie in einer Disco gewesen?«

Malika schüttelte den Kopf.

»Ich nur in schrecklichen Schuldiscos«, bemerkte Cassie. »Und das waren genau genommen keine richtigen Discos. Nur jede Menge Ricky Martin und spritziger Pop. Eigentlich …« Cassie wandte sich an Hannah, und auf ihrem Gesicht erschien ein schelmisches Grinsen. »Han, eigentlich wärst du an der Reihe, etwas mit uns zu unternehmen, stimmt's?«, fragte sie. »Ich habe euch zum Yoga mitgenommen, Malika ist mit uns zum Bauchtanz gegangen. Du musst dir auch was überlegen.«

Cassies und Malikas erwartungsvolles Lächeln sagte ihr alles, was sie wissen musste.

»Ihr habt recht«, sagte Hannah. »Ich weiß, was wir machen. Mädels, wir gehen in die Disco!«

21

Malika

»Dann mal runter damit!«, rief Dean durch den Lärm der vollen Bar.

Unter allgemeinem Jubel kehrte er mit einem kleinen Tablett an den Tisch zurück und begann, Shots zu verteilen. Malika nahm sich einen und betrachtete skeptisch das grüne Gebräu. Auf drei kippten alle die Shots hinunter. Malika verzog das Gesicht, als die Flüssigkeit ihre Kehle hinunterlief.

»Yeah!«, rief Roz und hob das kleine Glas. »Herzlichen Glückwunsch nachträglich, ihr zwei!«

Die anderen schlossen sich an, klatschten und johlten, während Malika und Dean aufstanden und sich verbeugten. Da ihre Geburtstage nur wenige Wochen auseinanderlagen, feierten sie gemeinsam, seit Malika mit der Gruppe zusammenwohnte.

»Danke. Das wäre wirklich nicht nötig gewesen.«

»Schh.« Dean tat, als würde er flüstern. »Doch. Wir verdienen es, verwöhnt zu werden.«

Du nicht, dachte sie und versuchte, den Gedanken an ihr gemütliches Bett zu verdrängen, ihren Rückzugsort, der in dem leeren Haus so verlockend auf sie wartete. Es war halb zehn am Freitagabend, und sie tingelte mit ihren Mitbewohnern durch die vielen Pubs und Bars auf der Gloucester Road. Malika dachte, es würde ihr guttun, wieder Zeit mit ihren Freunden zu verbringen. Als sie jedoch in die dritte Bar kamen und Roz schon leicht angetrunken war, empfand Malika den unendlichen Lärm, die Hitze und die vielen zusammengedrängten Körper allmählich als unangenehm.

Es schien ihr falsch, groß zu feiern, so wie früher, als sie mit Roz, Dean, Kath, Andrea, Abbie und einigen anderen guten Freunden durch die Kneipen der Stadt gezogen war.

Im letzten Monat hatte sich das Bedürfnis in Luft aufgelöst, zusammen mit ihrem Verlangen, irgendetwas zu unternehmen. Noch immer hatte Malika kein Bedürfnis, etwas zu unternehmen, das nichts mit der Vorbereitung auf den Lauf zu tun hatte. Wenn sie nicht lief, war sie normalerweise in ihrem Zimmer. Beim Laufen fühlte sie sich frei, es nahm dem Leben die Härte, vertrieb ihre Ängste, wenn auch nur für eine Stunde. Wenn sie draußen war und lief, war sie eine andere. Jemand mit einem Ziel, einem Auftrag. Jemand, der den Alltag hinter sich lassen konnte, wenn auch nur vorübergehend.

Seit sie an jenem Tag im Park Cassie und Hannah kennengelernt hatte, war ihr Leben ein kleines bisschen besser geworden. Es war seltsam, das zuzugeben, aber wenn sie Teil des Clubs war, fühlte sie sich … anders. Als müsste sie sich nicht verstellen. Als würden Cassie und Hannah sie verstehen.

Das Laufen hatte ihr geholfen. Allein dadurch, dass sie

draußen war, fühlte sie sich besser. Ihr Körper fühlte sich besser an. Und manchmal war es, als spürte sie Abbie neben sich, die sagte, sie solle durchhalten. *Halt durch, alles wird gut. Zusammen schaffen wir das!*

Der gleichmäßige Rhythmus ihrer Schritte spendete Malika Trost, ebenso wie das Gefühl der warmen Sonne auf ihrem Gesicht. Und der Club mit Hannah und Cassie machte es nur noch besser. Wenn sie sich von der Welt abgeschnitten fühlte und der Himmel trotz der Sommersonne grau zu werden drohte, wusste sie, dass ein Lauf und ein Gespräch ihr guttaten.

Ihr war klar, dass sie ihre Mitbewohner in den letzten Wochen vernachlässigt hatte, darum konnte sie kaum ablehnen, als Roz den Geburtstagsabend organisierte. Also tat sie, was sie meistens tat: grinsen und es ertragen, bis sie wieder nach Hause konnte.

»Was nimmst du?«, rief Dean.

Alle saßen um einen Holztisch, der von verschüttetem Bier klebte. Der Laden war voll. Die lackierten Eichentische und die altmodische Einrichtung des kleinen Pubs verschwanden in einem Meer aus Menschen, die sich an den Tresen kämpften. Laute Stimmen drangen aus jeder Ecke. Malika, die sich ans Fenster zwischen Roz und Andrea gequetscht hatte, wünschte, sie könnte draußen sein. Ihr war warm, und sie fühlte sich gefangen. Sie sehnte sich nach frischer Luft.

»Das geht auf mich«, sagte Andrea.

Malika ahnte, wie es weitergehen würde. Jeder würde ihr einen Drink spendieren, und am Ende musste sie gezwungenermaßen viel zu viel trinken, bevor sie zum nächsten Laden weiterzogen. Sie entschied, dem Ganzen schnell ein Ende zu machen.

»Leute, ich weiß das echt zu schätzen, aber das ist nicht nötig. Ehrlich. Ich nehme einen Wodka-Cola.«

»Dann aber einen doppelten«, sagte Dean grinsend.

»Nein! Einen einfachen. Ich darf heute nicht so viel trinken. Und ich kann auch nicht so lange bleiben. Ich muss morgen laufen.«

Das war nicht gelogen. Malika wollte morgen wieder um den Jachthafen laufen. Das Letzte, was sie gebrauchen konnte, war ein Kater.

»Du *was?*«, fragte Kath ungläubig und sah sie durch ihre übergroße Brille an.

Alle am Tisch starrten Malika an. Die Mienen schwankten zwischen Belustigung und Schock, und Malika rutschte verlegen auf dem engen Platz hin und her.

»Also, komm, Mal«, sagte Kath, »du musst mit uns feiern. Dich amüsieren, wie früher.«

»Ehrlich, das kann ich nicht«, antwortete Malika und lächelte entschuldigend. »Sonst bin ich morgen fertig.«

»Du läufst ständig«, sagte Roz. »Wir sehen dich ja kaum noch. Kannst du nicht mal einen Tag Pause machen? Du wirst schließlich nicht jeden Tag vierundzwanzig.«

»Jep, du musst dieses wundervolle Alter feiern«, scherzte Andrea.

Malika dachte darüber nach und erinnerte sich daran, was Cassie über Gewohnheiten gesagt hatte. Wahrscheinlich konnte sie problemlos einen Lauf ausfallen lassen, aber eigentlich wollte sie das gar nicht. Das überraschte sie. Noch vor wenigen Wochen hätte sie niemals gedacht, dass sie lieber laufen als einen verkaterten, faulen Samstag mit ihren besten Freunden verbringen würde. Mit Roz' berühmten Bacon Sandwiches und starkem Tee.

Andererseits hätte sie auch nicht gedacht, dass sie Abbie verlieren würde.

»Hört zu, ich würde ja gern«, sagte sie schließlich. »Aber ich muss dranbleiben. Ich darf das Training nicht unterbrechen.«

»Ach, mach dir deshalb keine Sorgen«, sagte Roz. »Du bist mit uns unterwegs, und wir werden einen grooßartigen Abend haben, okay? Also, was willst du trinken?«

Malika machte ein finsteres Gesicht. Plötzlich war ihr zum Heulen zumute, sie schaffte es jedoch gerade noch, sich zu beherrschen. Mit dem Ärmel ihres neuen schwarzen Kleids tupfte sie die Augen und tat, als würde sie ihre Mascara wegwischen. Sie war dankbar, dass sie ihre Freunde hatte, aber in den letzten Wochen hatte sie sich immer weiter von den Menschen entfernt, mit denen sie einst so viel geteilt hatte. Lag das an dem, was Abbie passiert war?

Sie wusste, dass sie ruhiger geworden war. Eine Art Einsiedlerin, die sich in ihrem Zimmer versteckte wie in dem sicheren Turm aus einem Märchen. Dort versuchte sie, das Geschehene zu verarbeiten, und dachte über die Vergänglichkeit des Lebens nach. Sie hatte sich bemüht, den anderen nicht auf die Nerven zu gehen und nicht für schwach gehalten zu werden. Oder für langweilig. Und die anderen hatten sich wirklich um sie bemüht. Doch etwas fehlte.

Abbie ist nicht da. Wenn es anders gelaufen wäre, wäre

sie jetzt dabei. Sie würde sich mit ihnen amüsieren. Irgendwie hatte Malika ein schlechtes Gewissen, dass sie ausging, wenn Abbie nicht dabei war. Doch sie wusste, wenn sie könnte, würde Abbie Malika anschreien, dass sie sich auf jeden Fall amüsieren *sollte*. Es war ein ständiger Teufelskreis, in dem sie unterzugehen drohte.

»Wie läuft es eigentlich mit dem Training, Mal?«, fragte Andrea. »Ich habe gesehen, dass du schon Hunderte von Pfund gesammelt hast. Gut gemacht.«

»Pass bloß auf«, sagte Dean. »Es sind schon Leute beim Marathon gestorben.«

Sein Lachen verstummte abrupt, als sich alle erschrocken zu ihm umdrehten.

»Dean!«, zischte Kath und warf ihm einen wütenden Blick zu.

Als ihm klar wurde, was er gesagt hatte, wurde er blass. Malika bemerkte, wie ihre Mitbewohner Blicke tauschten, und spürte überraschend Ärger in sich aufsteigen.

»Was ist los?«, durchbrach sie die plötzliche Stille. »Was habt ihr?«

»Na, du weißt schon«, sagte Roz und rutschte verlegen auf ihrem Stuhl herum. »Wir … also, es ist schlimm, oder? Wir sollten nicht ausgerechnet über den Tod reden, wenn du …« Sie verstummte.

»Wenn ich dabei bin?«, fragte Malika.

Seit wann war der Tod ein Tabu, etwas, über das man nicht sprach? Ihr fiel auf, dass Dean in letzter Zeit ziemlich still gewesen war. Normalerweise war er der Witzigste von ihnen, sie liebte seinen schwarzen Humor. Doch wo war der?

Sie sah sich am Tisch um und dachte daran, wie die Begegnungen mit ihren Mitbewohnern in der letzten Zeit verlaufen waren. Sie waren nett gewesen. Hatten sie aufgemuntert, doch das eigentliche Thema hatten sie vollständig gemieden. Sie sprachen mit ihr in einem gezwungen fröhlichen Ton, als hätten sie Angst, Malika könnte bei der kleinsten Aufregung zusammenbrechen.

»Ich muss mal kurz raus«, sagte Malika.

Sich an Roz vorbeizudrängen und zur Tür zu gelangen, schien eine Ewigkeit zu dauern. Auf einmal stieg ihr der Geruch von Bier in die Nase, und ihr wurde leicht übel, ebenso wie von der Wärme im Pub, der aufgestauten Hitze all der Menschen, die ihr im Weg standen.

»Aus dem Weg! Mir ist schlecht!«, rief sie und übertrieb ein bisschen, woraufhin sich die Menge teilte wie das Rote Meer.

Der Trick funktionierte immer.

Als sie in die frische Abendluft hinaustrat, atmete sie erleichtert ein und spürte den Wind auf ihrem Gesicht. Dann trat Roz zu ihr.

»Ist alles in Ordnung?«, fragte sie. »Du wirkst aufgebracht.«

»Irgendwie geht's mir nicht gut«, erwiderte Malika ehrlich.

Sie entfernten sich von den Leuten, die vor der Tür herumstanden, den grauen Rauchwolken ihrer Zigaretten, die durch die Nachtluft zogen.

»Was ist los?«

Malika zögerte. Aus den Fenstern der vorbeifahrenden Autos schallte laute Musik.

»Ehrlich, Roz? Ich weiß es nicht. Ich weiß nur, dass ich nicht da drin sein will, und das tut mir leid. Ich habe eigentlich auch gar keine Lust, heute Abend auszugehen.«

»Warum bist du dann mitgekommen? Das hättest du uns doch sagen können, Mal. Wir haben dich nicht gezwungen.«

»Ich weiß. Aber manchmal kommt es mir so vor, als würdet ihr es von mir erwarten, als würdet ihr versuchen, mich zu überreden, wenn ich Nein sage. Ich habe so ein schlechtes Gewissen. Ehrlich. Ich will euch nicht verärgern oder asozial wirken. Ich weiß, dass ich in letzter Zeit keine gute Freundin war.«

Roz strich sich durch ihr frisch geschnittenes pinkfarbenes Haar. Im Licht der Straßenlaterne waren auch die grünen Strähnen darin gut zu erkennen.

»Mal, wir wollen nur das Beste für dich, wir wollen für dich da sein. Wir passen auf dich auf, aber du tust dir selbst keinen Gefallen. Du verbringst kaum Zeit mit uns. Du willst keine Filme mit uns sehen oder mit uns ausgehen. Ich weiß nicht, was ich noch tun soll. Es ist, als wärst du plötzlich vom Laufen besessen. Du verbringst deine Zeit mit diesem Club, aber nicht mit uns. Was sollen wir davon halten?«

Malika schniefte. Nachdem sie nun wusste, was ihre Freundin wirklich dachte, beschlichen sie erneut Schuldgefühle. Sie kämpfte mit den Tränen.

»Das weiß ich, und dafür bin ich euch dankbar. Aber manchmal ist es etwas zu viel. Manchmal möchte ich, dass ihr einfach nur mit mir redet, einfach da seid. Ich will nicht immer ausgehen und trinken. Cass und Han sind auch meine Freundinnen«, sagte sie. »Die reden offen über Abbie. Die packen mich nicht in Watte wie ihr. Da drin ist es mir gerade aufgefallen. Ich habe gesehen, wie ihr euch alle erschreckt habt, als Dean das Wort ›gestorben‹ ausgesprochen hat. Denkt ihr wirklich, dass ich mich deshalb aufrege?«

Sie erkannte den Ausdruck auf Roz' Gesicht. *Ja* war die einzig mögliche Antwort.

»Das tut weh«, sagte Malika. »Es tut mir wirklich leid, Roz, aber ich kann das nicht. Ich kann nicht dasitzen und so tun, als würde ich mich prächtig amüsieren, wenn dem nicht so ist. Ich glaube, ich bin für all das noch nicht bereit. Ich glaube, ich sollte heute Abend lieber zu Hause sein.«

»Mal …«

Malika drehte sich um und ging die Straße hinunter, die Absätze ihrer neuen Schuhe klackerten über das unebene Pflaster. Kurz hörte sie Roz' Schritte hinter sich, doch als sie sich umdrehte, sah sie, wie der pinke Schopf wieder im Pub verschwand.

Nun ließ sie ihren Tränen freien Lauf, und während sie zur Bushaltestelle ging, lief die Mascara über ihre Wangen.

22

Hannah

»Was meinst du, Dave? Geht das für einen Achtzigerabend?«

Hannah trat aus der Personaltoilette von Travel Town, drehte sich einmal um die eigene Achse und warf ihr Haar zurück, während ihr Chef ihr Outfit begutachtete. Sie hatte sich für etwas Unauffälliges entschieden: Skinny Jeans, ein Oversize-Oberteil und knallige Pumps, die sie neulich im Ausverkauf entdeckt hatte; dazu auffällige Accessoires wie sie sie als Teenager getragen hatte. Auf einmal waren die Achtziger modisch wieder angesagt, und Hannah genoss es.

Nicht nur das, sie hatte noch dazu festgestellt, dass sie sich eine neue Jeans kaufen musste. Ihre alte Skinny Jeans – die weit hinten im Kleiderschrank lag und nur selten getragen wurde – war an der Taille zu weit und beulte an den Schenkeln. Zu ihrer Freude war Hannah fast zwei Größen schlanker geworden. Das Laufen und ihr neuer Vorsatz, sich gesund zu ernähren, taten ihr offenbar gut. Das hatte sie Cassie und ihrem Plan zu verdanken.

Cassie. Wann immer sie an Cassie und die Auseinandersetzung in ihrem Haus dachte, zuckte Hannah innerlich zusammen. Sie hatte sich ausgiebig entschuldigt, und Cassie hatte ihr versichert, dass es in Ordnung sei. Dennoch hatte Hannah das Gefühl, dass an ihren Worten etwas dran gewesen war. Es war schwer, sich in andere Menschen hineinzuversetzen, wenn man alles im Leben hatte, was man wollte.

»Sieht toll aus«, erwiderte Dave. »Ziemlich Achtziger. Du könntest allerdings noch etwas Glitzer vertragen.«

»Als ob du das wüsstest, Dave«, schaltete sich Hannahs Kollegin Katarzyna ein. »Wie alt bist du? Siebenundzwanzig?«

»Ich bin *sechs*undzwanzig!«, sagte er mit roten Wangen.

»Ich muss jetzt gehen«, sagte Hannah. »Bis morgen.«

Sie nahm ihre Tasche, in die sie ihre Uniform und die unbequemen Schuhe gesteckt hatte, und ging, um sich mit den anderen zu treffen.

Sie hatte die Spätschicht bei Travel Town übernommen und wollte sich direkt nach der Arbeit mit den Mädels treffen. Malika machte es genauso. Darum hatten sie vereinbart, einen schnellen Drink zu nehmen, bevor Cassie dazukam. Als Hannah in ihren gelben Schuhen durch Broadmead spazierte und beobachtete, wie die Geschäfte um sie herum die Rollläden herunterließen, sah sie zufällig im Fenster einer Bank ihr Spiegelbild. Ausnahmsweise wirkte sie groß. Fröhlich. *Sexy*. Sie versuchte, ein bisschen eleganter zu gehen, und wankte zunächst leicht auf den neuen Stilettos, bis sie sich an sie gewöhnt hatte. Sie kam sich vor wie in einem Film, als würde sie in Zeitlupe durch die Stadt gehen. *Ich darf ja noch träumen.*

Ihr Smartphone meldete eine Nachricht. Sie wühlte in ihrer Handtasche und nahm an, dass sie von Cassie oder Malika war. Vielleicht verspäteten sie sich. Stattdessen weckte eine unbekannte Nummer ihre Neugier.

Hallo Hannah! Ich bin's, Steve, der Polizist/Ordner. Hoffentlich erinnerst du dich noch an mich. Ich hab mich gefragt, ob du immer noch Lust hättest, mal was mit mir zu trinken?

Hannahs Hand zitterte vor Freude, als sie antwortete:

Na, klar! Sag mir wann und wo.

Als sie die zwei kleinen Haken sah, die ihr sagten, dass er ihre Antwort gelesen hatte, fühlte sie sich beschwingt. Aufgeregt. Dieser attraktive Mann wollte ein Date mit ihr. Sie warf einen weiteren Blick in das nächste Schaufenster. Sie war sexy. Sie war bereit.

Aber jetzt? Jetzt war es erst einmal Zeit, in die Disco zu gehen.

Als Cassie am Nachtclub ankam, vor dem die anderen auf sie warteten, machte sie große Augen. Sie waren nicht zu übersehen.

»Malika? Oh, mein Gott, bist *du* das?«

Malika seufzte und nestelte nervös an ihrem Haar, das sie natürlich und offen trug.

»Ich dachte, mit ›Achtzigerabend‹ wäre gemeint, dass wir uns *stylen* müssten.«

»Darum hat sie voll auf *Flashdance* gemacht«, sagte Hannah und lachte laut. »Ehrlich, ich bin fast gestorben vor Lachen, als sie so im Wetherspoons aufgetaucht ist.«

»Sehr witzig«, sagte Malika.

Sie nahm ihre Jacke und streifte sie rasch über, in dem Bemühen, ihr Trikot zu überdecken. Gegen die weiße Strumpfhose und die neonpinken Stulpen konnte sie allerdings nicht viel ausrichten.

»Das war doch nur Spaß. Du siehst fantastisch aus. Du wirst nicht die Einzige sein, die sich dem Motto entsprechend angezogen hat, da kannst du sicher sein. Sieh mal den Typen da in dem knalligen Hemd.«

Cassie sah in die Richtung, in die Hannah unauffällig zeigte.

»Aber der hat sich nur für die Party schick gemacht oder ist das Vintage?«, fragte sie.

»Das kann ich auch nur raten«, sagte Hannah. »Wie dem auch sei, wenn wir erst mal alle tanzen, interessiert das sowieso keinen mehr.«

»Jetzt komme ich mir underdressed vor«, sagte Cassie.

Auch sie hatte sich eher unauffällig gekleidet. Sie trug eine schwarze Bluse, die sie in eine High-Waist-Jeans gesteckt hatte, und in den Ohren große Kreolen. Auf ihren hohen Absätzen war sie noch größer als sonst.

»Ich hoffe, der Laden ist in Ordnung«, sagte Hannah. »Da abgesehen von Kindern heute eigentlich keiner mehr ›Discos‹ veranstaltet, nun ja … müssen wir uns wohl mit einem Themenabend zufriedengeben.«

Sie traten in eine dunkle, von Neonlicht schwach erleuchtete Halle. Es war zwar noch früh, aber an der Bar und um die Tische hatten sich schon Leute versammelt. Hannah entdeckte die verlockend glänzende Tanzfläche.

»Oh, Gott, waaarum«, sagte Malika unsicher, als Leute im Vorbeigehen neugierig ihr Outfit betrachteten. »Warum musste ich das anziehen?«

»Weil wir feiern?«, sagte Hannah. »Nun ja, nicht ganz, aber wir sind hier, um in die Disco zu gehen, in die ich nie gekommen bin. Oh, und wisst ihr was? Steve will sich mit mir treffen!«

»Der Polizist-Schrägstrich-Ordner-Typ?«, fragte Cassie.

»Du hast ja wohl hoffentlich Ja gesagt«, bemerkte Malika.

Das Grinsen auf Hannahs Gesicht war Antwort genug.

»Verstehe ich es richtig, dass du über Dan hinweg bist?«, fragte Cassie.

Hannah errötete unter den roten und gelben Lichtern, die über dem Barbereich blinkten. »Du hast gesagt, ich müsste nach vorn schauen. Also … wage ich einen Versuch.«

»Ich übernehme die erste Runde«, erklärte Cassie trocken. »Sieht aus, als würden wir es gebrauchen.«

Was ist los mit ihr?, fragte sich Hannah, als sie in Richtung Tanzbereich ging und einen kleinen Tisch in der Ecke des Raumes besetzte. Madonnas *Holiday* wummerte aus den Lautsprechern, und Hannah wiegte sich im Takt der Musik. Als die anderen an den Tisch kamen, war Hannah schon voll in ihrem Element und sang lauthals mit. Cassie schenkte drei Gläser Wein ein.

»Da ich 1988 nicht zum Tanzen gekommen bin, werde ich das jetzt nachholen!«, kreischte Hannah, schnappte sich ihr Glas und begab sich zur Tanzfläche, Malika folgte ihr. »Kommst du mit, Cass?«

»Oh, nein, noch nicht«, sagte sie kopfschüttelnd. »Ich glaube, ich brauche noch ein bisschen Alkohol, ehe ich tanze. Ihr habt ja gesehen, wie unbegabt ich bin. Ich werde mich zum Affen machen.«

»Mit meinem schrillen Aufzug«, warf Malika ein, »kann ich mich beim Tanzen auch nicht viel mehr blamieren. Bist du sicher, dass du nicht mitkommen willst?«

»Ich komme gleich«, sagte Cassie schließlich.

Hannah fiel auf, dass ihr Lächeln etwas knapp ausfiel und irgendwie gezwungen wirkte.

Sie und Malika ließen Cassie am Tisch zurück und eilten zur Tanzfläche, die sich schnell füllte. Zum ersten Mal seit *Jahren* war Hannah aus eigenem Antrieb ausgegangen. Sonst war sie nur noch aus beruflichen Gründen unterwegs gewesen. Oder sie hatte mit Dan und einem befreundeten Paar im Pub etwas getrunken, sich unterhalten und war schließlich nach Hause gewankt. Damit war sie glücklich gewesen, sie hatte sich in der Gesellschaft ihrer Freunde wohlgefühlt, aber im Laufe der Jahre hatte sie sich auch mit Dingen abgefunden. Hatte sich angepasst. Dan würde nicht in einem dunklen Club zu Belinda Carlisle tanzen. Schon über den Vorschlag hätte er nur gelacht.

Hannah sah sich unter den Tanzenden um, betrachtete Gesichter und Körper, zwischen denen sie sich bewegte, und stellte fest, dass nicht alle hier jung waren. Einige waren gerade noch Teenies, einige in den Dreißigern … andere in den Fünfzigern. Auch Paare waren darunter.

Warum war sie noch nie hier gewesen? Nachdem Bronwen die Jungs bekommen hatte, waren sie immer weniger ausgegangen. Bronwens Leben war in einem fröhlichen Chaos versunken und bestand aus Ausflügen in den Park, Babyschwimmen und Spielgruppen. Hannah konnte nur von der Seitenlinie aus zusehen und die glückliche Familie wehmütig beobachten. Ihre Leben hatten sich verändert, Freundinnen und Bekannte waren von Ehe und Mutterdasein beansprucht, ihre Freundschaften bestanden nur mehr aus kurzen Momenten. Hannah hatte keinen Grund mehr gehabt auszugehen.

Ich hätte Tanzen gehen können.

Inzwischen war die Tanzfläche voll. Der mitreißende Rhythmus erinnerte Hannah an die Vergangenheit. Früher hatte sie sich gefragt – es stand tatsächlich in einem ihrer Tagebücher –, was sie später über ihr junges Ich denken würde. Wenn sie erwachsen war, hart gearbeitet hatte, sich verliebt und alles erreicht hatte, wollte sie die Bücher aufschlagen, ihr altes Leben besuchen und denken *Das ist es wert gewesen.* Darum hatte sie die Bücher auf dem Dachboden aufgehoben.

Malika schien sich gut zu amüsieren und verausgabte sich zu Belinda Carlisle. So wie es aussah, scherte sie sich nicht mehr um ihr ausgefallenes Outfit. Sie zog die Aufmerksamkeit einer Truppe auf sich, die offenbar einen Junggesellinnenabschied feierte und sie in ihre vom Alkohol beeinflusste Choreografie einbezog. Als der Song unter allgemeinem Jubel in das Intro von Salt'n'Pepa's »Push It« überging, sah Hannah über die Menge hinweg zu Cassie.

Cassie hatte die Weinflasche ausgetrunken und bereits eine neue geordert. *Sie hat ganz schön viel getrunken.* Vielleicht sollte Hannah besser nichts mehr trinken, falls sie ausnahmsweise die Vernünftige sein und Cassie im Taxi mit einer Entschuldigung nach Hause zu Jack bringen musste. Wenn Cassie vorhatte, morgen früh zu laufen, und daran bestand wenig Zweifel, würde sie über einen Kater ziemlich unglücklich sein.

Cassie hatte den Blick auf ihr Smartphone gerichtet und dabei die Stirn in Falten gelegt, als würde sie sich konzentrieren … oder war sie wütend? Hannah versuchte, ihre Miene im Schein des Discolichts zu deuten. Unvermittelt warf Cassie das Telefon auf den Tisch und schenkte sich ein weiteres Glas ein. Hannah spürte einen Anflug von Ärger. Cassie sollte sich amüsieren, aber offenbar konnte sie die Arbeit nicht einmal eine Minute ruhen lassen. Hannah wand sich durch die Tanzenden, gratulierte der künftigen Braut, die mit einem Tutu und Kopfschmuck ausstaffiert war, von dem zwei glitzernde Penisse aufragten, und ging zum Tisch.

»Ist alles okay bei dir?«

Hannah musterte das Glas und die neue Flasche Wein.

»Nein«, sagte Cassie. Sie hatte einen Schluckauf.

»Komm, tanz mit uns, Cass«, sagte Hannah. »Die Arbeit läuft doch nicht weg. Kannst du das nicht mal lassen? Du erzählst uns immer, wir sollen Stress vermeiden.«

»Es geht nicht um die *Arbeit*«, erwiderte Cassie knapp.

Sogar in der Dunkelheit sah Hannah die Tränen in ihren blaugrauen Augen.

»Was ist dann los?«

Cassie schwieg. »Es ist …«

Sie seufzte, dann kramte sie in ihrer kleinen Tasche nach einem Taschentuch, um sich die Augen zu tupfen und zu verhindern, dass die Schminke verlief. Hannah hatte Cassie noch nie geschminkt gesehen, sie sah toll aus. In dem Moment verklang der Song, und die vertrauten Töne von Kylie Minogue und Jason Donovan füllten den Club.

»Ja!«, rief Hannah begeistert. »*Especially for You*! Daran erinnere ich mich gut.«

Es war, als wäre sie in das Jahr 1988 zurückversetzt, als sie Herzchen auf ihr Schulheft gemalt und sich inständig gewünscht hatte, dass David Macleod aus dem Jahrgang über ihr sie um ein Date bitten würde. Was nie geschehen war. Dennoch war es eine schöne Erinnerung.

»Es ist lustig, oder, dass man meint, die Teenagerzeit wäre das absolut Schlimmste. Dabei ist sie nichts verglichen mit dem verdammten Erwachsenendasein. Da weiß man erst, was Liebeskummer ist.«

Malika hüpfte an den Tisch. »Ich habe mir was für dich gewünscht«, sagte sie. »Ich hab hinten in deinem Tagebuch die Liste der Top Ten gesehen, und das war die Nummer Eins. Das ist nicht schlecht. Kitschig, aber gar nicht schlecht.«

»Du bist die Beste. Danke.« Hannah nahm Malika in die Arme. Währenddessen stand Cassie auf und wankte unsicher in Richtung Toiletten.

23

Hannah

Hannah eilte durch die Menge zu den Toiletten und ignorierte die neugierigen Blicke der zwei Frauen, die vorm Spiegel ihr Make-up auffrischten, als sie durch die Tür hereinstürmte.

»Cass? Bist du hier?«

Ein deutlich vernehmbares Schniefen verriet sie. Hannah sah den Riemen von Cassies roter Lederhandtasche unter einer Kabine hervorlugen. Vorsichtig schob sie die Tür auf. Cassie saß schluchzend auf dem Toilettendeckel.

»Ach, Cass, nicht weinen. Das war doch nur Jason Donovan.«

Ein schwaches Lächeln erschien um Cassies Mundwinkel. »Das ist es nicht.«

»Was ist es dann? Du kannst es mir sagen, das weißt du.«

Cassie gab einen tiefen Seufzer von sich und stieß schluchzend hervor: »Jack und ich ... haben uns ... gestritten.«

»Cass, beruhige dich«, sagte Hannah und strich ihrer Freundin über den Arm. »Ich bin mir sicher, morgen vertragt ihr euch wieder. Ihr kriegt das schon hin.«

Cassie schüttelte den Kopf. »Bestimmt nicht. So haben wir uns nicht gestritten, seit … eigentlich noch nie. Ich weiß nicht, was ich … tun … soll.«

Cassie schnappte sich ihre Tasche vom Fußboden und suchte nach einem weiteren Taschentuch. Hannah zog ein paar Blätter Klopapier aus dem Spender, reichte sie ihr und beobachtete, wie sich Cassie lautstark die Nase putzte.

»Worum ging es denn bei dem Streit?«, fragte Hannah.

Cassie blickte auf den Boden. Sie sah so anders aus, wenn sie weinte. Hannah hatte sie noch nie so gesehen. Cassie, die normalerweise alles im Griff hatte, hatte Panda-Augen, und Reste von Rouge liefen ihr die Wangen hinunter.

»Er … er hat mich gefragt, ob ich ein Baby haben will.«

Hannah wurde flau im Magen.

Ein Baby. Das, was Cassie auf keinen Fall wollte.

Hannah rührte sich nicht und überlegte, wie sie mit dieser Information umgehen sollte. Gemischte Gefühle rangen in ihr miteinander, bis der Neid schließlich siegte. Cassie hatte alles, was sie wollte – einschließlich eines großzügigen, liebenden, künftigen Ehemannes, der eine Familie gründen wollte. Warum war manchen Menschen alles Glück vergönnt?

»Das kam aus dem Nichts«, fuhr Cassie fort. »Völlig unerwartet. Wir haben abgewaschen, und Jack hat mich gefragt, ob ich schon mal darüber nachgedacht hätte, ein Baby zu bekommen. Das hat mich umgehauen.«

»Warum?«, fragte Hannah. »Warum fragt er das jetzt?«

»Vermutlich, weil wir heiraten«, sagte sie. »Jack hat

gesagt: ›Bist du dir sicher, dass wir nicht darüber nachdenken sollten?‹ Ich bin in Tränen ausgebrochen und habe ins Geschirrtuch geweint. Dann haben wir uns angeschrien. Er hat eingelenkt, aber … Oh, Gott, Han, ich weiß nicht, was ich tun soll. Ich dachte, ich könnte das heute Abend vergessen, aber es macht mich fertig. Ich kann mich auf nichts anderes konzentrieren. Ich habe mir gerade im Handy alle Fotos von uns angesehen, dazu die romantische Musik, da konnte ich mich nicht mehr beherrschen. Das ist alles. Das hat nichts mit Kylie und Jason zu tun. Tut mir leid, dass ich euch den Abend verderbe.«

Hannah schaffte es, beruhigend zu lächeln.

»Was hast du Jack gesagt?«, fragte sie. »Zum Thema Baby?«

»Was *denkst* du wohl, was ich gesagt habe?«, blaffte Cassie. »Ich habe ihm das gesagt, was ich dir neulich gesagt habe. *Ich will keine Kinder*. Ich wette, seine Schwester hat wieder damit angefangen und ihm den Floh ins Ohr gesetzt. Wenn sie bei mir nicht landen kann, versucht sie es bei Jack. Er hat gesagt, er habe ›nur gefragt‹. Und ich … nun ja …«

»Lass mich raten, du bist sofort ausgeflippt?«

»Das trifft es ganz gut, ja.«

»Warum sollte er ›nur fragen‹?«, forschte Hannah.

»Ich weiß es nicht. Aber was soll ich tun? Ich muss mich entscheiden, Han. Ein Baby bekommen oder Jack verlassen. Ich will Jack nicht verlassen. Ich …«

»Du liebst ihn«, sagte Hannah zeitgleich. »Siehst du? Es ist nicht so einfach, oder?«

»Du kannst mich mal«, sagte Cassie, aber Hannah wusste, dass es nicht ernst gemeint war.

Hannah beugte sich ungelenk in der engen Kabine vor, umarmte Cassie und spürte, wie ihre Freundin die Umarmung erwiderte, während sie in Hannahs Oberteil schluchzte.

»Und? Was hast du getan?«, fragte Hannah.

»Ich habe ihm gesagt, wie ich mich fühle, und bin anschließend Laufen gegangen. Dann bin ich hierhergekommen.«

Natürlich ist sie Laufen gegangen. Für Cassie schien das die Lösung jedes Problems zu sein.

»Meinst du denn, dass Jack seine Meinung geändert hat? Ich dachte, du hättest es ihm gleich am Anfang gesagt?«

Cassie nickte. »Das habe ich auch. Beim dritten Date, um genau zu sein. Ich mochte ihn sehr. Wir waren gleich auf einer Wellenlänge. Und ich dachte: *Ich muss es ihm sagen*. Wozu das alles sonst? Ich habe so viele Typen kennengelernt, die heiraten und Kinder haben wollten, aber für mich kommt das nicht infrage. Darum habe ich es ihm gesagt. Als wir gerade am Strand spazieren gingen; ich kam mir ziemlich schräg vor, beim dritten Date von dem Thema anzufangen. Ich dachte, er würde die Flucht ergreifen. Doch das tat er nicht. Insgeheim hatte ich allerdings immer Angst, dass das passieren würde.«

»Und du bist dir absolut sicher, dass ihr das nicht klären könnt?«

Cassie brach erneut in Tränen aus. »Ich liebe Jack über

alles. Ich ertrage den Gedanken nicht, ihn zu verlieren. Aber das … nun, wenn er das will, muss ich der Tatsache ins Auge sehen und akzeptieren, dass wir nicht zusammen sein können. Es ist unfair ihm gegenüber. Ich darf ihm das nicht vorenthalten. Er wird es später bereuen. Ich weiß nicht, was ich tun soll. Verlasse ich ihn oder bekomme ich ein Baby?«

Hannah war mulmig zumute. Das Gespräch quälte sie, darum nickte sie nur stumm mit dem Kopf. Sie hätte der Frau vor ihr, die nicht wusste, wie gut sie es hatte, gern so vieles gesagt. Sie hatte einen liebevollen Verlobten, der eine Familie wollte. Eine stabile Partnerschaft und ein ausgeglichenes Leben. Sie konnte Kinder haben, es stand in ihrer Macht, ein Leben in die Welt zu setzen, es zu ernähren, zu lieben und zu schützen. Das zu sein, was sich Hannah immer erträumt hatte: eine Mutter. Doch das wies sie weit von sich. Sie wollte es nicht. Das Geschenk, nach dem Hannah sich gesehnt, für das sie gebetet, um das sie geweint hatte, lag hier in den Händen einer anderen Frau, doch die wollte es nicht haben.

Warum sie?

Hannah kämpfte mit ihrer Wut, dem Drang, Cassie die Meinung zu sagen. *Du bist undankbar.* Stattdessen nahm sie eine weitere Handvoll Klopapier aus dem Spender, reichte es ihr und nahm ihr das nasse, vollgerotzte Knäuel aus den Händen.

»Vielleicht ist es ja gar nicht so schlimm«, sagte Hannah leise.

Cassie sah aufgewühlt auf und warf ihr einen wütenden Blick zu.

»Was?«

»Ein Baby zu haben. Was, wenn es dir gefällt? Was, wenn es dein Leben verändert? So viele Leute würden töten, um an deiner Stelle zu sein. Cass, und du …«

»Ich *was*?«

»Du wirfst es einfach weg.«

Wütend sah Cassie Hannah an. Ihre Wangen röteten sich, und ihre Augen funkelten zornig.

»Ist das dein *Ernst*?«

Hannah gab nicht nach. »Ja. Ich bin ehrlich, Cass. Ist dir eigentlich klar, wie sich das alles für mich anhört? Das ist egoistisch. *Egoistisch,* Cass. Jeden Tag frage ich mich, wie es gewesen wäre, eine Familie zu haben, und du bekommst das auf einem Tablett serviert, aber nein, du willst es nicht. Was, wenn … es dir gefällt?«

Hannah rechnete damit, dass Cassie von der Toilette aufstehen und ihr einen medusenhaften Blick zuwerfen würde, der sie zu Stein erstarren ließe oder sie wenigstens in ein weinendes Elend verwandelte. Zumindest war sich Hannah sicher, dass Cassie zurückschlagen, aus der Disco stürmen und nicht mehr wiederkommen würde. Doch nichts dergleichen geschah. Stattdessen blieb Cassie, wo sie war, und wirkte irgendwie geschlagen.

»Du meinst, ich wäre egoistisch. *Jeder* hält mich für egoistisch.« Wieder begann sie, zu schluchzen.

Plötzlich fühlte sich Hannah schrecklich. »Es tut mir leid«, sagte sie. »Manchmal geht es mit mir durch. Etwas von dem Schmerz geht nie ganz weg. Cass, ich kann dir nicht sagen, was du tun sollst, aber ich *werde* dir sagen, dass du es schaffst. Wie auch immer du dich entscheidest.

Du bist mir immer stärker als ich vorgekommen, und auch ich lebe weiter. Wenn ich noch ausgehen und tanzen kann, kannst du das auch. Wir helfen dir, okay?«

Cassie nickte. »Danke. Ich muss eine Entscheidung treffen. Jack bedeutet mir alles. Ich kann mir noch nicht einmal vorstellen, mit einem anderen Mann zusammen zu sein. Das heißt, wenn ich mit ihm zusammenbleiben will, muss ich es tun. Dann muss ich ein Baby bekommen.«

Gerade, als Hannah den Mund öffnete, um etwas zu sagen, erschien Malikas Gesicht an der Kabinentür. Neugierig spähte sie herein, auf dem Kopf den Haarreif der angehenden Braut. Zwei schwingende Plastikschwänze zeigten Richtung Himmel.

»Da seid ihr ja«, sagte sie. »Ich habe euch gesucht. Ist alles in Ordnung? Warum versteckt ihr euch im Klo?«

»Alles okay«, sagte Cassie und richtete sich auf. »Äh, Mal, warum hast du zwei Schwänze auf dem Kopf?«, fragte Cassie amüsiert trotz verweinten Gesichts.

»Oh, ein paar Frauen feiern einen Junggesellinnenabschied, und die denken aus irgendeinem Grund, ich würde auch meinen Junggesellinnenabschied feiern. Es ist zu spät, das jetzt richtigzustellen. Darum mache ich einfach mit. Die sind witzig. Ich hätte nicht gedacht, dass ich so viel Spaß haben würde. Wollt ihr nicht mitkommen? Wir wollten uns gerade Cocktails bestellen.« Sie streckte Cassie die Hand hin und zog sie hoch.

»Keine Sorge«, sagte Hannah und legte den Arm um Cassie. »Versuch, den Abend zu genießen. Morgen sieht die Welt schon wieder anders aus.«

Hannah folgte ihren Freundinnen zurück in die bunt erleuchtete Disco und versuchte, gegen den schmerzhaften Knoten anzuatmen, der sich in ihr gebildet hatte.

24

Malika

Hallo, Süße! Ich weiß, ich habe gesagt, ich würde damit aufhören. Ich weiß, du kannst diese Nachricht nicht sehen (jeder andere muss mich für bekloppt halten!), aber ich denke und hoffe irgendwie, dass du es doch kannst. Es fällt mir immer noch schwer, zu akzeptieren, dass du nicht mehr da bist. Weißt du noch, wie oft du versucht hast, mich zum Laufen zu überreden? Wie du mich dazu gebracht hast, dir zu versprechen, ein Rennen mit dir zu laufen? Und ich habe immer gelacht. (Warum habe ich nur gelacht?!) Also, ich habe mich entschieden, einen Marathon zu laufen. Einen. Verdammten. Marathon. Meine Freundinnen und ich sammeln Geld zu deinem Gedenken. Wir haben schon fast einen Tausender zusammen! Der Wettkampf ist in wenigen Wochen, und auch wenn du nicht hier bei uns sein kannst, hoffe ich, dass du im Geiste bei uns sein wirst.

Malika klickte auf Senden und holte tief Luft. Sie stand vor dem Büro von Rocket, und ein sanfter Wind strich über ihr Gesicht. In Gedanken versunken, hatte sie die

Nachricht auf dem Weg durch die Park Street geschrieben, während die Stadt um sie herum allmählich erwachte. Sie ließ das Handy in eine Tasche ihres Blazers gleiten und stutzte, als sie auf der anderen Straßenseite ein blaues Fahrrad entdeckte. Genauso sah Abbies aus.

Kurz wallte ein freudiges Gefühl in Malikas Brust auf. *Sie ist hier*. Malika sah zu dem Fahrrad hinüber, der stahlblaue Rahmen stand an Abbies üblichem Platz. Malika wurde ganz aufgeregt, bis die Realität sie einholte und ihr wieder einfiel: Abbie war tot. Das Fahrrad musste jemand anderem gehören. Abbies Fahrrad war von einem Auto zermalmt worden.

Malika fühlte sich wackelig auf den Beinen. Sie lehnte sich gegen die Mauer, um sich zu sammeln und zu überlegen, warum ihr Gehirn sie die Tatsache kurz hatte vergessen lassen. Als wäre sie eine Nanosekunde lang in ein anderes Universum hinübergerutscht, in dem Abbie noch lebte. Es war eine seltsame Erfahrung, aber auch eine Offenbarung.

Der Anblick des Fahrrads hatte eine Erinnerung aufleben lassen, die Malika fast vergessen hatte. Ihr fiel wieder ein, wie Abbie morgens ihr Fahrrad angeschlossen hatte, wenn Malika gerade eintraf, und sie sich erst einen Kaffee geholt hatten, bevor der Tag begann. Die Erinnerung war so lebendig, als würde sie es noch mal erleben.

Zuvor hatte Malika alle Erinnerungen ausgeblendet, sie unwissentlich verdrängt. Allein der Gedanke an Abbie war schmerzhaft gewesen. Jetzt hatte sie die Erinnerung zugelassen, und diesmal war sie tröstlich gewesen.

Malika stieß die Tür zu Rocket Recruitment auf und stellte überrascht fest, dass Marc schon da war. Er saß tippend am Schreibtisch, und der Duft von Beeren in seinem Müsli zog durchs Büro.

»Oh! Hallo, Marc«, sagte sie und stellte ihren Rucksack ab. »Um diese Uhrzeit habe ich nicht mit dir gerechnet.«

»Ich bin etwas früher aus dem Gym weggegangen. Ich wollte gern ein bisschen Vorsprung haben. Genau wie du wahrscheinlich.« Er schenkte Malika ein Lächeln.

Okay. Marc kam normalerweise immer als Letzter. Er machte oft Bemerkungen wie »Streberin!« in Malikas Richtung, wenn sie es wagte, früh zur Arbeit zu kommen. Doch seit Abbies Tod hatten sie immer noch Schwierigkeiten, mit der vielen Arbeit zurechtzukommen. Vielleicht nahm er darauf Rücksicht. Malika wollte sich nicht beklagen. Das Team brauchte jede Hilfe, die es bekommen konnte.

Marc blickte zu ihr hinüber und musterte sie. »Schicker Blazer«, sagte er. »Sieht gut aus.«

»Danke. Der ist neu. Ich habe gleich einen Termin und wollte einen guten Eindruck machen.«

»Wow! Schick«, sagte Eva und trat ins Büro. »Und man darf wohl gratulieren.«

Malika setzte sich und schaltete ihren PC ein. »Gratulieren? Wozu?«

»Das weißt du nicht?«, fragte Eva. »Du bist heute in der Zeitung. Gerade habe ich den Artikel auf der Seite von Bristol Live gelesen.«

Malika machte große Augen. *Der Artikel*. Man hatte ihr

nicht gesagt, wann er veröffentlicht wurde. Sie war sich sicher gewesen, Tim, der Journalist, werde ihr Bescheid sagen. Aufgeregt loggte sich Malika auf der Seite ein.

»Ein zufällig entstandener Laufclub wagt einen Marathon« lautete die Überschrift. Darunter war Malikas Foto abgebildet. »Malika Sade läuft für eine Freundin, die bei einem Fahrradunfall ums Leben gekommen ist.« Sie scrollte nach unten und begann, zu lesen, als Eva an ihren Schreibtisch trat.

»Ich muss zugeben, dass ich ein bisschen sauer bin, dass du mir nichts erzählt hast«, sagte Eva.

»Wovon?«

»Von der Depression. Das hättest du mir doch sagen können.«

Malika hatte das Gefühl, der Boden unter ihren Füßen würde nachgeben. Ihr wurde mulmig. *Depression.* Woher wusste sie davon? Sie hatte Tim gesagt, dass dieser Teil des Interviews vertraulich war. Dass sie nicht wollte, dass jemand von diesen privaten Dingen erfuhr. Von ihren wahren Gefühlen.

Zögernd scrollte Malika nach unten.

Als Abbie starb, habe ich eine echte Freundin verloren, und das hat mich hart getroffen … zuerst konnte ich mich nur schwer auf etwas anderes konzentrieren und habe mir ständig eine Million Fragen gestellt …

»Oh, nein«, sagte Malika und klickte die Seite weg. Sie wollte das nicht mehr sehen. »Das sollte nicht … oh, Mist.«

Sie ließ sich in den Stuhl sinken und atmete tief durch. *Das darf doch nicht wahr sein.*

»Mal! Mal, ist alles okay?«, fragte Eva.

»Diese … Diese Sache. Mit meiner Depression. Das sollte nicht veröffentlicht werden.«

Sie nahm ihr Telefon und wollte Tim anrufen. Vielleicht sogar seine Redaktion und erzählen, wie wütend sie war. Als sie auf das Display sah, bemerkte sie jedoch diverse Aktivitäten, und ihr wurde schwindelig.

Acht neue Nachrichten.

Fünf verpasste Anrufe.

Zitternd scrollte Malika durch die Anrufliste.

Cassie. Hannah.

Mum.

Plötzlich bekam Malika keine Luft mehr. Ihre Finger wagten sich zu Cassies Nachricht vor:

Mal! Hab den Artikel gesehen. Glückwunsch, aber was zum Teufel? »Für Cassie ist Laufen ihr Leben??« Warum hast du das gesagt? Ich habe nicht darum gebeten, darin vorzukommen. ☹

Sie schloss die Nachricht, nur um mit einer zweiten von Cassie konfrontiert zu werden.

Warum stehen in der Zeitung Einzelheiten über unseren Club, als wäre er öffentlich? Wir sind KEIN öffentlicher Club …

Malika spürte, dass ihre Chefin sie aufmerksam beobachtete, und öffnete erneut die Seite am PC. Ihr sank der Mut. Da stand es, ganz unten auf der Seite:

> Lust auf eine neue Herausforderung? Laufen zum Spaß? Neue Freunde finden? Der Running into Trouble Club trifft sich jeden Mittwoch um neunzehn Uhr im Victoria Park, Bristol …

Kein Wunder, dass Cassie gereizt klang. Tim hatte jeden aufgefordert mitzumachen. Er hatte sie ganz offensichtlich missverstanden, als sie ihm von dem Club erzählt hatte.

Das Telefon vibrierte, erneut ein Anruf von ihrer Mutter. Malika ließ das Handy fallen und beobachtete, wie es mit einem dumpfen Geräusch auf dem Teppich landete.

»Ich habe Mist gebaut«, sagte sie und wischte sich die Tränen aus den Augen.

Sie geriet ins Schwitzen, als würde die Scham aus jeder Pore dringen. Sie wollte Aufmerksamkeit erregen, der Stadt von ihrem Vorhaben erzählen. Nicht ihre Freundinnen verärgern und ganz bestimmt nicht, ihre Mutter beunruhigen. Zweifellos würde sie jetzt alle fünf Minuten anrufen.

Marc trat an Malikas Schreibtisch.

»Kein Quatsch, du siehst beschissen aus«, sagte er. »Warum gehst du nicht nach Hause?«

»Marc hat recht«, sagte Eva. »Geh nach Hause und sortier dich. Du bist so selten krank. Ich glaube, es ist Zeit.«

Malika schüttelte den Kopf. »Nein. Nein, das kann ich nicht, ich …«

»Mal! Geh nach Hause. Wir schaffen das schon«, sagte Eva streng, und Malika wusste, dass die Diskussion damit beendet war.

Malika sammelte ihre Sachen ein und warf einen letzten Blick auf ihr Gesicht, das sie vom Bildschirm angrinste.

Was habe ich nur getan?

25

Hannah

»Sorry, aber du hast ausgerechnet einem *Journalisten* gesagt, dass etwas unter euch bleiben soll?«, fragte Cassie ungläubig.

Es war Mittwoch, und der Club hatte sich an seinem Lieblingsplatz im Park getroffen. Malika kniete im Gras neben der Bank. Nachdem die Geschichte raus war, konnte sie sich gar nicht genug entschuldigen.

»Das war dumm von mir«, sagte sie. »Ich … ich habe es einfach erzählt. Es war mir nicht klar.«

Hannah saß auf der Bank neben Malika. »Mal, dein Artikel ist toll. Warum bist du so sauer? Ich meine, okay, du hast deine intimsten Geheimnisse ausgeplaudert, und jetzt weiß es die ganze Welt …«

»Willst du sie so aufbauen?«, fragte Cassie amüsiert.

»He! Ich war noch nicht fertig«, sagte Hannah. »Ja, du hast deine Gefühle offenbart. Aber ist das so schlimm?«

Malika nickte. »Ja. Ist es. Ich wollte das für mich behalten. Schlimm genug, dass meine Mitbewohner mich total verhätscheln. Ich weiß, sie meinen es nur gut, aber seit Abbie tot ist, sind sie einfach anders zu mir. Und meine Eltern machen sich Sorgen …«

»Das sind deine Eltern«, sagte Hannah. »Das ist normal.«

»Glaub mir«, sagte Cassie. »Meine Eltern machen sich immer noch Sorgen, und ich bin über dreißig.«

»Ich weiß«, sagte Malika. »Aber manchmal ist es erdrückend. Und was noch schlimmer ist, meine Chefin hat es auch gelesen. Sie denkt sowieso schon, dass meine Arbeit unter meinem Zustand leidet. Jetzt hat sie es schwarz auf weiß. Alles, was ich wollte, war ein bisschen Aufmerksamkeit für *Die Bremse*, vielleicht ein paar Spenden. Nicht mein Leben zur Schau stellen.«

Hannah nickte. »Das verstehe ich. Aber vielleicht lesen den Artikel andere, die dasselbe durchmachen wie du. Du versteckst deine Gefühle hinter einer fröhlichen Maske, ich hatte keine Ahnung, dass du dich so fühlst. Du hättest es uns erzählen sollen.«

»Sie hat recht«, pflichtete Cassie ihr bei. »Mach dir keine Sorgen. Versuche, es positiv zu sehen. Obwohl du mich tatsächlich dargestellt hast, als wäre ich vom Laufen besessen. Darüber bin ich noch nicht hinweg.«

»Bist du etwa *nicht* besessen?«, fragte Hannah und kniff die Augen zu.

»Okay, vielleicht ein bisschen«, gab Cassie zu.

Plötzlich starrte Hannah in die Ferne. »Weißt du noch, dass du gesagt hast, wir wären eigentlich kein richtiger Club, Cass?«

»Ja?«

»Tja, vielleicht musst du *denen* das auch noch sagen …«

Cassie und Malika folgten Hannahs Blick. Drei Frauen in Laufkleidung traten durch das Tor. Vor der bunten

Kulisse von Totterdown tauchten auf der anderen Seite noch weitere Leute auf. Unter ihnen ein Mann, der ihnen zuwinkte, als er sie auf dem Hügel entdeckte und dann in ihre Richtung ging.

Als die Leute näher kamen, sah Hannah, dass sie unterschiedlichen Alters waren. Eine Frau schien in den späten Sechzigern zu sein und hatte das kurze Haar mit einem rosa Haarband zur Seite frisiert, neben ihr lief eine jüngere Frau. Der Mann, der sie zuerst entdeckt hatte, war in den Fünfzigern, und noch weitere Männer und Frauen betraten den Park und gesellten sich zu der kleinen Gruppe auf dem Hügel. Wie es aussah, waren verschiedene Generationen zusammengekommen, um sie zu sehen, und alle hatten eins gemeinsam: Jeder von ihnen wollte laufen.

»Seid ihr der Running into Trouble Club?«, fragte eine junge Frau, die das glatte blonde Haar zu einem Pferdeschwanz zurückgebunden hatte.

»Sieht so aus«, sagte die Frau mit dem Haarband. Sie deutete mit dem Kopf auf Malika. »Das ist die junge Frau aus der Zeitung, ich erkenne sie wieder. Malika, stimmt's? Ich hoffe, ich habe es richtig ausgesprochen.«

»Ja«, antwortete Malika und lächelte überrascht. Sie hatte damit gerechnet, dass ein oder zwei Leute auftauchen würden, aber nicht so viele. »Äh, ja. Wir sind der Club.«

»Willkommen«, sagte Hannah und machte eine übertriebene Verbeugung.

Die Frau mit dem Haarband stellte sich als Erste vor. »Ich bin Angie, und das ist meine Tochter Marie. Wir haben deine Geschichte in der Zeitung gelesen und dachten, wir versuchen das auch mal. Mutige Frau«, sagte sie zu Malika. »Es tut mir so leid mit deiner Freundin. Das Leben spielt einem manchmal ganz schön übel mit, was?«

»Ja«, sagte Malika. »Danke.«

»Ich weiß, wie das ist, Liebes«, sagte Angie. »Und es tut mir leid«, fuhr sie mit dröhnender Stimme fort und deutete dabei auf Hannah und Cassie. »Ich meinte mutige Frau*en*. *Plural*. Ihr seid alle mutig. Mutiger als ich. Aber vielleicht sage ich das in einem Jahr nicht mehr. Wenn ich einmal anfange, bin ich nicht mehr aufzuhalten.«

Angie war ganz offensichtlich ein origineller Charakter. Malika grinste, Cassie kicherte. Vielleicht war es am Ende gar nicht so schlecht, den Club zu erweitern.

»Hannah hier ist auch neu«, sagte Malika. »Cassie ist *deutlich* erfahrener, aber für sie ist es auch der erste Marathon.«

»Seid ihr schon mal gelaufen?«, fragte Cassie.

Marie schüttelte den Kopf. »Nicht wirklich. Früher sind wir viel gewalkt, nicht Mum?« Sie wandte sich wieder an Cassie. »Dann wurde bei Mum vor sechs Jahren Brustkrebs diagnostiziert, und wir haben eine Weile aufgehört.«

»Ach, das ist ja schrecklich. Tut mir leid«, sagte Hannah aufrichtig.

»Schon okay«, sagte Angie. Ihr glockenhelles Lachen überraschte Hannah. »Damals war es allerdings schlimm.«

»Ich dachte, ich würde sie verlieren«, fügte Marie hinzu.

»Aber das hast du nicht.« Angie hakte sich bei ihrer

Tochter ein. »Ich habe keinen Krebs mehr. Nun ja, vorerst jedenfalls.«

»Mum!«

»Ach was, Marie. Man weiß doch nie, was das Leben für Überraschungen bereithält, oder? Malika hier versteht das, nicht wahr, Liebes?«

Malika nickte.

»Ich bin der Meinung, wenn deine Zeit rum ist, ist sie rum. Den Krebs durchzumachen war schrecklich, aber ich habe Glück gehabt.« Sie deutete auf ihr Laufshirt. »Ich habe beide Brüste verloren, aber ich bin noch am Leben. Doch als ich krank war, habe ich vieles bereut. All die Dinge, die ich hatte tun wollen, aber nie gemacht habe, weil ich ›nicht dazu gekommen bin‹.

Dann dachte ich, das war's ... ich werde sterben. Und ich sage euch, diese Sache mit der Liste von Dingen, die man in seinem Leben gemacht haben will, fühlt sich ganz anders an, wenn die Zeit begrenzt ist.

Dann war ich geheilt. Es war ein Weckruf, das Leben zu genießen, das mir noch bleibt, und darum sind wir hier. Anderen Leuten ist dieser Luxus nicht vergönnt. Also, Marie und ich wollen uns zu einem Zehn-Kilometer-Lauf anmelden.«

»Das ist toll«, sagte Cassie.

Angie überlegte einen Moment. »Und anschließend zu einem Fallschirmsprung. Ich habe immer gesagt, du wirst mich nie aus einem verdammten Flugzeug springen sehen, aber jetzt denke ich, das wäre aufregend.«

»Herrgott«, sagte Marie und seufzte erschöpft.

Hannah lachte.

»Das ist okay, Mum, aber bitte erwarte nicht, dass ich das auch mitmache.«

»Vielleicht hätten *wir* klein anfangen sollen«, sagte Malika zu Hannah. »Du weißt schon, mit einem Zehn-Kilometer-Lauf.«

»Dafür ist es jetzt ein bisschen zu spät«, lachte Hannah.

Ein junges Mädchen trat vor, ein Teenager. »Ich bin Kirsty!«, sagte sie strahlend. »Wenn das ein Club ist, bekommen wir dann auch T-Shirts?«

»Äh, eigentlich nicht«, sagte Hannah. »Noch nicht.« Sie nahm sich vor, sich danach zu erkundigen. *T-Shirts.* Der Running into Trouble Club wurde womöglich so beliebt, dass man ein T-Shirt von ihm haben wollte. Hannah konnte es nicht fassen. »Aber meistens gehen wir nach dem Laufen noch was trinken.«

Angie sah begeistert aus. »Legen wir los!«

»Also, seid ihr alle Anfänger?«, fragte Cassie.

Mindestens zwei Drittel der Gruppe hoben sofort die Hände.

»Okay. Wir wärmen uns alle zusammen auf, dann kommen die erfahreneren Läufer mit mir und die anderen können sich in zwei Gruppen aufteilen, die Hannah und Malika betreuen. In vierzig Minuten treffen wir uns wieder unten am Tor.«

»Wie bitte?«, flüsterte Hannah Cassie zu, die ausgesprochen selbstzufrieden wirkte. »Das ist … nein. Ich kann keine Gruppe übernehmen. Ich habe noch nicht genug Erfahrung.« Ängstlich blickte sie in die erwartungsvollen Gesichter.

Angie hatte schon mit dem Aufwärmen begonnen und

absolvierte bereits einen zweiten Satz Kniebeugen und Ausfallschritte. Hannah hatte noch nie eine Gruppe angeleitet, nur hin und wieder neue Mitarbeiter bei Travel Town eingearbeitet. Eine kurze Einweisung in das launische IT-System des Reisebüros zu geben war etwas anderes als eine Gruppe von Läufern anzuleiten. Was, wenn sich jemand verletzte? Hannah bereute, dass sie nicht den Erste-Hilfe-Kurs gemacht hatte, als David es ihr angeboten hatte.

»Was soll ich tun?«

»Das weiß ich auch nicht«, sagte Malika. »Ich habe so etwas noch nie gemacht.«

»Das wird schon. Macht einfach, was ich die ganze Zeit mit euch gemacht habe«, sagte Cassie. »Ihr wolltet beide einen Laufclub haben. Sieht aus, als hättet ihr jetzt einen.«

Vierzig Minuten später trabte Hannahs Gruppe das letzte Stück der Strecke, um sich unten mit den anderen zu treffen, die im Gras saßen, Dehnübungen machten und sich in der Abendsonne entspannten. Der Sprint den Hügel hinunter war der leichteste Teil. Es war aufbauend. Der Kampf lag hinter einem, und die Endorphine waren freigesetzt.

Insgesamt waren sie achtzehn Personen. Achtzehn, die extra gekommen waren, um mit ihnen zusammen zu laufen. Damit hatte Hannah niemals gerechnet, und die Tatsache erfüllte sie mit Stolz.

»Wie geht es euch?«, fragte Hannah ihre Gruppe, insbesondere Angie und Marie.

Sie hatten es langsam angehen lassen. So mussten sie keine Angst haben, nicht mithalten zu können oder sich zu überfordern. Hannah konnte kaum glauben, dass sich diese Leute auf sie verließen, dass sie sich ihr anvertraut hatten. Sie war nie eine Anführerin gewesen und hatte sich nicht vorstellen können, jemals eine Laufgruppe zu leiten. Noch vor zwei Monaten hätte sie über die Vorstellung gelacht und sich noch ein paar Kekse in den Mund geschoben. Doch jetzt war sie eine Gruppentrainerin, und wie es aussah, eine gute.

Sie hatten sich amüsiert und gut unterhalten, während sie im Schatten der Bäume eine Runde gelaufen waren. Angie hatte unterwegs kluge Ratschläge verteilt, insbesondere an John, einen Mann in den Dreißigern, der einige berufliche Probleme hatte.

»Wenn es dir nicht gefällt, lass es sein«, hatte sie gesagt. »Natürlich solltest du dir erst was anderes suchen, sei nicht dumm, aber verplempere keine Zeit mit etwas, was dir keinen Spaß macht.«

Angies harte Wahrheiten waren erfrischend, und Hannah wollte sich gern länger mit ihr unterhalten. Es interessierte sie, wie jemand, der so viel durchgemacht hatte, so positiv sein konnte. Sie errötete leicht vor Scham bei dem Gedanken, wie sie Dan zum Mittelpunkt ihres Lebens hatte werden lassen und aufgrund ihrer körperlichen Probleme gedacht hatte, sie habe es weniger verdient, glücklich zu sein. Angie stellte sich neuen Herausforderungen, nachdem sie fast ihr Leben an den Krebs verloren hatte.

»Ich habe das Gefühl, ich breche gleich zusammen.

Aber auf eine gute Art«, sagte Angie ehrlich. »Es war tatsächlich sehr nett. Trefft ihr euch jede Woche?«

»Ja!«, sagte Hannah. »Manchmal laufen wir auch an den Wochenenden zusammen. Kommt gern dazu, wenn ihr Lust habt. Wir können Telefonnummern tauschen.«

»Das ist eine gute Idee«, sagte Jan, ein weiteres Mitglied von Hannahs Gruppe, deren grauer Pferdeschwanz hin und her schwang, während sie eifrig den schattigen Weg hinunterjoggte.

Hannah bemerkte, dass alle lächelten, auch wenn sie ein bisschen mitgenommen aussahen. *Puh.*

»Ich wollte es immer mal versuchen, aber allein ist das schwer, irgendwie langweilig. Mein Traum war es, jemand zu sein, der aufsteht und läuft, aber wenn es so weit ist, schaffe ich es nie, mich aus dem Haus zu bewegen.«

»Das ging mir genauso«, erwiderte Hannah. Sie näherten sich jetzt den Toren, die in der Sonne glänzten. Malikas Gruppe tauchte ebenfalls auf und versammelte sich, während Hannah und ihr Team die letzten Meter in Angriff nahmen. »Bis ich Cassie und Mal kennengelernt habe, habe ich mich sehr schwergetan, allein zu laufen. Ich war verängstigt und unsicher und habe mir Sorgen gemacht, was andere Leute über mich denken. Ich habe mich nur gezwungen rauszugehen, weil ich musste. Ich wollte den Marathon laufen. Es geht nur darum, etwas zur Gewohnheit zu machen.«

Oh nein, ich werde wie Cassie.

Sie sprinteten auf den Rasen zu den anderen. Malika bahnte sich einen Weg durch die kleine Gruppe und kam zu Hannah und Angie gesprungen, die ihre Beine dehnten.

»Das war beängstigend«, sagte sie aufgeregt. »Aber es war toll. Ich kann nicht fassen, dass all diese Leute gekommen sind, um mit uns zu laufen.«

»Dehnen!«, dröhnte Cassie.

Sofort verteilte sich die Gruppe für die letzten Übungen auf dem Rasen.

»Wir dehnen jetzt die Muskeln.«

Cassie war eine geborene Leiterin.

»Heißt das, dass wir uns offiziell eintragen müssen?«, fragte Malika Hannah, während sie den Blick auf Cassie richteten, um deren Bewegungen nachzunahmen, obwohl sie den kurzen Ablauf inzwischen auswendig kannten.

»Oder Newsletter erstellen?«, fragte Hannah. »Und eine Website? Wow. Da haben wir eine Menge zu tun. Und das alles deinetwegen. Ist dir das klar? Dein Artikel hat die Leute angeregt, heute herzukommen.«

»Vielleicht«, sagte Malika.

Doch auf ihrem Gesicht lag unübersehbar ein Ausdruck von Sorge. Hannah hätte gern mit Malika geredet und sie, so gut es geht, beruhigt, doch sie wollte den Moment nicht verderben.

Als sie mit den Dehnübungen fertig waren, begann die Gruppe, sich aufzulösen. Die Läufer strebten in alle Richtungen davon und versprachen, nächste Woche wiederzukommen.

»Also, das war ja was«, sagte Cassie. »Ich muss zugeben, es hat richtig Spaß gemacht. Ich nehme alles zurück. Ich mag diesen Club.«

»Hey!«, rief eine Stimme hinter ihnen.

Alle drei drehten sich um und sahen, wie Angie und Marie sie zum Tor winkten. Dort warteten nicht nur die beiden, sondern noch sechs weitere Läufer.

»Gehen wir jetzt was trinken, oder was?«, fragte Angie.

26

Hannah

Hannah beobachtete das einsam flackernde Teelicht in der Mitte des Tisches. Um sie herum unterhielten sich Leute miteinander, lachten und drängten sich in der gemütlichen kleinen Bar zusammen. Hannah hatte Glück gehabt und einen Fenstertisch ergattert, als ein Paar gegangen war. Suchend blickte sie nach draußen, richtete sich auf ihrem Stuhl auf und griff nach ihrem Handy.

Sie sah sich in der vollen Bar um und beobachtete die anderen Gäste. Dabei versuchte sie, so zu tun, als würde sie so etwas ständig machen. Äußerlich war sie um eine lässige Haltung bemüht, innerlich kämpfte sie mit der Sorge, versetzt worden zu sein.

Das Display ihres Telefons leuchtete auf, und eine Nachricht traf ein. Hannah beschlich ein ungutes Gefühl. *Das war's*, dachte sie und rechnete mit dem unvermeidlichen »Tut mir leid, mir ist was dazwischengekommen«, woraufhin sie die Bar verlassen und nach Hause gehen würde. Als sie über das Smartphone wischte, um die Nachricht zu lesen, stellte sie jedoch fest, dass sie nicht von Steve war, sondern vom Gruppenchat mit Cassie und Malika:

Cassie: Han! Wie läuft dein Date?

Hannah tippte eine Antwort, als sich ein Mann mit einem Tablett voller Getränke tapfer an ihr vorbeikämpfte.

Er ist noch nicht aufgetaucht. Ehrlich? Ich habe Angst. Mein erstes Date seit Jahren! Wird er überhaupt kommen?!
Malika: Lol! Ganz ruhig, er wird dich toll finden. Du bist SCHARF!
Cassie: Das wird schon. Habt ihr Lust, am Samstagabend zu mir zum Essen zu kommen? Ich mache Pasta. Ich kann euch Carbloading-Rezepte geben! Leckere Sachen.
Malika: Vielleicht wird Hannah heute Abend Sex haben. Wie aufregend!
Hannah: Mal! Das werde ich nicht.
Cassie: Ich erwarte eine Flut von schlechten Witzen über scharfe Polizisten. Bitte enttäusch mich nicht.
Cassie: Aber das Abendessen …
Malika: Ja, ich komme gern. Ich kann Nachtisch mitbringen.
Malika: Muss er gesund sein?
Malika: CASS!
Cass: Gesund? Teufel nein, das ist ein Nachtisch, Herrgott.
Hannah: Ich bringe Gin mit!
Cassie: Juhu! Jetzt amüsier dich!

Lachend las Hannah die Nachrichten und war so vertieft, dass sie Steve erst bemerkte, als er schon fast an ihrem Tisch war. Als er näher kam, ließ die Anspannung nach und wich dem angenehm kribbelnden Gefühl, das sie jedes Mal befiel, wenn sie ihn sah. *Oder an ihn dachte*. Eine Form von Aufregung, die sie schon sehr lange nicht mehr empfunden hatte.

»Hey!«, sagte er und zog seine dunkelgraue Jacke aus.

In dieser Umgebung und ohne Polizeiuniform und Signalweste wirkte Steve ganz anders. Hannah bemühte sich, ihn nicht anzustarren. Er trug eine dunkle Jeans und ein T-Shirt, das sich perfekt um seinen straffen, muskulösen Körper schmiegte. Sie roch einen Hauch Aftershave – süß und dezent, anders als die kräftige Sorte, die Dan benutzte. Sie hatte es oft eingeatmet, wenn es die Treppe heruntergeweht war. Weniger ist manchmal mehr, hatte sie gesagt, aber Dan hatte nicht auf sie gehört.

Denk nicht an Dan. Heute Abend geht es nicht um Dan.

»Ehrlich gesagt, hatte ich etwas Sorge, dass du mich vielleicht versetzt. Zum Glück habe ich dich im Fenster sitzen gesehen. Ich habe im Vorbeigehen gewinkt, aber du hast mich nicht bemerkt.«

Hannah betete, dass Steve im Vorbeigehen nicht auf ihr Telefon hatte sehen können. Auf dem Tisch trafen weitere Nachrichten von den anderen ein. Hannah las etwas von Handschellen und schob das Telefon rasch in die Handtasche.

»Dich versetzen? Warum?«

»Du wärst nicht die Erste«, sagte Steve mit bedrückter Miene.

Hannah konnte es nicht fassen. Sie hätte gedacht, dass es eher umgekehrt war.

»Dating ist … na ja, es kann manchmal schwierig sein. Jedenfalls geht es mir so. Und, ja, ich weiß, dass ich *dieses* Date gerade verderbe, weil ich jetzt darüber rede. Weißt du was? Soll ich einfach noch mal rausgehen und wieder reinkommen? Wir tun so, als hätte dieses kurze Gespräch nie stattgefunden.«

Hannah lachte. »Nein! Keine Sorge. Deine Ehrlichkeit gefällt mir. Ich habe mir seit Tagen Gedanken darüber gemacht. Ich habe eigentlich … ich habe schon ziemlich lange kein Date mehr gehabt.«

»Wenn du sagst ›ziemlich lange‹ …«

»Zwanzig Jahre«, sagte Hannah. »Oder noch länger.«

»Wow.«

Plötzlich überkamen Hannah heftige Selbstzweifel. *Was mache ich hier?* Da saß sie in dieser schummrigen Bar, umgeben von Leuten, die ganz anders waren als sie. Von Paaren in den Zwanzigern, Cliquen, die einen ganzen Tisch besetzten und sich lauthals über die dezente Hintergrundmusik hinweg unterhielten, die aus den Lautsprechern klang.

Hannah dachte über das schwarze Oberteil nach, das sie trug. Als sie das Haus verlassen hatte, hatte sie sich darin gut gefühlt, doch jetzt kam es ihr irgendwie übertrieben vor.

»Das ist nicht schlimm«, sagte Steve.

Er lächelte breit, und Hannah war sofort beruhigt.

»Du wirkst nervös. Wenn es dir gefällt, wenn jemand ehrlich ist, erzähle ich dir was. Ich habe vor zwei Jahren mit dem Dating angefangen. Manchmal macht es Spaß, aber manchmal ist es auch einfach nervig. Man zweifelt an sich und meint, versagt zu haben, wenn man merkt, dass man einfach keinen Draht zu jemandem findet. Das kommt vor.«

»Autsch.«

»Ich weiß. Wunderbar, oder? Hey, ich besorge dir was zu trinken. Was möchtest du haben?«

»Hm, ich weiß nicht so recht«, sagte Hannah.

Sie schaute in Richtung Bar und versuchte herauszufinden, was es gab, doch die Gäste, die sich um den Tresen drängten, versperrten ihr die Sicht.

»Ich kann den Cider empfehlen«, sagte Steve. »Der ist wirklich gut. Oder Gin.«

»Ooh! Na, dann nehme ich einen Cider«, sagte Hannah. Normalerweise trank sie eher Wein, aber hey, warum nicht etwas anderes ausprobieren? »Nur einen kleinen.«

Sie beobachtete, wie Steve zur Bar ging und sich einen Weg durch die Menge zu einer Lücke am anderen Ende bahnte. Als sie sah, wie er auf den Barkeeper wartete, überkam Hannah ein warmes, wohliges Gefühl. Sie fragte sich, womit sie so viel Glück verdient hatte.

Daten. Hannah hatte seit Jahren nicht darüber nachgedacht und nicht damit gerechnet, dass sie das jemals wieder tun würde. Fast hatte sie vergessen, wie sich das erste Mal anfühlte. Die nervöse Aufregung, die Vorbereitung, die Schmetterlinge … die Angst. Sie erinnerte sich noch, wie es mit Anfang zwanzig war, bevor sie Dan kennenlernte. Danach war es vorbei. Dates gehörten der Vergangenheit an. Hannah hatte Geschichten von Kollegen gehört – von Tinder Dates, die eher gruselig als nett gewesen waren, von Sammlungen ungewollter Schwanzbilder. Es war wie ein völlig neues Universum, in das Hannah nicht hineinpasste.

Einige Minuten später erschien Steve wieder und stellte ein Glas kalten Cider auf den Tisch.

»Also«, sagte er, setzte sich auf seinen Stuhl und rückte näher ans Fenster. »Hoffentlich gefällt dir der Laden. Ich bin noch nie hier gewesen, aber ein Freund hat ihn mir empfohlen.«

»Es ist toll«, sagte sie. Und das war es. Es war laut und voll, aber der Laden hatte Atmosphäre. Es war gemütlich. Ein idealer Ort, um jemanden kennenzulernen. »Und?«, fragte sie. »Habt ihr den Einbrecher jemals gefasst? Als ihr erst mich festnehmen wolltet?«

»Ah! Den Schuppendieb. Ja. Meine Kollegin hat sich hinterher eine Woche lang über mich lustig gemacht. Sie lässt dich übrigens grüßen.«

»Ha! Ich habe ein schlechtes Gewissen. Na ja, ein bisschen. Also, wie ist das so, Bristols Kriminelle zu jagen?« *Nicht starren, Hannah, egal, wie attraktiv er ist.*

Steve lächelte sie an. Sein Lächeln gefiel Hannah. Es war beruhigend. Aufrichtig. Hannah spürte die vertrauten Schmetterlinge und zwang sie zur Ruhe.

»Nicht so aufregend, wie man vielleicht meinen könnte«, sagte Steve. »Aber ich bin seit Jahren bei der Polizei. Es war immer mein großer Traum. Vor meiner Ausbildung habe ich angefangen, zu laufen, ich bin sogar einmal beim London Marathon mitgelaufen. *Das* war ein Erlebnis. Jetzt laufe ich aber nicht mehr so viel.«

»Warum nicht?«

»Hauptsächlich wegen der Arbeit. Aber die Arbeit als Ordner bei Wettkämpfen macht ziemlich viel Spaß. Ich habe schon vor Ewigkeiten damit angefangen. Es lohnt sich. Ich ziehe zum Beispiel schöne Frauen aus Flüssen.«

»Sehr witzig.«

»Im Ernst! Außerdem gibt es jemand Wichtiges in meinem Leben, der viel Zeit in Anspruch nimmt. Ich komme einfach nicht mehr so viel zum Laufen oder ins Gym wie früher.«

Hannah sank der Mut. *Jemand Wichtiges.* Die Enttäuschung ließ sie verstummen, und sie war verwirrt. Warum fühlten sich seine Worte wie ein Schlag in den Magen an?

Steve griff in die Hosentasche, holte sein Telefon heraus und drehte es zu Hannah. »Das ist Ivy.«

Hannah sah auf das Display, und ein kleines Mädchen strahlte sie an. Es war hinreißend, mit goldbraunem Haar, genau wie Steves, Zahnlücken und denselben strahlend blauen Augen. Sie trug eine Baseballkappe über den langen Zöpfen und hielt einen Fußball im Arm.

Ah!, dachte Hannah erleichtert.

»Sie ist mein ein und alles«, sagte Steve. »Ich hab sie zum Fressen gern.«

»Sie sieht dir ähnlich«, antwortete Hannah. »Sehr sogar. Sie ist dir wie aus dem Gesicht geschnitten.«

»Ich weiß. Armes Mädchen«, sagte Steve.

Lächelnd blickte er auf das Smartphone, seine Augen strahlten vor Liebe. Sie ist mein Ein und Alles. Das hätte er nicht zu sagen brauchen, dachte Hannah. Die Art, wie er lächelte, wenn er seine Tochter ansah, sprach Bände. Es war ein schöner Anblick, der Hannah mit Traurigkeit erfüllte, die jedoch nicht unangenehm war.

»Sie wird im Oktober neun und liebt Fußball, Leichtathletik, jede Art von Sport. Ein paar Tage in der Woche und jedes zweite Wochenende ist sie bei mir. Ihre Mutter und ich haben uns getrennt, als sie vier war.«

»Ach, das tut mir leid«, sagte Hannah und verfluchte sich, weil sie über diese Information erleichtert war. »War es schwer?«

»Ivy war aufgelöst. Welches Kind ist das nicht, wenn Mum und Dad sich trennen? Ich habe das selbst erlebt. Ich war damals elf. Zu unserem Glück ist alles gut gelaufen. Sarah und ich sind noch immer Freunde. Sie hat kurz darauf wieder geheiratet.«

»Was ist passiert? Natürlich musst du es mir nicht erzählen. Ich bin neugierig. Es tut mir leid.«

Steve zuckte mit den Schultern. »Sei so neugierig, wie du willst. Es ist im Grunde nichts passiert. Wir haben uns entliebt. Das ist alles. Manchmal passen zwei Menschen im Grunde nicht zusammen, und es dauert einige Zeit, bis sie es merken. Wir haben ein paar Jahre gebraucht, nachdem wir Ivy bekommen haben.«

Hannah dachte über seine Worte nach. Sie erinnerte sich, wie glücklich Dan und sie gewesen waren. Wie sie andere Paare beobachtet hatten, die nicht zusammenpassten, und den Sternen für ihr Glück gedankt hatten, dass das nicht sie waren. Dass sie für immer zusammen sein würden.

Ich war so, so dumm.

»Ivy ist das Beste, was mir je passiert ist, so kitschig sich das auch anhört. Wenn ich noch mal von vorn anfangen könnte, würde ich alles wieder genauso machen. Und du? Hast du …« Er blickte nach unten auf Hannahs Hand und richtete sich in seinem Stuhl auf. »Ah.«

Hannah begriff. Er hatte die verräterische helle Linie vom sommerlichen Laufen an Hannahs Ringfinger bemerkt. Den goldenen Ring hatte Hannah erst vor wenigen Tagen abgenommen. Er symbolisierte ihre Liebe zu Dan, jetzt lag er in ihrer Nachttischschublade.

Es war an der Zeit gewesen.

»Ähm, das ist kompliziert«, sagte Hannah.

Sie strich mit dem Finger über die blasse Linie, wo sie einst stolz den Ehering getragen hatte. Es war ihre Entscheidung gewesen.

Wenn Dan mich nicht will, werde ich ihn nicht mehr tragen.

»Ich bin verheiratet. Also, wir sind getrennt.«

»Oh.«

Die Enttäuschung in Steves Stimme war kaum zu überhören.

»Er hat mich wegen einer anderen verlassen.«

Schweigen. Hannah trank noch einen Schluck von dem süßen Cider und verbarg ihre Hand im Schoß.

»Darum habe ich mich für den Marathon angemeldet. Was auch eine lange Geschichte ist.«

»Verstehe«, sagte Steve. »Hast du Kinder?«

Hannah schüttelte den Kopf. »Nein.«

Sie sah auf den Tisch, auf die kleine Dekoration in der Mitte, die von dem alten polierten Holz ablenken sollte. Mehr wollte sie nicht dazu sagen.

»Vermutlich macht es das etwas leichter«, sagte er schließlich. »Wobei so etwas natürlich nie einfach ist.«

Hannah nickte. Sie redeten weiter und genossen den Abend, der in die Nacht überging, und um halb zwölf saßen sie noch immer in der Bar. Sie sprachen über Familie und Sehnsüchte, über ihr Leben und ihre Kindheit in Bristol. Steve hatte schon immer Polizist werden wollen.

»Als ich in Ivys Alter war, habe ich mein schickes Kostüm angezogen und so getan, als würde ich meine Eltern festnehmen, weil sie mir kein Eis geben wollten. Ich wundere mich, dass ich überhaupt Freunde hatte.«

»Ich wette, das fand jeder toll.«

»Und du? Was wolltest du werden?«

Hannah schaute aus dem Fenster auf die ruhige Straße, die nun im Dunkeln lag. Das Wort *Mutter* hing in der stickigen Luft. Das behielt sie jedoch lieber für sich.

»Das weiß ich eigentlich gar nicht«, sagte sie und dachte daran, wie sie ihre Puppen gefüttert und angezogen hatte. Die eine hatte sie so oft fallen lassen, dass das eine Augenlid auf gruselige Weise etwas herabhing. Unzählige Male hatte ihre Mutter sich deshalb erschreckt, wenn die Puppe im Haus herumlag. »Ich habe an vieles gedacht«, sagte sie. »Ich war nicht auf eine Karriere aus oder auf eine akademische Laufbahn, aber ich war glücklich. Ich wollte immer in der Reisebranche arbeiten. Vermutlich fand ich das schick. Ich bin gern gereist, irgendwann wollte ich mal Stewardess werden, schließlich bin ich Reisebürokauffrau geworden. Und dann habe ich geheiratet.«

»Und das Leben kam dazwischen? Ich glaube, das geht uns allen so. Jetzt bist du offenbar Bauchtänzerin.«

»Hätte ich dir das bloß nicht erzählt.«

»Warum nicht? Ich bin beeindruckt.«

Sie lachten und tranken ihren Cider aus, die letzte Bestellung wurde ausgerufen und die widerwilligen Gäste anschließend in die Kälte geschickt. Hannah und Steve traten in die Nacht hinaus. Langsam gingen sie in Richtung Victoria Street Bridge, über die der Verkehr floss. Darunter warf das Mondlicht ein hübsches Muster aufs Wasser. Die Nacht in der Stadt wirkte verheißungsvoll, abenteuerlich. Hannah spürte, dass sich der lockere Abend mit der vom Cider beschwingten Stimmung dem Ende zuneigte und bedauerte es.

»Ich rufe mir ein Taxi«, sagte sie und fischte ihr Handy aus der Tasche.

Sie verlangsamten ihre Schritte. Eine Brise strich kühl über Hannahs Gesicht, ganz anders als ihr inneres Empfinden. Ein warmer, erregender Schauer stieg in ihrer Brust auf und sehnte sich nach Erfüllung. Sie blieben stehen und schauten über den Fluss, auf die sanft glitzernden Wellen. Hannah konnte sich kaum erinnern, wann sie sich das letzte Mal so gut gefühlt hatte, so als könnte sie vor Glück platzen. Sie hätte noch Stunden mit Steve hier draußen verbringen können.

Zuerst hatte sie angenommen, der Cider habe seine magischen Kräfte entfaltet und ihr dieses angenehme Gefühl von Sicherheit verliehen, doch tief im Inneren wusste sie, dass das nicht stimmte. *Er* bewirkte das. Dieser gut aussehende, lustige, interessante Mann neben ihr weckte in ihr ein lang verloren geglaubtes Gefühl von Lebensfreude. Mit ihm fühlte sie sich wieder wie ein aufgeregter Teenager, nur dass sie diesmal nicht ignoriert wurde.

»Das war ein wirklich schöner Abend«, sagte Steve. »Das sollten wir wiederholen. Es ist schwer, zu glauben, dass ich mein ganzes Leben in dieser Stadt lebe und es immer noch Orte gibt, die ich nicht kenne. Es wäre schön, sie mit jemandem zusammen zu erkunden.«

»Das geht mir genauso«, sagte Hannah. »Man gewöhnt sich an gewisse Dinge und sieht alles andere gar nicht mehr.«

»Du sagst es. Wie du dir wahrscheinlich denken kannst, komme ich nachts ganz schön herum, aber das ist was anderes.«

»Du Held«, lachte Hannah.

»Ich will mich nicht beschweren. So habe ich schließlich dich kennengelernt. Eigentlich bin ich froh, dass ich dich fast verhaftet hätte. Wann sehen wir uns wieder? Schlag du einen Termin vor. Ich weiß, wie voll dein Kalender ist. Laufen, Bauchtanzen … gibt es auch etwas, was du nicht machst?«

»Ich würde gern noch mal mit dir ausgehen«, sagte sie und hätte fast hinzugefügt *Ich habe mich lange nicht so gut amüsiert*, entschied sich jedoch dagegen. Sie wollte nicht *traurig* wirken, nachdem Steve angenommen hatte, sie habe ein volles, interessantes Leben. Und ihr gefiel die Vorstellung, etwas geheimnisvoll zu sein. Das war sicher aufregender als die Wahrheit. »Sehr gern.«

Noch immer standen sie bei der Brücke und genossen

die Aussicht. Hannah hatte sie schon eine Million Mal gesehen, doch heute Nacht wirkte sie anders, und Hannah wollte sich den Moment und das neue Glücksgefühl ins Gedächtnis einprägen. Sie wäre gern noch geblieben, aber es war schon spät und das Taxi war unterwegs.

Plötzlich spürte sie Steves Hand in ihrer und drehte sich zu ihm um. Sanft legte er die Hand um ihre Taille, und ehe sie sichs versah, küsste sie ihn.

Das Gefühl überraschte sie. Einerseits wollte sie aufhören, sich mehr Zeit lassen und jede Sekunde auskosten, als wäre es ihre letzte. Doch gleichzeitig gefiel es ihr viel zu sehr, sie war überwältigt von der Aufregung und der Nähe zwischen ihnen.

Steves Kuss war zärtlich, seine Lippen fühlten sich überraschend weich an. Sie ließ die Hände unter seine Jacke wandern und spürte seinen festen Körper unter dem dicken Stoff des Shirts. Sie hatte nicht damit gerechnet, am Abend in aller Öffentlichkeit mit einem Polizisten zu knutschen wie eine verliebte Siebzehnjährige.

Doch sie genoss es. Jede. Einzelne. Sekunde.

In ihren Gedanken tauchte Dans Gesicht auf, ein kurzes Aufflackern, dann verschwand es wieder. Hier ging es nicht um Dan. Dan hatte sie nicht so geküsst, sie nicht so gehalten, wie Steve sie gerade hielt. Der Wind fühlte sich kühl an, und sie zog ihre Jacke enger um sich. Sie genoss Steves Hände auf ihrer Taille und wie er mit seinen Bartstoppeln sanft über ihre Wange strich. Sie fühlte sich begehrenswert. Schön. *Sexy.*

»Du bist umwerfend«, sagte Steve, als er schließlich von ihr abrückte.

Hannah wollte nicht, dass er aufhörte, sie wollte hier am Fluss stehen bleiben und sich mit ihm in dem Moment verlieren.

»Sorry«, sagte er und beugte sich vor, um sie auf die Wange zu küssen. »Ich konnte nicht anders.«

»Ich auch nicht«, sagte Hannah.

Als ihr Telefon klingelte, um ihr mitzuteilen, dass das Taxi kam, stöhnte sie.

»Ich hatte einen wunderbaren Abend«, sagte Steve.

Hannah zog ihn näher an sich, und wieder küssten sie sich, bis das ungeduldige Hupen des Taxis sie zwang, einander loszulassen.

Schweigend gingen sie zu dem wartenden Wagen, tausend Worte gingen Hannah durch den Kopf. Ein Feuer aus Freude und Leidenschaft war aufs Neue entfacht. Als sie sich auf die Rückbank des Taxis setzte, winkte sie Steve zum Abschied. Sie spürte, dass das klebrige Lipgloss in ihrem halben Gesicht verschmiert war, und lachte. Das Taxi fuhr los, und Hannah lehnte sich auf der Bank zurück und ließ noch einmal Revue passieren, was gerade passiert war. Als wäre sie ein Teenager, der nach Hause fuhr, um in sein Tagebuch zu schreiben.

Seit Ewigkeiten war sie nicht mehr so glücklich gewesen.

27

Malika

Malika drehte Abbies Medaille zwischen den Fingern und beobachtete, wie sich die Sonne in der silbernen Oberfläche spiegelte. In ihrem Glücksbringer. Sie spürte das Gewicht in ihrer Hand, während sie die Notizen für das heutige Meeting durchsah, an denen sie letzte Nacht stundenlang gearbeitet hatte. Während ihre Mitbewohner eins von Deans komplizierten Brettspielen gespielt hatten, hatte sich Malika in ihrem Zimmer eingeschlossen und sich vorbereitet.

Der Zeitungsartikel hatte ihr einen Schock versetzt, doch dann hatte Malika eingesehen, dass Hannah recht hatte. Was war so schlimm daran, ehrlich zu sein? Durch den Artikel hatte sie noch mehr Unterstützung erhalten. Eine Flut von Spenden war eingegangen, nicht nur von Freunden und ihr nahestehenden Personen, sondern auch von völlig Fremden, die von ihrem Vorhaben erfahren hatten.

In den Tagen nach Erscheinen des Artikels hatten Freunde sie mit aufmunternden Nachrichten überhäuft. Ihre Mitbewohner hatten verständnisvoller gewirkt. Und, ja, ihre Eltern mochten bei ihren zahlreichen Anrufen besorgt wirken, aber das lag nur daran, dass sie sie so sehr liebten.

»Bist du dir sicher, dass alles okay ist? Willst du eine Weile nach Hause kommen? Isst du auch anständig?«

Malika stellte sich vor, wie ihre Mutter in ihrem Lieblingssessel saß und sich den ganzen Tag lang Gedanken um ihre Tochter machte.

»Mir geht's gut, Mum. Bitte mach dir keine Sorgen.«

Malika gab die üblichen Antworten, fühlte sich dabei jedoch besser. Als wäre eine unsichtbare Last von ihren Schultern gefallen. Sie fühlte sich leichter. Freier.

Was Malika empfand, war normal. So war es, wenn man trauerte. Das wusste sie jetzt. Und nach der Aufregung war sie froh, wieder bei der Arbeit zu sein.

Sie schaltete den Computer an, lehnte sich auf ihrem Stuhl zurück und las ihre Notizen. Sie hatte in ihrem Zimmer geübt und war sich etwas albern vorgekommen, so ins Leere zu sprechen. Die kleine Präsentation, die sie für CallerArc vorbereiten wollte, war fast perfekt. Es fehlte nur noch ein bisschen Feintuning, damit sie sicher war, dass ihr die Worte flüssig über die Lippen gingen. CallerArc war ein etabliertes Unternehmen, das neue Büros in der Stadt eröffnen wollte und bald neue Mitarbeiter brauchen würde. Malika war entschlossen, diesen Vertrag für Rocket zu ergattern. Es wurde Zeit, Eva zu zeigen, was sie draufhatte, und dieses Meeting war die Gelegenheit.

Sie entdeckte ihr verzerrtes Spiegelbild in der Oberfläche der Medaille. *Den Sack zumachen*, dachte sie. Das hatte Abbie immer gesagt.

»Morgen!«, sagte Marc fröhlich, als er das Büro betrat.

Eva saß bereits mit konzentrierter Miene an ihrem Schreibtisch und arbeitete zweifellos eine Flut von E-Mails ab. Malika beobachtete, wie Marc vorsichtig sein Sakko auszog und sich dann in den Drehstuhl fallen ließ.

»Gutes Wochenende gehabt?«, fragte er.

»Ganz okay«, sagte Malika. »Ich hatte Spaß und war ein bisschen fleißig.« Sie hielt ihre Notizen hoch und bereitete sich auf seine Sticheleien vor.

Marc runzelte die Stirn.

»Ach ja?«, fragte er mit mitfühlendem Gesichtsausdruck. »Du scheinst besser drauf zu sein. Das freut mich. Hoffentlich hast du dich nicht von diesen Trolls ärgern lassen.«

»Trolls?«

»Ja«, sagte Marc. »Zu deinem Artikel. Moment. Hast du die etwa noch gar nicht gesehen? Vergiss einfach, was ich gesagt habe.«

Malika erstarrte. *Trolls*? Sie hatte seit dem letzten Wochenende nicht mehr auf den Onlineartikel gesehen. Die Kommentare waren alle freundlich gewesen. Aufbauend.

»Wie soll ich es vergessen, nachdem du mir das gesagt hast?«, erwiderte sie und ging bereits auf die Seite von Bristol Live. »Was meinst du?«

Marc zuckte mit den Schultern, seine Miene drückte Bedauern aus. »Im Ernst, mach dir keine Sorgen. Es war ein wirklich guter Artikel. Er hätte Abbie gefallen. Manche Leute sind einfach bescheuert. Du solltest dir das gar nicht ansehen, das ist es nicht wert.«

Zu spät. Die Seite war hochgeladen und zeigte das

Foto von der lächelnden Malika. Sie scrollte zum Ende der Seite.

Siebenundfünfzig Kommentare.

Siebenundfünfzig? Das letzte Mal, als sie nachgesehen hatte, waren es zwölf gewesen. Ihr Herz schlug schneller, und die Nachrichten verschwammen vor ihren Augen. Marc hatte recht. Zwischen aufbauenden Plattitüden fanden sich einige weniger nette Kommentare:

Ist das nicht die Frau, die sich für diese blöde Verkehrsberuhigung einsetzt? Bin mir nicht sicher, warum sie sich die Mühe gibt, dafür Geld zu sammeln. Es gibt viel zu viele lebensmüde Radfahrer. Sie sollte für etwas Sinnvolleres laufen!

Eine nervige Radfahrerin weniger auf der Straße.

Können wir den ganzen sentimentalen Quatsch beiseitelassen und bitte an den armen Autofahrer denken, der für immer traumatisiert ist, weil ihm irgendeine Idiotin vors Auto gefahren ist?

Lauf, so viel du willst, Herzchen. Radfahrer werden es nie lernen. Ich sage dir, wo du dir deine Dreißigerzone hinstecken kannst …

Malika hielt inne. Ihr blieb die Luft weg. Sie wollte nicht weiterlesen, aber die Neugier gewann die Oberhand, und sie scrollte weiter nach unten. Die hasserfüllten Kommentare auf dem Bildschirm wirkten bedrohlich. Malika versuchte, nicht die Beherrschung zu verlieren. Andere Kommentatoren waren ihr zur Seite gesprungen und hatten den Trollen vorgeworfen, unsensibel zu sein, aber das hatte sie nur noch mehr angeheizt.

Abbies Tod war ein Unfall gewesen. Niemand hatte Schuld. Ein außergewöhnlicher Unfall, für den Abbie teuer bezahlt hatte. Der Fahrer des Wagens war ebenfalls verletzt worden, lebte jedoch noch, während Abbies Leben zu Ende war.

Malika wurde wütend. Ihre Hände schwebten über der Tastatur, bereit, einen Kommentar zu tippen. Ihnen die Meinung zu sagen. Schließlich hämmerte Malika auf die Tasten und füllte den Bildschirm mit den Worten ihrer Wut. Sie war im Begriff, auf Senden zu gehen, hielt dann jedoch inne. Es war sinnlos. Sie würde denen nur in die Hände spielen.

Malika zuckte zusammen, als ihr Telefon auf dem Schreibtisch klingelte. Sie wollte mit niemandem reden. Nicht jetzt. Ausnahmsweise hätte sie es gern einfach klingeln lassen, doch ihr war bewusst, dass Eva und Marc bereits in ihre Richtung sahen. Malika schloss die Website und griff nach dem Hörer.

»Rocket Recruitment, Malika am Apparat.«

»Malika! Hallo, hier ist Jenny von First Circle Solutions.«

»Wie geht es Ihnen?«, fragte Malika.

»Um ehrlich zu sein, bin ich etwas verwirrt«, antwortete Jenny. »Bei uns ist heute ein Kandidat von Rocket zum Bewerbungsgespräch aufgetaucht, der eigentlich erst morgen dran gewesen wäre.«

»Oh! Ups. Nun ja, das kann mal passieren.« Es waren schon öfter Bewerber am falschen Tag irgendwo aufgetaucht. »Das ist natürlich peinlich, aber doch nicht so schlimm.«

Jenny zögerte. »Also, er hat darauf bestanden, dass er heute einen Termin hatte und hat mir die E-Mail-Bestätigung gezeigt. Und er hatte recht.«

Was?

»Das tut mir sehr leid, Jen. Ich sehe es mir sofort an.«

»Danke. Ich wollte Sie nicht beunruhigen, aber das ist nicht das einzige Terminchaos, das wir in letzter Zeit hatten. Ich habe darüber gestern Abend schon mit Eva gesprochen. Gestern ist eine Frau zum Vorstellungsgespräch für die Stelle im Contact Center gekommen, dachte aber, sie würde sich für die Stelle in der Buchhaltung vorstellen. Das war etwas peinlich für uns. Und eine andere, die wir für die Nachfolge von Jade Richardson erwartet haben, ist nicht aufgetaucht. Ich habe das Gefühl, dass etwas mit den Terminen schiefläuft. Das müssen wir überprüfen.«

Der Hörer in Malikas Hand zitterte. Ihr Atem beschleunigte sich, und sie versuchte, gleichmäßig zu atmen. Ein. Aus. *Ruhig*. Natürlich nutzte es nichts. Die Panik stieg bereits in ihrer Brust auf.

»Darf ich Sie zurückrufen?«, fragte Malika eilig.

»Das wäre großartig.«

Aus Jennys Mund klang die Floskel wie eine Drohung. Noch ehe Malika aufgelegt hatte, klingelte das Telefon auf Marcs Schreibtisch, und kurz darauf hörte sie, wie er versuchte, einen unglücklichen Anrufer zu besänftigen.

»Es tut mir leid«, sagte er. »Ich kläre das und rufe Sie noch heute zurück, okay? Versprochen.«

Er warf den Hörer auf. »Das war für dich, Mal. Eine Bewerberin ist zu einem Vorstellungsgespräch gegangen, das sie offensichtlich gar nicht heute hatte. Es klang nach einem ziemlichen Fiasko.«

»Oh Gott.«

Malika hatte das Gefühl, sie müsste sich übergeben. Ihr Morgenkaffee rumorte in ihrem Magen. Als sie aufstand, um auf die Toilette zu eilen, trat Eva hinter ihrem Schreibtisch hervor und winkte sie zu sich.

»Kann ich dich mal kurz sprechen, Mal?«, fragte sie.

Malika zwang sich, zu atmen und ihren Magen zu beruhigen, tappte ins Backoffice und setzte sich. Ungewöhnlich energisch schloss sie die Tür. Das fröhliche Klimpern der Armreifen, mit dem sich Eva sonst ankündigte, klang jetzt bedrohlich.

Nun waren sie in dem engen Raum allein, an dessen weißen Wänden verblasste Plakate über Gesundheit, Sicherheit und Teambuilding hingen, die schon hier gewesen waren, als Malika bei der Firma angefangen hatte. Ihr Blick huschte zwischen den Plakaten hin und her, während sie sich bemühte, nicht in Tränen auszubrechen. Solange sie nicht in Evas enttäuschtes Gesicht sah, konnte sie sich zusammenreißen.

Halbwegs.

»Malika, ich muss mit dir sprechen, aber du sollst wissen, dass du nicht in Schwierigkeiten steckst, okay?«

»Na, dann stecke ich ja wohl auf jeden Fall in Schwierigkeiten«, sagte Malika lachend.

Ihr Versuch, einen Scherz zu machen, scheiterte. Sie tupfte sich mit dem Ärmel ihrer Bluse die Augen.

Eva erwiderte ihr Lächeln nicht. Sie atmete tief durch. Das gelbe Licht, das durch das winzige Fenster hereinfiel, wirkte unfreundlich.

»Gestern«, begann Eva, »nachdem du weg warst, hat Jenny angerufen und mir erklärt, dass es ein Durcheinander bei den Vorstellungsgesprächen gab. Es hat sich auch jemand bei mir beschwert, der ganz offenbar einen Vorstellungstermin verpasst hat. Ich habe mir deine Tabelle angesehen und festgestellt, dass da einiges nicht stimmt.«

»Es tut mir total leid, Eva. Ich habe keine Ahnung, was schiefgelaufen ist.«

Andererseits war es nicht der erste Fehler, den sie gemacht hatte. Manchmal fiel es ihr schwer, sich zu konzentrieren.

»Nun gut, auf jeden Fall *ist* etwas schiefgelaufen. Hör zu, das kriegen wir hin. Ich hänge mich gleich ans Telefon und bringe das in Ordnung. Aber derartige Beschwerden machen mir Sorgen. Weißt du noch, wie schwierig es war, den Vertrag mit First Circle unter Dach und Fach zu bekommen?«

Malika nickte und hielt den Blick auf den Tisch gerichtet, wo ein Kaffeebecher einen Abdruck hinterlassen hatte.

»Du hast diesen Monat dein Pensum nicht geschafft«, fügte Eva hinzu. »Das habe ich allerdings auch nicht erwartet, nachdem, was passiert ist und nachdem ich dir so viel Arbeit aufgeladen hatte. Das tut mir leid. Mir war nicht klar, dass ich dich so unter Druck setze. Du hättest mir sagen sollen, dass du Schwierigkeiten hast.«

»Du hast mich nicht unter Druck gesetzt. Ich habe Abbies Arbeit freiwillig übernommen, schon vergessen? Ich *wollte* das machen. Und ich dachte, ich würde es gut machen. Wenn ich etwas tun kann …«

»Mal«, unterbrach Eva sie. »Ich glaube, es ist nicht gut, wenn du jetzt noch mehr Verantwortung übernimmst. Ich denke, du brauchst etwas Abstand. Von der Arbeit insgesamt. Nur für eine Weile.«

»Wie bitte?«

»Du brauchst eine Pause. Ich schicke dich für zwei Wochen nach Hause.«

Nein. Nein, nein …

Sie konnte nur schwer die Panik in ihrer Stimme unterdrücken. »Bin ich suspendiert?«

Evas Lächeln kam bei Malika nicht an. »Natürlich nicht. Du bist ein absoluter Glücksfall für unser Team, und wir haben momentan sowieso zu wenig Personal. Ich tue das also wirklich nur, weil ich glaube, dass es das Beste für dich ist. Ich habe den Eindruck, es tut dir momentan nicht gut, hier zu sein. Darum will ich, dass du dir eine Auszeit nimmst. Konzentriere dich auf *dich*. Denk nicht an die Arbeit. Sobald du zurück bist, gehen wir dein Pensum noch mal durch und starten neu.«

»Aber ich …«

Eva hob eine Hand.

»Mal. Im Ernst. Nimm dir eine Auszeit. Hier hast du nur noch mehr Stress. Bis vor Kurzem hast du nie Fehler gemacht. Du hast dich eindeutig übernommen, und um deiner Gesundheit willen möchte ich, dass du nach Hause gehst und erst in zwei Wochen wiederkommst. Ich kläre das mit deinem Gehalt, mach dir darum keine Sorgen. Es ist schön, dass du deine Arbeit magst, aber du darfst dich nicht von ihr vereinnahmen lassen. Es gibt noch etwas anderes im Leben als Rocket. Das ist mir durch Abbies Tod bewusst geworden. Sie hat sich immer Sorgen um die Arbeit gemacht.«

Malika öffnete den Mund, um etwas zu erwidern, besann sich dann jedoch eines Besseren. Es gab nichts, was sie sagen konnte. Sie konnte Eva nur bitten, dass sie bleiben durfte, aber das war zwecklos. Malika liebte ihre Arbeit. Sie war nicht darauf vorbereitet, sie einfach loszulassen. Sie war entschlossen gewesen, dafür zu sorgen, dass das Team nicht unter dem plötzlichen Verlust ihrer stellvertretenden Filialleiterin leiden musste.

Doch ganz offensichtlich hatten ihre Gefühle einen schlechten Einfluss auf ihre Arbeit. Sie hatte nicht klar denken können und war bei dem Erstellen der Terminpläne abgelenkt gewesen. Mit den Gedanken bei Abbie und beim Laufen hatte sie einfach nur den Tag überstehen wollen. Ihre Trauer hatte aber die Oberhand gewonnen.

Malika unterdrückte weitere Tränen und schob ihren Stuhl zurück, das kratzende Geräusch des Metalls auf dem Boden unterbrach die unangenehme Stille.

»Was ist mit CallerArc?«, stotterte Malika, als ihr plötzlich ein Termin einfiel. »Ich habe diese Woche dieses große Meeting. Das darf ich auf keinen Fall verpassen.«

»Das kann Marc übernehmen. Keine Sorge, Mal. Die

Welt geht nicht unter, weil du dir eine Zeit lang freinimmst. Mach dir einen Tee, fahr deinen Computer herunter, und wenn du fertig bist, geh nach Hause. Versuch, dich zu entspannen.«

Malikas Gesicht brannte vor Scham. Eva glaubte nicht, dass sie in der Lage war, zu dem Meeting zu gehen, und sie hatte recht. Langsam ging sie zur Tür und versuchte, die Neuigkeiten zu verarbeiten. Sie hatte noch nie Probleme bei der Arbeit gehabt, und jetzt *das*. Auch wenn sie wusste, dass sie laut Eva nicht in ernsthaften Schwierigkeiten steckte, konnte sie den Gedanken nicht ertragen, dass sie Mist gebaut hatte.

Sie blieb nicht, um noch einen Tee zu trinken. Sie wollte gehen, ehe die Tränen zurückkehrten.

Sie trat aus dem Backoffice und ging zu ihrem Schreibtisch, wo sie schweigend den Computer herunterfuhr, ihren Rucksack nahm und zur Tür trottete.

»Ist alles in Ordnung?«, fragte Marc.

Malika nickte nur, stürmte aus dem Büro und ging wie ferngesteuert nach Hause. Sie konnte an nichts anderes denken als an die eine Sache, die sie heute gelernt hatte.

Sie beherrschte ihren Job nicht. Sie hatte Abbie im Stich gelassen.

Sie hatte versagt.

28

Hannah

Hannah setzte die Einkaufstüte vor der Haustür ab, um nach ihrem Schlüssel zu kramen, als eine Zwiebel aus der Tüte fiel und über den Weg rollte. Hannah seufzte und hob das Gemüse auf, in dem Moment stieg Mrs. Gibson aus dem Wagen. Zweifellos würde sie ihr gleich weitere Fragen über den Verbleib des heiligen Dan stellen. So schnell wie möglich rettete sich Hannah in den sicheren Flur.

In der Küche packte sie die Einkäufe aus: Suppen, frisches Obst und Gemüse, ein paar Mikrowellengerichte für mittags, allerdings gesündere als üblich. Behutsam zog sie eine Flasche Rotwein aus der Tüte. Eine Belohnung, die eine Weile halten sollte. Sie wollte sie genießen. Seit sie ihren Laufclub gegründet hatten, hatte Hannahs Lust auf Wein nachgelassen. Schließlich war ein Kater nicht gerade hilfreich, wenn sie am Wochenende früh für einen Zehn-Kilometer-Lauf aufstehen musste.

Hannah schenkte sich ein und beobachtete, wie die Flüssigkeit ins Glas lief. *Nur ein halbes*, dachte sie und empfand einen Anflug von Stolz, als sie die Flasche wieder zuschraubte. Es war ein Erholungstag, ein Tag ohne

Yoga oder Laufen, und ein Tag, auf den sich Hannah freute, weil sie sich verwöhnen wollte. Nach acht anstrengenden Stunden bei Travel Town waren ein Schluck Wein und ein heißes Bad genau das, was sie brauchte.

Sie nahm ihr Glas, tappte nach oben ins Bad und gab eine großzügige Portion des edlen Schaumbads in die Wanne, das ihr Bruder ihr zu Weihnachten geschenkt hatte. Dann ging sie ins Schlafzimmer, um sich auszuziehen. Sie lächelte, als sich der Rock, der einst so eng gesessen hatte, dass der Reißverschluss spannte, nun mühelos ausziehen ließ. Da sie allein im Haus war, hatte Hannah sich angewöhnt, ein paar Bauchtanzbewegungen in der Küche oder im Bad zu üben, allerdings zu Beyoncé. Sie nahm sich vor, die Lehrerin nach einer guten Playlist zum Tanzen zu fragen.

Hannah freute sich, dass sie abgenommen hatte. So schön es war, Pfunde zu verlieren und zu merken, wie die Kleidung besser passte. Doch es war mehr als das – eine Entdeckung. Hannahs Gewicht spielte keine so große Rolle mehr in ihrem Leben. Zudem schien Steve sie nichtsdestotrotz zu mögen.

Seit ihrem Date konnte Hannah nicht aufhören, zu lächeln. Ihre Kollegen hatten sich gewundert, warum sie praktisch zur Arbeit tanzte. Sie wusste, dass sie sich nicht zu große Hoffnungen machen sollte, aber sie konnte nicht anders, als zuversichtlich zu sein.

Hannah wunderte sich, wie anders sich ihr Körper anfühlte. Ihre Beine waren fester, der Bauch war straffer. Der Unterschied war nicht groß, aber für sie deutlich zu sehen.

Nackt ging Hannah ins Bad und nahm eins der weichen Handtücher aus dem Schrank. Als sie gerade einen Fuß in das schaumige Wasser steckte, klingelte es an der Tür. Der schrille unerwartete Ton ließ sie zusammenzucken. Sie drehte den Wasserhahn zu, zog ihren Bademantel über, näherte sich vorsichtig dem Treppenabsatz und spähte über das Geländer, um herauszufinden, wer die verschwommene Gestalt hinter der Milchglasscheibe war. Im ersten Moment vermutete sie, dass es sich um Mrs. Gibson handelte, und wollte schon zu ihrem schönen warmen Schaumbad zurückkehren, doch die Person hinter der Tür war zu groß für die Nachbarin.

Wieder ging die Türklingel. *Was, wenn es ein Notfall war?* Vielleicht war man diesmal in ihren Schuppen eingebrochen, dachte sie, und stellte sich die enttäuschten Gesichter der Möchtegern-Einbrecher vor, die von Spinnweben und alten, halb leeren Farbeimern empfangen wurden. Vielleicht auch noch von ein paar verrosteten Werkzeugen.

Hannah zog den Bademantel fester um ihren Körper und eilte nach unten, um die Tür zu öffnen.

Und stand vor Dan.

Dan, ihr Ehemann, der ihren alten Koffer in der Hand hielt und sie erwartungsvoll ansah. Erstaunt starrte Hannah ihn an, ihr Herz schlug beängstigend schnell.

Nein. Nicht jetzt.

»Lässt du mich rein?«, fragte Dan mit verlegenem Lächeln.

Stumm trat Hannah zur Seite, etwas Badewasser sammelte sich als kleine Pfütze um ihre Füße. Sie schloss die

Haustür, unfähig, etwas zu sagen oder etwas anderes von sich zu geben als ein leises Seufzen.

Hannah beobachtete, wie Dan in die Küche ging, eine Hand in der Tasche seiner dunklen Jeans. *Die ist neu*. Sie sah, wie er sich umschaute, wie er das Wohnzimmer musterte, den ordentlichen Flur, Hannahs Laufsachen draußen auf der Wäscheleine, die man durch die Hintertür sah. Er deutete mit dem Kopf auf den Trainingsplan, der am Kühlschrank hing.

»Du machst das gut«, sagte er.

Hannah spürte, wie ihr die Hitze in die Wangen stieg. Sie wischte an ihren Augen entlang, wo ihr Gesicht vom Dampf aus dem Bad glänzte und der Eyeliner verschmiert war, den sie zur Arbeit aufgetragen hatte. Seit sie sich selbstbewusster fühlte, ging sie damit etwas großzügiger um.

Sie starrte Dan an, der mit dem Koffer in der Küche stand. Er musterte ihn nachdenklich. Wollte er ihn auspacken und die Kleidung in die Waschmaschine packen, als wäre er nie weg gewesen? Als wäre er nur übers Wochenende auf Geschäftsreise gefahren und hätte sie nicht verlassen?

Hannah erinnerte sich, wie sie sich noch vor wenigen Wochen nach diesem Moment gesehnt hatte. Wie sie sich inständig gewünscht hatte, er möge durch die Tür ihres gemeinsamen Hauses treten und reden. Jetzt war sie alles andere als erleichtert.

Jetzt wollte sie, dass er verschwand.

Dan ließ den Koffer neben dem Kühlschrank stehen und schlenderte ins Wohnzimmer. Hannah folgte ihm.

»Was fällt dir ein, hier aus dem Nichts aufzutauchen?«, fragte sie.

»Das ist auch noch mein Haus«, sagte er. »Ich habe jedes Recht dazu.«

»Wirklich? Hannah griff nach dem Stapel Rechnungen auf dem Couchtisch und hielt sie ihm unter die Nase. »*Wirklich*? Denn es wirkt nicht so. Du bist gegangen. Du hast mich vor Monaten verlassen. Also nein, du hast nicht jedes Recht, hier hereinzuspazieren und in meinen Lebensbereich einzudringen. Was, wenn ich Besuch gehabt hätte?«

Dan riss den Kopf herum. Hannah bemerkte einen Anflug von Panik auf seinem Gesicht, egal, wie sehr er sich bemühte, es zu überspielen.

»Willst du sagen, dass du jemanden kennengelernt hast?«

»Was, wenn dem so wäre? Was interessiert dich das?«

Dan öffnete den Mund, um zu widersprechen. Er schaute sich in dem veränderten Wohnzimmer um und betrachtete die Regale, in denen keine Hochzeitsfotos und kein Krimskrams mehr herumstanden. Er sah die ordentlichen Kartons, die Malika ans andere Ende geschoben hatte und die alle mit seinem Namen beschriftet waren.

»Was … Han, was zum Teufel ist das alles?«

»Das«, sagte Hannah, »ist dein Kram. Der Rest ist im Gästezimmer, alles verpackt und abholbereit. Ich weiß nicht, wie du das alles in diesen Koffer bekommen willst, aber ich nehme an, du hast deinen Van draußen. Gib mir zwei Sekunden, ich springe kurz nach oben und zieh mir was an, dann helfe ich dir beim Einladen.«

Dan starrte Hannah an. »Han …«, sagte er und verstummte, als er bemerkte, dass Hannah mit verschränkten Armen einfach nur dastand.

Er durchquerte das Zimmer und ließ sich aufs Sofa fallen.

»Wir müssen die Sache klären, Dan«, sagte Hannah ruhig. Sie hatte gedacht, dass sie wütend sein würde. Sogar fuchsteufelswild. Doch so sehr sie sich auch bemühte, sie empfand keine Wut. Sie wollte einfach nur zu ihrem gemütlichen, friedlichen Abend zurück. »Wir müssen klären, wie wir weitermachen. Vermutlich werden wir das Haus verkaufen. Ich habe deine Sachen zusammengepackt und einen Großteil von meinen ausgemistet … Wenn wir uns scheiden lassen, müssen wir das früher oder später klären. Du kannst mich nicht länger ignorieren.«

»Scheiden? Du willst die *Scheidung*?«, fragte Dan ungläubig.

Er beugte sich vor, stützte das Gesicht in die Hände und wirkte deutlich weniger selbstbewusst als bei seiner Ankunft. Hannah fiel es schwer, sich zu setzen. Plötzlich war sie aufgewühlt und voller Energie.

»Willst du das wirklich?«, murmelte Dan.

»Was sollen wir denn sonst tun?«, blaffte Hannah. »Und nein. Ich *wollte* das nicht. Ich wollte nicht, dass mein Mann mich betrügt und mich wegen einer anderen verlässt. Ich *wollte* nicht darüber nachdenken müssen, dass ich mein Haus verliere und mit fast fünfzig noch mal neu anfangen muss. Nein. Aber mir bleibt keine verdammte Wahl. Also, frag nicht so dumm.«

»Han. Komm her.« Er klopfte neben sich auf das Polster, so wie er es immer getan hatte.

Widerwillig ging Hannah zu ihm und sah, wie ihr Mann, der Mann, den sie einst geliebt hatte – und noch immer liebte, wenn auch anders – tief Luft holte. Seine Augen waren gerötet. *Verweint*, stellte sie fest. Das passte nicht zu dem starken, nüchternen Dan.

»Willst du es wirklich beenden?«, fragte er.

Hannah nickte. »Ich glaube, es ist das Beste, wir bringen es einfach hinter uns. Solange unsere Leben noch miteinander verbunden sind, können wir nicht nach vorn schauen. Du hast jetzt Sophia. Das habe ich akzeptiert.«

Dan nahm ihre Hand. Fast hätte sie sie zurückgezogen, sie musste an Steves Hand denken. Wie Steve sie in der Bar gestreichelt hatte. Wie er sie an sich gezogen hatte, um sie zu küssen. Allein der Gedanke an den Kuss trieb wohlige Schauer über Hannahs Körper. Es hatte Zeiten gegeben, da hatte Dan sie so geküsst, in denen allein eine Berührung von ihm Funken ausgelöst hatte, aber diese Tage waren lange vorbei.

»Es ist so, Han … ich glaube, ich habe einen Riesenfehler gemacht. Sophia ist toll, aber … nun, sie ist nicht du. Ich vermisse *uns*.«

Hannah lachte und bemerkte Dans verächtlichen Blick, als sie in ihren Bademantelärmel schnaubte.

»Du *was*? Komm schon, Dan, sei nicht albern. Was ist los? Hat Miss Perfect dich für den nächsten gutgläubigen Idioten verlassen, der sich zu ihrem Spinning Kurs angemeldet hat?«

»Nein«, sagte er und zog die Hand weg. »Das hat sie nicht. Vielmehr will sie einen Schritt weitergehen.«

»Nun ja, warum nicht? Ich versuche, ihr zu helfen. Lass es uns zu Ende bringen.«

»Ich liebe dich, Han. Ich will nicht, dass es mit uns vorbei ist. Als das alles angefangen hat, dachte ich, es sei das, was ich will.«

»Deine Frau zu betrügen?«

Dan atmete lautstark aus. »Nein. Ich war, wie du es nennst, ein gutgläubiger Idiot. Ich dachte, mit uns wäre es vorbei. Wir beiden waren zu sehr zufrieden mit unserem Leben, oder? Ganz offensichtlich hatten wir Probleme, haben aber nie darüber gesprochen.«

»Mach mir keine Vorwürfe«, sagte Hannah. »Bitte, Dan, gib mir nicht die Schuld für dein beschissenes Verhalten. Ich habe dich nicht betrogen.«

»Es tut mir leid«, sagte er.

Die Worte waren fremd. Aufrichtig. Als wäre Dan besessen.

»Ich bin gekommen, um dich zu fragen, ob wir es noch einmal versuchen wollen.«

Hannah lächelte unsicher. *Wer ist dieser Mensch?* Er sah aus wie Dan. *Ihr* Dan mit den freundlichen Augen und dem leicht schiefen Lächeln, den Gesichtszügen, die sie vom ersten Tag an angezogen hatten. Klar, sein Aussehen hatte sich etwas verändert. Sophias gut trainiertes neues Modell. Aber er war immer noch derselbe Mann, der sie am absoluten Tiefpunkt erlebt und sie dennoch weiter geliebt hatte. Der für sie gesorgt, sie in Decken gewickelt und verwöhnt hatte, wenn sie eine Grippe gehabt und auf dem Sofa gelegen hatte. Oder wenn sie nach einer der vielen Weihnachtsfeiern kotzend über der Toilettenschüssel hing. Und natürlich hatte es *jene* Jahre gegeben, in denen die Hoffnung der Verzweiflung und dem Leugnen gewichen war, gefolgt von einer dicken Trauerwolke, die lange Zeit über ihnen gehangen hatte. Gerade, als sie dachten, sie sei unüberwindbar, hatten sie es doch noch geschafft, sie hinter sich zu lassen, weil sie Dan und Han waren – ein sich liebendes Paar, das nicht aufzuhalten war.

Das war die Frage, auf die sie wochenlang gewartet hatte. Ihr Wunsch war in Erfüllung gegangen.

»Ich weiß, es ist schwierig, Han«, sagte er. »Mit Sophia – ich muss es wiedergutmachen. Ich werde alles tun, was ich kann, um es wiedergutzumachen.«

Ihr ging das Herz auf. Natürlich würde es schwierig werden, eine Menge Arbeit lag vor ihnen. Das war ihr klar. Sie würde lange brauchen, um die Erinnerungen loszuwerden, die Bilder von ihm und Sophia. Das würde dauern. Vertrauen war so zerbrechlich, aber das war es wert, oder? Sie war bereit, den Versuch zu wagen und ihre Beziehung wieder in Ordnung zu bringen, sie vorsichtig Stück für Stück wieder zusammenzusetzen, bis sie wieder glücklich waren. Sie konnte ihn aufs Neue glücklich machen. Da war sie sich sicher. Mit ihrer Entschlossenheit hatte sie sich schließlich in letzter Zeit selbst überrascht. Was sollte sie also aufhalten?

Steve. Sein Bild tauchte in ihrem Kopf auf.

Doch Steve war nicht derjenige, mit dem sie über zwanzig Jahre zusammengelebt hatte. Steve hatte sie nicht in ihren schwersten Zeiten erlebt. Und außerdem, was, wenn es mit Steve schieflief?

Ein Date. Es war nur *ein Date* gewesen.

Hannah rückte auf dem Sofa näher zu Dan. Sie legte eine Hand auf sein Knie, und bemerkte, dass auch er seinen Ehering abgelegt hatte. *Vielleicht ist das ein neuer Anfang.* Sie könnte sich wieder in seine Arme kuscheln, vielleicht so wie früher die Abende mit ihm zusammen verbringen. Abwarten, wie die Dinge sich entwickelten. Zu vergeben würde schwierig sein, aber es war möglich. Genau wie sie ihre schwerfälligen Beine zum Laufen trainiert hatte, konnte sie trainieren, ihm zu vergeben. *Eines Tages. Bestimmt.*

»Was denkst du?«, fragte Dan und küsste sie sanft auf den Scheitel. »Sollen wir es noch mal versuchen?«

»Ja«, sagte Hannah. »Das sollten wir. Ohne Geheimnisse diesmal.«

Sie saßen fast eine Stunde zusammen. Hannah hörte die Uhr ticken, während sie in seinen Armen lag und seinen Duft einatmete. Unter dem neuen teuren Aftershave und dem neuen Sakko war Dan. Ihr Dan, den sie liebte und wollte. Mit ihm zusammen zu sein hatte ihre Erinnerung geweckt.

Sie waren Han und Dan. Für immer.

»Ich gehe«, sagte er und rückte schließlich von ihr ab. »Ich werde Sophia alles erklären.«

Hannah wartete, bis das Dröhnen seines Vans zu hören war, dann schnappte sie sich die Weinflasche aus der Küche und ging zurück ins Bad. Als sie im neuen Schaumbad lag, nahm sie ihr Handy, um eine Nachricht an Steve zu schreiben. Doch dann bemerkte sie, dass er ihr zuvorgekommen war, und ihr wurde schwer ums Herz:

Hallo, reizende Hannah! Donnerstagabend habe ich Zeit. Hast du Lust, was mit mir zu unternehmen?

Mit zitternden Fingern tippte Hannah eine Antwort:

Tut mir leid, aber ich glaube, wir sollten uns nicht mehr sehen. Es war ein wunderbarer Abend, aber es ist gerade ziemlich kompliziert. Es tut mir sehr leid, Steve.

Hannah lehnte sich zurück, und ihre Tränen tropften ins Wasser. *Es muss sein.*

Dan war zurück. Dan war zurück, und alles würde gut werden.

Es war das Beste so.

29

Hannah

Hannah entdeckte Bronwens karamellfarbenen Haarschopf schon im Fenster, ehe sie das Café erreichte. Sie trug eine lässige pinkfarbene Jacke, die Hannah auch gefallen würde, wäre sie nicht davon überzeugt, dass sie selbst darin zu sehr an ein Marshmallow erinnerte.

»Han!«, rief Bronwen und deutete auf die bequemen Sessel in einer Ecke, die sie trotz Mittagstrubel ergattert hatte. »Lass nur, ich hab dir das Übliche bestellt!«, sagte sie, bevor Hannah sich zur Schlange an der Theke drängen konnte.

Tatsächlich wartete auf dem Tisch bereits Hannahs Mokka mit einer himmlischen Haube aus Schlagsahne mit Schokoladensplittern. Die Sahne hatte an den Rändern schon zu schmelzen begonnen, und Hannah schöpfte mit dem Löffel eine kleine Portion von oben ab, ihr eigenes kleines Ritual.

»Hannah!«, sagte Bronwen strahlend. »Wie geht's?«

Hannah nahm den Becher und wärmte sich an ihm die Hände, während sie sich darauf vorbereitete, Bronwen die Neuigkeit zu berichten. Von Steve hatte sie ihr nichts erzählt. Normalerweise würde sie ihrer besten Freundin alles anvertrauen und sie anrufen, wenn etwas so Wichtiges passiert war. Hannah erinnerte sich an ihre Teenie-Zeit, als Bronwen sie sofort über ihr neuestes Date ins Bild gesetzt hatte. Doch etwas hatte sie diesmal davon abgehalten, es ihrer Freundin zu berichten. Bronwen stand Dan zu nah. Sie war zu sehr mit ihrem früheren Leben verbunden, dem Leben vor dem Laufclub.

Ihrem früheren Leben. Das jetzt nicht mehr ihr früheres Leben war. Hannah würde es wieder leben. Dan kam zurück und mit ihm die Normalität. Cassie und Malika hatte sie noch nichts erzählt; sie ahnte, was Cassie sagen würde.

Aber es war nicht Cassies Leben. Sondern ihres.

»Habe ich dir von Jo von der Arbeit erzählt?«, fragte Bronwen aufgeregt.

Hannah hörte zu und fragte sich zugleich, ob sie ihr die Neuigkeit, dass Han und Dan wieder zusammen waren, bei ihrem heutigen Treffen erzählen sollte. Froh darüber, dass das Gespräch sich um Bronwens Büroklatsch drehte, lauschte Hannah ihrer Freundin. Bronwens Job bei der Stadt war völlig anders als Hannahs Alltag im Reisebüro, aber sie hörten allzu gern die beruflichen Sorgen der anderen.

Es war schön, sich irgendwo Luft machen zu können und stundenlang über alles und jeden zu reden. Die Tradition ihrer wöchentlichen Treffen, die sie schon ewig pflegten, hatte sie über die Jahre zusammengehalten. Als ihre Leben das sorglose Reich der Highschool verlassen und sie zu arbeiten begonnen hatten, gefolgt von Heirat und, zumindest bei Bronwen, einer Familie, hatten sie sich versprochen, nie etwas zwischen ihre Freundschaft kommen zu lassen.

»Vor allem keine Männer«, hatte Bronwen gescherzt.

Doch irgendwann waren Männer dazwischengekommen. Das konnte man niemandem verübeln. So war das Leben nun einmal. Sie sahen sich seltener, gingen nicht mehr so oft abends zusammen aus, gegenseitige Besuche wurden immer wieder verschoben, insbesondere als die Kinder ins Spiel kamen.

Hannah erinnerte sich an die Zeit, als die Jungs noch klein gewesen waren und Bronwen mit einem Riesenkinderwagen ins Café gekommen war, darin Josh, während Ethan hinter ihr hertrottete. Sie hatten sich dennoch weiterhin einmal die Woche getroffen. Für die Jungs war es ein lustiger Ausflug, ein Abenteuer. Sie waren ausgestattet mit Malbüchern und jeder Menge Spielzeug, damit sie beschäftigt waren, während Hannah und Bronwen sich über Arbeit und Familienleben austauschten. Oft beobachtete Hannah heimlich die Jungs – wie Ethan mit konzentrierter Miene sorgfältig eine Giraffe ausmalte und der pausbäckige Josh vor sich hin gluckste – und fragte sich, wann das Leben ihr etwas von dem Glück zuteilwerden ließe, das ihre Freundin zuhauf hatte. Trotz Bronwens gehetzten Blicks und ihrer Beteuerung, dass das Mutterdasein nicht so rosig war, wie die Leute es darstellten, hätte Hannah es sofort genommen. Sie sagte sich, dass es nur eine Frage der Zeit sei, wenn auch sie die frohe Nachricht erhielte. Das körnige, aber perfekte Ultraschallbild, das ihnen sagte, dass es real war. Wann würde sie genauso glücklich sein?

Bronwens Telefon meldete den Eingang einer Nachricht, sie las sie und bekam vor Aufregung große Augen.

»Ooh, das habe ich dir ja noch gar nicht erzählt! Ethan hat eine Freundin. Es hat ewig gedauert, bis er sie uns vorgestellt hat, aber letztes Wochenende war es so weit, und sie ist reizend.«

»Ooooch!«, sagte Hannah grinsend. »Meine Güte, es kommt mir vor, als wäre er gerade noch in Windeln durchs Haus gelaufen.«

Bronwen strahlte vor Stolz. »Hier, ich zeige dir ein Foto …«

Bronwen drehte das Display zu Hannah und zeigte ihr ein Foto von Ethan, der Bronwens helle Augen und ihr freches Lächeln geerbt hatte. Seine Arme lagen um ein hübsches Mädchen mit langem schwarzem Haar und einem breiten Grinsen.

»Ach, und da sind sie beim Abschlussball. *Abschlussball*. Das hat sich alles ziemlich verändert, oder? Weißt du noch, als wir unsere Discos zum Schuljahresende hatten?«

Bronwen wischte zum nächsten Bild, doch darauf war nicht ihr Sohn zu sehen. Sie starrte auf das Display. Anstelle von Ethan sah Hannah ein vertrautes Gesicht. Dan. Und zwar in Bronwens Garten.

Bevor Hannah etwas sagen konnte, wischte Bronwen das Foto fort.

»Ups!«, sagte sie, Hannah bemerkte den nervösen Tonfall in ihrer Stimme. »Das war ein bisschen zu weit. Hier ist es.«

Auf dem nächsten Bild war Ethan stolz in seinem Smoking zu sehen.

»Was war das?«, fragte Hannah mit schriller Stimme.

»Was war was?«

»Das andere Foto. Geh noch mal zu dem letzten Bild zurück.«

Schnell legte Bronwen das Telefon zurück auf den Tisch und winkte ab.

»Ach, vergiss es. Nichts Wichtiges. Jedenfalls, dieser Abschlussball, du glaubst nicht, was …«

»*Bron.*« Hannah lächelte nicht mehr. »Zeig mir das Bild. Bitte.«

Der besorgte Ausdruck auf Bronwens Gesicht sagte alles. Sie verheimlichte ihr etwas. Schon in der Schule waren Bronwens Ausreden, warum sie ihre Hausaufgaben nicht gemacht hatte, nicht überzeugend gewesen. Während ihrer Teenagerjahre musste Hannah sie aus allen möglichen brenzligen Situationen retten. Sie war ganz einfach eine schlechte Lügnerin.

Widerwillig griff Bronwen wieder zum Telefon, scrollte zu dem Bild und zeigte es Hannah.

»Da«, sagte sie. »Und ja, es tut mir leid.«

Hannah erstarrte. Dan stand mit einem Bier in der Hand neben dem Grill, im Hintergrund grinste Bronwens Mann Mike. Hannah nahm ihrer Freundin das Smartphone aus der Hand und sah, wie deren Gesichtszüge entglitten, als Hannah durch weitere Fotos scrollte. Bei jedem wurde ihr mulmiger.

Bilder von ihrem Mann und den Freunden – *ihren* Freunden – strahlten ihr in leuchtenden Farben spöttisch entgegen.

Da war auch Bronwen, in einem orangefarbenen Oberteil mit Sonnenbrille. Und dahinter lag mit einem Glas Wein in der Hand, mondän mit einer Riesensonnenbrille und einem nachlässigen Dutt eine Person in Bronwens Liegestuhl, die Hannah nun wirklich nicht sehen wollte.

»Bitte sag, dass das nicht Sophia ist.«

Bronwen wollte Hannah das Telefon wegnehmen, doch Hannah war schneller. Sie drehte sich weg und zoomte in das schreckliche Bild. *Das war eindeutig Sophia.* Die bei ihrer besten Freundin zum Grillen im Garten war.

»Hör mal, ich bin in einer schwierigen Lage«, sagte Bronwen eindringlich. »Mike und Dan arbeiten zusammen. Was sollte ich denn machen?«

In Hannah kochte Wut hoch. »Hast du dich hinter meinem Rücken mit Dan und seiner Freundin getroffen?«

Mit zitternden Fingern reichte Hannah ihr das Telefon zurück, sie wollte das Bild nicht länger sehen. Tränen brannten ihr in den Augen. Unter keinen Umständen wollte sie in einem vollen Café schluchzend zusammenbrechen. In den letzten Monaten war sie so oft gedemütigt worden, dass es für ein ganzes Leben reichte.

Bronwen hatte den Anstand, zumindest beschämt zu wirken.

»Ja. Na ja, nicht richtig. Mike hat ein kleines Grillen organisiert und natürlich sollte Dan dabei sein. Ich habe beschlossen, es dir nicht zu erzählen. Eigentlich wollte ich es dir sagen, wirklich, aber … na ja, was hättest du an meiner Stelle getan?«

Ich wäre ehrlich gewesen, dachte Hannah unter Tränen. Obwohl, war *sie* in letzter Zeit ehrlich gewesen? Die Social-Media-Posts, in denen sie so tat, als wäre alles bestens, als würde sie ein neues Leben anfangen? Hannah hatte genauso geschummelt. Aber ihre harmlosen Lügen taten niemandem weh. Im Internet übertrieb jeder hin und wieder. Sie verriet niemanden, insbesondere nicht ihre beste Freundin seit Kindheitstagen.

»Han, ich habe nicht damit gerechnet, dass er sie mitbringt. Ehrlich. Es ging mir furchtbar, als sie aufgetaucht ist.«

Hannah *hatte* damit gerechnet, dass es kompliziert werden könnte, da Dan und Bronwens Mann zusammenarbeiteten, oder vielmehr hatte Dans Gutachterfirma Mike einen Job besorgt. Aber das? Das war etwas anderes. Zu allem Überfluss war auch noch ihre gemeinsame Freundin Caroline mit auf den Bildern. Caroline, die Hannah, kurz nachdem Dan sie verlassen hatte, angerufen und behauptet hatte, sie habe es aus dem Freundeskreis erfahren und »kann nicht glauben, wie feige Dan ist. Was für ein mieser Dreckskerl.« So, wie sie auf dem Bild zusammen lachten und anstießen, war Dan ganz offensichtlich doch nicht so ein Dreckskerl.

»Du wolltest es mir gar nicht erzählen?«, fragte Hannah. »Du weißt, wie es mir mit der ganzen Sache geht, und trotzdem triffst du dich mit ihm? Ich kann verstehen, dass das schwierig ist. Ich hätte es nur gern gewusst.«

Bronwen schaute auf den Tisch, worüber Hannah froh war. Wenn sie den schuldbewussten Ausdruck in den Augen ihrer Freundin sähe, würde sie in Tränen ausbrechen. Nicht nur, dass Dan es für passend gehalten hatte, seine neue Freundin auf Feiern mit seinen Freunden – *ihren* gemeinsamen Freunden – zu präsentieren.

Dass Bronwen es ihr verheimlicht hatte, war noch viel, viel schlimmer.

»Ich bin in einer komplizierten Lage«, sagte sie schließlich. »Ich kann Dan nicht ganz ausschließen, das würde Mike nicht zulassen.«

»Bron, er hat mich betrogen. Du hast gesehen, wie ich geweint habe, und hast mir gesagt, dass sein Verhalten inakzeptabel ist. Du bist doch meine Freundin.« Sie hielt inne, um Luft zu holen, und versuchte, die Tränen zu unterdrücken. »Ich bitte dich nicht, ihn zu meiden, aber ich erwarte, dass du mehr zu mir stehst. Dass du ihm klarmachst, was du von der Sache hältst. Aber nein, du plauderst fröhlich mit ihm und Sophia. Wie ist …«

Wie ist sie eigentlich so?, wollte Hannah fragen, konnte sich aber gerade noch beherrschen. Wollte sie das wirklich wissen? Es kam ihr merkwürdig vor, weil sie bald wieder zu Dans Leben gehören würde. Bald würde sie wieder an den Grillnachmittagen mit Freunden und Familie teilnehmen, als ob nichts gewesen wäre. Würde so tun, als sei Sophia nur eine Illusion gewesen, die jeder rasch vergessen sollte. Hannah wusste, dass sie dieser Demütigung nicht entkommen konnte, aber wenn sie wollte, dass es funktionierte, musste sie da durch.

»Wie sie so ist?«, fragte Bronwen.

Sie waren schon so lange befreundet, dass sie oft wussten, was die andere dachte. Früher hatten sie gescherzt, dass sie eine Art geistige Verbindung hätten. Was die Lage nur noch verheerender machte.

»Sie ist … in Ordnung. Sie ist ganz nett. Natürlich möchte ich nicht ihre beste Freundin sein, aber ich musste freundlich sein, Han. Was sollte ich denn machen? Einen großen Streit vom Zaun brechen?«

Hannah sah auf ihren Kaffee, die Sahne schmolz zu einem unschönen Haufen zusammen. Ihr war übel, sie konnte ihn nicht austrinken.

»Warum hast du überhaupt Fotos gemacht?«, fragte Hannah, dann dämmerte es ihr. »Moment. Hast du die etwa auf Facebook gepostet?«

Der schuldbewusste Ausdruck in Bronwens Augen genügte Hannah als Antwort.

»Ja. Wir haben dafür gesorgt, dass du sie nicht siehst. Ich wollte dich nicht aufregen, Han.«

Schließlich kamen die Tränen doch, Hannah konnte sie nicht mehr zurückhalten. Sie liefen ihr über die Wangen und in den Mokka, den sie fortschob. Sie hatte keine Lust mehr auf etwas Süßes.

Es gab tausend Dinge, die Hannah sagen wollte, aber sie konnte nicht. Genauso war es ihr mit Dan gegangen. Sie konnte sich nicht überwinden zu streiten. Sie war zu verletzt. Hannah wühlte in ihrer Tasche nach einem Taschentuch. Sie fand keins, also nahm sie stattdessen die Serviette und stieß einen lauten Schluchzer aus, sodass die anderen Gäste in ihre Richtung sahen. Wie viele Menschen würde Hannah in ihrem Leben noch verlieren?

Sie holte eine Fünfpfundnote aus ihrem Portemonnaie, legte sie auf den Tisch, stand auf und schlängelte sich durch die Stühle und Menschen, während ihre ehemalige Freundin ihr hinterherrief.

»Han! Han? Es tut mir wirklich leid.«

Aber sie war schon weg.

30

Hannah

»Cass! Tut mir leid, dass ich zu spät bin.« Hannah blieb stehen und rang um Atem. Genervt war sie von dem vollen Bus zum Yachthafen geeilt. »Eine Kollegin ist krank nach Hause gegangen, darum hatte ich jede Menge Kunden. Ich hatte kaum Zeit, aufs Klo zu gehen, geschweige denn, rechtzeitig nach Hause zu kommen. Wo ist Mal?«

Cassie sah von ihrem Handy auf. »Keine Ahnung. Sie ist noch nicht aufgetaucht. Hat sie sich bei dir gemeldet?«

Das hatte sie nicht, aber Hannah holte das Smartphone aus ihrem nagelneuen Laufgürtel und sah nach.

»Nein. Ich ruf sie an.«

»Habe ich schon versucht«, sagte Cassie. »Zweimal. Sie geht nicht ran.«

»Vielleicht kommt sie nicht«, mutmaßte Hannah, wusste jedoch im selben Moment, dass das unwahrscheinlich war. Malika ließ nie eine Einheit ausfallen, und wenn, würde sie bestimmt Bescheid sagen. »Es passt nicht zu ihr, einfach nicht zu kommen.« Hannah horchte auf das Tuten, dann sprang die Mailbox an. »Malika, Süße? Hier ist Hannah. Ruf uns an, wenn du das hörst. Wir fragen uns, wo du bleibst.«

Freitag war nicht ihr offizieller Trainingstag, aber sie hatten sich zu einem Abendlauf um den Hafen verabredet. Der Marathon rückte näher. Trotz aller Panik stellte sich Hannah auch vor, wie sie die Medaille voller Stolz um den Hals trug. Wahrscheinlich würde sie sie über Wochen nicht mehr abnehmen.

»Ich habe ihr eine Nachricht geschickt … was sollen wir tun?«, fragte Cassie. »Sie könnte unterwegs sein. Was, wenn sie es vergessen hat?«

»Vielleicht hat sie ihr Telefon verloren?«, überlegte Hannah. »Das ist wahrscheinlicher. Sie hat es bestimmt nicht einfach vergessen.«

Auf dem Hafengelände herrschte munteres Treiben: abendliche Spaziergänger, Barbesucher, Freunde, die sich auf einen Drink trafen. Cassie blickte sich um, als rechnete sie damit, Malika jeden Moment mit schwingendem Pferdeschwanz durch die Menge sprinten zu sehen.

»Du hast recht«, sagte sie, als sie Malika nirgends sehen konnte. »Geben wir ihr noch ein paar Minuten, für den Fall, dass sie sich nur etwas verspätet. Sollen wir nur den halben Weg bis zur Brücke und wieder zurücklaufen? Dann sehen wir ja, ob sie noch kommt?«

Hannah trabte hinter Cassie her, vorbei an bunten Booten und den glitzernden Wellen. Sie machte sich unwillkürlich Sorgen um Malika, versuchte jedoch, das Gefühl zu verdrängen. Normalerweise war Malika so positiv, aber Hannah musste immer wieder daran denken, wie niedergeschlagen sie an jenem Tag in der Park Street ausgesehen hatte.

Ihr Telefon meldete eine Nachricht. Hannah blickte

hinunter und stellte fest, dass sie nicht von Malika, sondern von Bronwen stammte:

Ich habe immer noch ein schlechtes Gewissen wegen neulich, können wir darüber reden??

Hannah schob das Telefon zurück in den Gürtel.

Sie konnte immer noch nicht fassen, was ihre angeblich »beste« Freundin getan hatte. Trotz Bronwens Argumenten war es Verrat gewesen, ganz einfach. In all den Jahren, die sie befreundet waren, hatte Hannah sich nicht vorstellen können, dass Bronwen zu so etwas fähig wäre. Hätte Hannah das Foto von ihrer netten kleinen Gartenparty nicht zufällig entdeckt, wäre sie noch immer ahnungslos.

Bronwen hatte versucht, sie zu erreichen und sie mit Entschuldigungsnachrichten bombardiert, direkt nachdem Hannah das Café verlassen hatte. Hannah hatte jedoch nicht darauf reagiert. Früher hatte sie ein derart kindisches Verhalten nicht verstanden. Dass sie ihre Freundin, mit der sie fast ein Leben lang befreundet war, derzeit ignorierte, war peinlich. Doch Hannah konnte sich nicht überwinden, zu antworten. Noch nicht. Noch war sie damit beschäftigt, ihre Wunden zu lecken.

Als Cassie und sie zu ihrem Startpunkt zurückliefen, vibrierte Hannahs Telefon erneut. Diesmal war die Nachricht von Malika. Cassie hatte sie ebenfalls erhalten:

Hallo, ihr zwei. Ich komme nicht. Bin heute Abend echt nicht in der Stimmung zum Laufen.

»Mist«, sagte Cassie und blickte stirnrunzelnd auf das Display.

»Das klingt überhaupt nicht nach Malika«, sagte Hannah.

»Was, wenn sie krank ist?«, fragte Cassie.

»Ich glaube, das hätte sie uns gesagt. Sollten wir bei ihr vorbeischauen? Nur um sicherzugehen, dass alles in Ordnung ist?«

»Meinst du, dass es okay ist, wenn wir einfach vor ihrer Tür auftauchen? Weißt du überhaupt, wo sie wohnt?«

»So ungefähr. Ich weiß jedenfalls, in welcher Straße. Ich probiere weiter, sie zu erreichen. Wenn sie nicht rangeht, kann ich versuchen, es anders herauszufinden. Wo steht dein Auto?«

»Gleich um die Ecke.«

»Hervorragend! Gehen wir. Malika lässt nie einen Lauf ausfallen. Ich sage dir, da stimmt was nicht.«

Cassie lenkte den Wagen in die erste freie Parklücke, die sie in Malikas langer Straße entdeckte.

»Und? Hast du eine Idee, in welchem Haus Mal wohnt?«

»Keine Ahnung«, antwortete Hannah. »Das ist aber auf jeden Fall die richtige Straße. Das hat sie mir erzählt. Einen Moment ... Zeit für ein bisschen Detektivarbeit ...«

Hannah öffnete Facebook auf ihrem Smartphone, ging auf Malikas Seite und durchsuchte ihre Fotos. Sie scrollte durch viele Bilder von Malika mit ihren Freunden und von einem Mann, der ihr erstaunlich ähnlich sah. *Das muss ihr Bruder sein*, dachte Hannah, und als sie weiterschaute, stieß sie auf eine Fotosammlung von Malika und einer Frau mit blondem Haar. Sie sahen glücklich aus, in Feierlaune, irgendwo abends beim Ausgehen. *Das muss Abbie sein.* Der Anblick der jungen, lebhaft wirkenden Frau, die nichts von ihrem Schicksal ahnte, ließ Hannah schaudern.

Sie stieg aus dem Wagen, scrollte weiter durch die Fotos, bis sie fand, wonach sie gesucht hatte. Tatsächlich, da war ein Foto von Malika mit Mütze und übergroßer Jacke, auf dem sie eine Grimasse schnitt. Sie stand vor einem Reihenhaus im viktorianischen Stil, das ziemlich genauso aussah wie die anderen Häuser in dieser Straße.

»Aha! Malikas Haus hat eine weiße Haustür.«

»Na, *das* bringt uns voran«, bemerkte Cassie. »Ich glaube, wir brauchen mehr Informationen.«

»In Ordnung«, sagte Hannah. »Keine Sorge. Gib mir einen Moment.« Sie lehnte im Schatten einer Hecke und zoomte das Foto heran. »Da sind orangefarbene Vorhänge im unteren Fenster. Ich weiß, wonach wir suchen. Siehst du? Ich könnte Poirot Konkurrenz machen.«

Cassie verdrehte die Augen und ging die Straße hinunter.

»Und? Hast du mit Jack gesprochen?«, fragte Hannah.

Die Frage erwischte Cassie scheinbar kalt.

»Nein.«

»Warum nicht?«

»Ich bin noch nicht dazugekommen. Bei der Arbeit war eine Menge los, und Jack ist spät nach Hause gekommen, und …«

»Du musst bald mit ihm sprechen, Cass.«

»Das mach ich auch.«

Sie ging weiter, und damit war das Gespräch beendet. *So viel zum Thema Sorge,* dachte Hannah, lief hinter ihr her und behielt die Haustüren im Blick.

»Aha!«, sagte sie schließlich. »Die da.«

Auf der anderen Straßenseite hatte Hannah ein Haus mit einer weißen Tür entdeckt, bei genauerem Hinsehen konnte man hinter einem Nadelbaum ein Fenster erkennen, in dem ein Stück orangefarbener Vorhang hervorlugte.

»Das könnte es sein«, sagte sie.

Sie überquerten die Straße, und als sie näherkamen, war sich Hannah sicher, dass es dasselbe Haus wie auf dem Foto war. Durchs Fenster war das Flackern eines Fernsehers zu sehen. Cassie klopfte vorsichtig an die Tür, und als sie keine Antwort erhielt, versuchte sie es noch einmal lauter. Hinter der Milchglasscheibe tauchte eine verschwommene Gestalt auf. Schließlich öffnete eine junge Frau in einem grünen Trägerkleid die Tür. Ihr blondes Haar war zu einem lässigen Knoten zusammengebunden, und ihr Gesicht war zum größten Teil hinter einer riesigen schwarz gerahmten Brille verborgen.

»Äh, hallo?«, sagte sie und musterte Hannah und Cassie mit skeptischem Blick, als suchte sie nach Broschüren oder Flugblättern, mit denen sie für Diätshakes, Fitnessstudios oder irgendeine Religion werben wollten.

»Keine Sorge, wir wollen nichts verkaufen«, sagte Hannah fröhlich. »Du bist Kath, oder? Wir wollen Malika besuchen, wenn sie da ist.«

31

Hannah

Als Kath dämmerte, wer sie waren, wurden ihre Gesichtszüge weicher. »Ach! Ihr müsst von dem Laufclub sein. Ja, sie ist da. Ich glaube aber, ihr geht's nicht so gut.«

»Können wir reinkommen?«, fragte Cassie.

Kath blinzelte. »Ja, klar.« Sie trat zur Seite und ließ sie in den Flur. »Mal!«, schrie sie so laut, dass Cassie und Hannah zusammenzuckten. »Hier ist Besuch für dich.« Sie wandte sich an die beiden. »Geht hoch. Ganz oben.«

Sie erklommen die zwei Treppen zu Malikas Zimmer, und Cassie klopfte leise an die Tür.

»Mal? Wir sind's.«

»Hey«, sagte Malika von innen. »Kommt rein.«

Malika lag auf einer blauen Decke auf dem Bett. Im Zimmer war es, trotz der kühlen Brise, die durch das kleine Fenster hereinzog, warm. Malika klappte ihren Laptop zu und sah fragend von Hannah zu Cassie.

Hannah sah sich in dem Zimmer um. Es war klein und wirkte gemütlich durch die schrägen Wände. Auf der gegenüberliegenden Seite des Betts befanden sich ein Schreibtisch mit einem Stuhl und eine Kleiderstange, für mehr war kein Platz. An den Wänden hingen Lichterketten und Fotos der lächelnden Malika mit ihren vielen Freunden. Hannah erkannte sofort, dass Malika sich hier sicher fühlte, dieses Zimmer war ihr Refugium. Sie sah aus dem Fenster, das eine wundervolle Aussicht auf die Skyline der Stadt bot.

»Wow«, sagte Hannah. »Von hier oben kannst du ja ganz schön weit sehen.«

»Schön, nicht?«, sagte Malika. »Ich liebe diese Aussicht.«

»Ich habe mein ganzes Leben lang in Bristol gelebt«, sagte Hannah. »Ich war nie weg, wollte es eigentlich auch nie. Irgendwann gewöhnt man sich an die Umgebung und vergisst, was um einen herum ist – wie diese Aussicht. Ich glaube, man muss es wiederentdecken.«

»Sehr tiefsinnig«, scherzte Cassie.

Hannah zuckte die Schultern. »So ist es aber«, sagte sie und setzte sich auf Malikas Bettkante. »Also, was ist los? Du verpasst nie eine Laufeinheit. Ich hoffe, du hast nichts dagegen, dass wir vorbeigekommen sind, aber wir haben uns Sorgen gemacht.«

»Deine Nachricht klang etwas kryptisch«, fügte Cassie hinzu.

»Wenn Cassie eine Nachricht schicken würde, in der steht, dass sie nicht laufen will, wäre das ein Code für ›Ich wurde entführt‹«, ergänzte Hannah.

Cassie verdrehte lachend die Augen. »Das könnte sein. Aber egal, Mal, dir sieht es jedenfalls auch nicht ähnlich, das Training zu verpassen. Wir wollten nur sichergehen, dass alles in Ordnung ist.«

Malika schüttelte den Kopf. »Nein, ich habe versagt.«

»Versagt?«, fragte Cassie.

»Worin? Du bist vierundzwanzig, Süße«, erwiderte Hannah. »Es läuft doch alles prima. Ich meine, du hast noch nicht halb so viele dumme Fehler gemacht wie ich, als ich in den Zwanzigern war.«

»Zum Beispiel?«, fragte Cassie. »Im Ernst, ich bin neugierig.«

»Darüber reden wir ein anderes Mal«, sagte Hannah. »Warum denkst du, dass du versagt hast, Mal?«

Malika begann, zu schluchzen. »Ich ... ich glaube, ich habe meinen Job verloren.«

Cassie starrte sie an. »Was?«

»Also, ich habe ihn nicht *verloren.* Noch nicht. Aber das ist nur eine Frage der Zeit. Ich habe so viele Fehler gemacht und ... meine Chefin hat mich beurlaubt.« Sie putzte sich lautstark die Nase, holte tief Luft und berichtete dann, was passiert war.

»Das ist doch nicht so schlimm«, sagte Cassie. »Vielleicht hat Eva recht. Wenn du Schwierigkeiten hast, *musst* du dir mal eine Auszeit nehmen.«

»Das hilft«, sagte Hannah. »Ganz bestimmt.«

Malika griff nach einem weiteren Taschentuch aus dem Karton auf ihrem kleinen Nachttisch. »Ich habe alles vermasselt. Ich war so gut und dann ... Ich weiß nicht, was passiert ist. Ich bin immer so sorgfältig.«

»Du konntest dich einfach nicht konzentrieren«, sagte Cassie. »Das kommt vor. Mach dich deshalb nicht verrückt.«

»Ich habe mir solche Mühe gegeben, alles hinzukriegen. Dann habe ich die Kommentare auf der Website gesehen und … Was soll das Ganze? Ich war auf einem guten Weg. Es fing gerade an, mir besser zu gehen und dann … dann …« Malikas Worte gingen in Schluchzen über.

»Aber du hast so viel Geld gesammelt!«, sagte Cassie. »Du hast so viel für Abbie getan. Du darfst jetzt nicht einfach aufhören. Denk doch mal daran, wie viel du trainiert hast. Und ich weiß, das mag dir im Moment unmöglich erscheinen, aber versuch, dich daran zu erinnern, wie glücklich du dich fühlst, wenn du läufst. Es tut dir gut.«

Malika zuckte die Schultern. »Das ist egal. Es interessiert die Leute nicht. Und Abbie ist ja auch nicht da, um es zu sehen.«

»Wie kommst du darauf, dass es die Leute nicht interessiert?«, fragte Cassie. »Und was meinst du überhaupt mit ›Kommentaren‹?«

Malika wischte sich über die Augen und griff nach ihrem Telefon. Sie rief den Artikel bei Bristol Live auf und reichte es Cassie. »Da.«

Cassie las die Kommentare, dann stieß sie einen verzweifelten Seufzer aus. »Ach, Herrgott, was ist bloß mit diesen Leuten los? Mal, das sind nur Trolls. Unsensible Idioten, die irgendeinen Müll im Internet posten, den sie sich im realen Leben niemals zu sagen trauen. Ich verstehe aber, was du meinst, die sind schrecklich. Den neuesten Kommentar hast du aber vermutlich noch nicht gesehen.«

Malika schüttelte den Kopf und rechnete offensichtlich mit einer neuen Gemeinheit.

Cassie las laut vor:

Ich freu mich sehr, von Ihrem Vorhaben zu lesen – was für eine tolle Sache. Mein Sohn ist vor acht Jahren bei einem Unfall ums Leben gekommen. Er war auch mit dem Rad unterwegs, als ein Auto aus einer Seitenstraße geschossen kam und ihn erwischt hat. Ich habe unbeschreiblich gelitten. Manchmal denke ich, er kommt jeden Moment ins Haus gestürmt, laut wie immer. Doch dann fällt mir wieder ein, dass er nicht mehr da ist und ich ihn nie mehr hören werde. Laufen Sie weiter für Ihre Sache, Malika, wir stehen alle hinter Ihnen!

»Wie traurig«, sagte Hannah. »Ich kann mir nicht vorstellen, wie sich das anfühlt.«

»Es gibt jede Menge weiterer positiver Nachrichten, Mal«, sagte Cassie. »Lass dir das nicht von ein paar schwachsinnigen Idioten verderben.«

Sie reichte Malika das Smartphone zurück. Der Kommentar war noch auf dem Display zu sehen. Die junge Sarah Barclay lächelte strahlend auf ihrem Profilfoto und hielt einen kleinen Jungen im Arm. Das Foto schien alt zu sein, eine Erinnerung an Sarah und ihren Sohn, den Sohn, der nie mehr nach Hause kommen würde.

Malika holte tief Luft, und Hannah sah förmlich, wie sie begriff, dass sie die Sache mit dem Marathon durchziehen musste. Für Abbie und für Sarah.

»Und was deinen Job angeht: Das wird sich schon regeln«, fuhr Cassie fort. »Und selbst wenn nicht: Du findest einen neuen. Das ist nicht das Ende der Welt. Meine Firma würde dich sofort einstellen.«

Malika lächelte schüchtern. »Danke. Ich möchte aber wirklich gern bei Rocket bleiben. Ich bin gut in dem, was ich mache. Vermutlich muss ich einfach abwarten, was passiert.«

»Gut«, sagte Cassie. »Versuch, auf andere Gedanken zu kommen. Ach, und morgen Abend beim Essen bist du doch dabei, oder?«

»Natürlich. Das lass ich mir nicht entgehen«, sagte Malika. »Ihr hättet wirklich nicht herkommen müssen, aber es ist schön, dass ihr da seid. Es geht mir schon ein bisschen besser.«

Cassie sprang von ihrem Stuhl auf und setzte sich im Schneidersitz zu Malika und Hannah aufs Bett.

»Wollt ihr einen Tee?«, fragte Malika. »Und ich *muss* alles über deine Fehler hören, Han.«

Hannah grinste. »Okay«, begann sie. »Es war 1991 auf Ibiza …«

32

Hannah

Cassie wohnte in einem mit Efeu bewachsenen Haus in einer ruhigen Straße. Hannah drückte die Klingel, in der einen Hand hielt sie eine Flasche Gin, mit der anderen strich sie nervös ihr neues Kleid mit den Vogelmotiven glatt. Von innen war Lachen zu hören, dann schwang die Tür auf, und Cassie stand vor ihr, lässig elegant in Skinny Jeans und einer weiten Bluse.

»Han ist da! Oh, du hättest dich doch nicht so schick machen müssen. Komm rein. Ich besorge uns was zu trinken.«

»Hallo, Han«, sagte Malika, die es sich in Cassies schwarz-weißer Küche bereits bequem gemacht hatte. Der Duft einer intensiven Pastasoße hing in der Luft. »Ratet mal, was heute gekommen ist …« Malika öffnete ihren Rucksack und zog grinsend ein kleines rotes Bündel heraus. »Seht mal!«

Hannah rollte den roten Stoff auseinander. Es war ein T-Shirt, auf dem der Schriftzug *Die Bremse* prangte.

»Dreh es um«, sagte Malika.

Hannah folgte ihrer Aufforderung, auf der Rückseite prangte in großen Lettern ihr Name.

»Mal, das ist perfekt. Ich kann es kaum erwarten, es zu tragen.«

»Ich habe auch etwas für euch«, trällerte Cassie.

Sie sauste ins Wohnzimmer und kehrte mit zwei dünnen Mappen zurück, die sie Hannah und Malika reichte. Hannah blickte hinein und fand drei DIN-A4-Seiten mit dem Titel »Ernährungsplan«.

»Da steht alles drin, was ihr für die Woche vor dem Rennen wissen müsst. Und ich habe noch ein paar Rezeptvorschläge dazugepackt wie Pfannkuchen mit Blaubeeren zum Frühstück.«

»Wow«, rief Malika. »Du hast dir aber viel Mühe gemacht. Vielen Dank. Das wäre doch nicht nötig gewesen.«

»Ich hab's gern gemacht. Eigentlich wollte ich mal einen Laufblog schreiben und bin nie dazugekommen vielleicht werde ich das jetzt tun. Es hat mir viel Spaß gemacht, euch zu trainieren und euch Ratschläge zu geben. Geht doch schon ins Wohnzimmer, ich mache nur eben das Essen fertig.«

Hannah nahm ihren Drink, schlenderte den Flur hinunter und öffnete die Tür zum Wohnzimmer. Sie hatte eine konkrete Vorstellung von Cassies Einrichtung gehabt: makellos, ordentlich, minimalistisch. Nun war sie überrascht, als sie feststellte, dass es bei Cassie nicht anders aussah als bei ihr selbst. Gemütlich und wohnlich. Ein bisschen unordentlich. Das Wohnzimmer ging in einen kleinen Essbereich über. An einer Wand stand ein Bücherregal, das aus allen Nähten platzte, daneben stand ein Schrank mit Legomodellen. Überall waren gerahmte Fotos von Cassie und Jack auf Reisen zu sehen.

»Cassie und Jack? Ein Traumpaar«, sagte Malika und ließ sich aufs Sofa fallen.

»An wie vielen Orten bist du schon gewesen?«, fragte Hannah, als Cassie zu ihnen kam.

»Ach, an vielen«, sagte Cassie. »Als ich noch jünger war, war ich fast überall in Europa unterwegs. Anschließend dann in Nepal, Singapur, Australien, New York, Kanada …« Sie verstummte und blickte verträumt auf die Fotos. »Wir waren schon seit ein paar Jahren nirgendwo mehr, weil wir am Haus gearbeitet haben. Aber irgendwann demnächst …«

»Kommt Jack heute Abend dazu?«, fragte Malika.

»Leider nein, er ist unterwegs.«

Als das Essen fertig war, hatten sie bereits drei Viertel des Gins geleert, und der verführerische Duft, der aus der Küche herüberzog, machte alle drei hungrig. Cassie servierte das Essen, und sie langten sofort zu.

»Das muss ich auch mal machen«, sagte Hannah. »Das schmeckt absolut köstlich.«

»Und was machen die Hochzeitsvorbereitungen?«, fragte Malika.

»Also …«, hob Cassie an und hielt dann inne.

Aus dem Flur waren Geräusche zu hören, die Haustür wurde aufgeschlossen, und plötzlich herrschte Aufruhr im Haus.

Kleine Schritte stapften über den Flur, dann polterte Cassies Schwägerin Emily mit dem Kinderwagen durch die Haustür.

»Dieses blöde Ding«, schimpfte sie, woraufhin eine Männerstimme ertönte.

»Warte, Em. Ich mach das.«

Genervt legte Cassie die Gabel ab. »Himmel, nicht jetzt«, murmelte sie.

Die Tür schwang auf, Cleo rauschte herein und machte große Augen, als sie Cassie sah.

»Tante Cass!«, kreischte sie, sauste zu ihr und schlang die Arme um Cassies Beine.

»Cleo! Was hast du heute gemacht?«

Hannah musste unwillkürlich schmunzeln, als Cleo sofort von ihrem Tag im Kindergarten zu berichten begann. Die großen braunen Augen in ihrem reizenden runden Gesicht leuchteten vor Aufregung. Während sie plapperte und nicht merkte, dass Cassie eigentlich zu essen versuchte, trat ein Mann ins Zimmer und gab Cassie einen Kuss auf die Wange. Er verharrte einen Moment zu lange, und obwohl Cassie widerwillig wirkte, konnte nichts ihre Liebe verbergen. Hannah befiel erneut ein Anflug von Eifersucht.

»Das muss Jack sein«, sagte Hannah. »Hallo.«

»Hallo, die Damen. Ihr seid wohl der Laufclub, von dem ich schon so viel gehört habe. Wie geht's?«

Alle lächelten. Bei Jacks Anblick wuchs Hannahs Neid. Er war umwerfend. Groß, dunkelhaarig und schlank mit schönen blauen Augen und einer lässigen Ausstrahlung. Er wirkte freundlich und zugänglich, insbesondere in seiner blauen Jeans und dem Superman-T-Shirt. Ein reizender Mann, der eine eigene Familie haben wollte.

»Ich habe etwas Essen für dich aufgehoben, Jack«, sagte Cassie. »Aber ich habe nicht damit gerechnet …«

»Mit *mir*?«

Emily stand mit Baby Harry auf dem Arm im Türrahmen. »Keine Sorge, ich bin nur auf einen Tee mitgekommen«, sagte sie und sah lächelnd zum Tisch. »Tut mir wirklich leid, ich wusste nicht, dass du Besuch hast. Hallo.«

Hannah und Malika winkten. Hannah bemerkte, dass Cassie angespannt wirkte, ihr Lächeln war verschwunden. Cleo plapperte immer noch vor sich hin, und Cassie versuchte, aufmerksam zu wirken.

»Sorry«, sagte sie tonlos zu den anderen.

»Cleo, warum malst du uns nicht ein Bild?«, fragte Jack. »Lass Tante Cass mit ihren Freundinnen in Ruhe reden.«

»Aber ich will hiiiier bleiben«, jammerte Cleo. »Darf ich mein Bild hier malen?«

»Kein Problem«, sagte Hannah.

Jack zuckte mit den Schultern. »Nun gut, solange das für euch okay ist. Ich hole was zum Malen.«

Kurz darauf kehrte er mit einem Tee für Emily sowie Buntstiften und Papier zurück. Cleo konzentrierte sich ganz auf ihr neuestes Kunstwerk.

»Warte, ich nehme dir das Baby ab«, sagte Jack zu Emily. »Trink deinen Tee, Em.«

»Danke. Hast du nichts Stärkeres? Nur ein Scherz. Manchmal könnte ich das bei diesen beiden vertragen. Tut mir leid, dass ich dein Essen gestört habe, Cass. Ich bleibe nicht lange.«

Cassie lächelte und sagte, dass es kein Problem sei.

Stolz hielt Cleo ihr Bild hoch. »Tante Cass! Guck mal, das bist du.«

»Wie hübsch.« Cassie beugte sich vor, um Cleo zu umarmen.

»Wow!«, sagte Hannah und betrachtete das Bild. Lustigerweise konnte sie die Ähnlichkeit erkennen: die dunklen Schnörkel, die Cassies Haare darstellten, der dicke rote Strich, der ihr Lächeln wiedergab. »Es sieht genauso aus wie du, Cass.«

Jack kam herüber, um einen Blick darauf zu werfen, das Baby auf seinem Arm fasste glucksend nach Jacks Shirt, während er es leicht auf und ab schaukelte.

»Hübsch, Cleo. Vielleicht hängen deine Bilder eines Tages, wenn du groß bist, in einer von diesen Kunstgalerien in London. Du könntest berühmt werden wie Van Gogh.«

»Eher wie Tracey Emin«, rief Emily vom Sofa. »Eigentlich bin ich überrascht, dass du heute überhaupt da bist, Cass. Normalerweise läufst du doch. Ich sehe dich zurzeit kaum.«

»Nun ja, der Marathon ist bald. Ich muss dranbleiben.«

»Jeden Abend?« Emily warf Cassie einen fragenden Blick zu, dann lächelte sie. »Das ist ein ziemlich einnehmendes Hobby, stimmt's?«

»Das ist es wert«, sagte Cassie.

»Das kann ich mir vorstellen«, erwiderte Emily. »Als du gesagt hast, dass du mittwochs nicht mehr aufpassen könntest, dachte ich, es wäre nur ein Abend. Ich kann mir gar nicht vorstellen, wie es ist, so viel Freiheit zu haben …« Ihre Stimme klang sehnsüchtig.

»Moment«, sagte Hannah, und auf Cassies Gesicht erschien ein angespanntes Lächeln, ein flüchtiger Ausdruck von Unbehagen. Etwas meldete sich in Hannahs leicht beschwipstem Hirn. »Mittwochs?«

Emily nickte. »Ja, ich gehe zu einem Gymnastikkurs, und Carl arbeitet lange. Cass hat immer auf die Kinder aufgepasst. Zum Glück hat meine Freundin Liz das gern übernommen.«

Mittwochs. Plötzlich dämmerte es Hannah. An dem Tag nach ihrem ersten Lauf, als Cassie angeboten hatte, sie zu trainieren, hatte sie ganz konkret den Mittwoch als Termin vorgeschlagen.

Hannah sah zu Cassie und wartete auf eine Erklärung.

»Egal«, sagte Emily, die das peinliche Schweigen, das sich über den Tisch gelegt hatte, offenbar nicht bemerkte. »Ich wollte mir nur den Heckenschneider von Jack ausleihen, und die Kinder wollten mitkommen. Sie lieben Tante Cass und Onkel Jack. Ihr könnt so gut mit Kindern umgehen.« Sie wandte sich an Hannah und Malika. »Findet ihr nicht auch?«

»Ja«, sagte Malika pflichtbewusst.

Hannah nickte. *Auf jeden Fall,* dachte sie.

»Ich sage immer, sie sollten darüber nachdenken, selbst Kinder zu bekommen.« Emily lachte. »Sie sind perfekt. Jack hat Kinder immer geliebt. Ich meine, ihr habt dieses Haus. Seht euch nur den Garten an. Und das große zusätzliche Zimmer …«

Hannah, Malika und Emily und selbst Cleo zuckten zusammen, als Cassies Gabel scheppernd auf den glänzenden Holzfußboden fiel.

»Jetzt geht *das* wieder los«, sagte Cassie. Sie ließ die Gabel auf dem Boden liegen. Stattdessen schenkte sie sich Gin nach. »Dieses zusätzliche Zimmer ist unser *Arbeitszimmer*, Em. Kannst du das nicht nur ein einziges Mal lassen?«

»Was?«

»Diesen ›Ihr solltet Kinder haben‹-Unsinn. Ich habe es dir doch gesagt, wir wollen keine Kinder haben. Und jetzt versuchst du auch noch, meine Freundinnen da mit hineinzuziehen.«

Jack hatte sich in die Küche zurückgezogen. Sie konnten hören, wie er in den Schränken kramte und mit dem Baby redete.

»Mensch, Cass«, sagte Em. »Ich meinte doch nur. Du hast mal gesagt: ›Sobald das Haus fertig ist …‹«

»Das war eine Ausrede, damit du Ruhe gibst. Em, es ist nicht jeder so wie du. Einige sind glücklich ohne Kinder. Und du kommst jedes Mal her und leierst dieselben abgegriffenen Sätze herunter. ›Ihr macht das so toll mit den Kindern! Wie schade! Das Haus wäre perfekt! Willst du nicht wissen, wie es ist, Mutter zu sein?‹ Nein, Emily. Das will ich nicht.«

Emily war überrascht. »Warum bist du so wütend?«, schnaubte sie. »Du meinst immer, du wüsstest es besser. Ich sage das doch nur, weil ich glaube, dass ihr tolle Eltern wärt. Es wäre schade, wenn du und Jack das verpasst. Ihr habt nicht ewig Zeit.«

Im Zimmer herrschte Stille. Alle sahen zu Cassie, aus deren Gesicht jede Fröhlichkeit verschwunden war. Ihr Gesicht hatte die Farbe des Gins angenommen, und sie sah aus, als habe sie eine Ohrfeige bekommen. Erst verwirrt, dann fuchsteufelswild. Noch hatte sie die Worte nicht ausgesprochen, aber sie würden jeden Moment aus ihr herausplatzen. Es war nur eine Frage der Zeit.

Cassie stand auf.

»Ich meine immer, ich wüsste es besser?«, kreischte Cassie. »Nein, Emily. *Nein*. Du bist total ignorant. Nicht jede Frau will Mutter werden. Bekomm das endlich in deinen Dickschädel. Ich liebe deine Kinder, Em. Aber dieses Leben ist nichts für uns. Also hör auf damit. Hör auf mit diesen albernen, *blöden* Vorträgen. Versuch nicht ständig, uns Kinder aufzudrängen.

Und ja, als ich mich darauf eingelassen habe, auf die Kinder aufzupassen, dachte ich: ab und an, im Notfall. Nicht regelmäßig. Das hast du aber gleich daraus gemacht. Ich habe mich gegen Kinder entschieden, Em, und darum will ich nicht ständig auf deine aufpassen. Tut mir leid, wenn ich jetzt gemein klinge.«

»Cassie«, sagte Hannah behutsam und hielt Cleo die Ohren zu. »Es ist okay. Beruhige dich.«

Cassie wandte sich an den Tisch. »Nein! Ich werde mich nicht *beruhigen*. Es ist *nicht* okay, Han. Du musst das ja nicht die ganze Zeit ertragen. Immer wieder habe ich es ihr erklärt. Ich habe es so satt.«

»Hast du zugestimmt, uns zu trainieren, damit du nicht mehr Babysitten musst?«, fragte Malika.

»Nein. Ja. Gut, okay, anfangs ja. Aber zu meiner Verteidigung muss ich sagen, dass es nicht nur der Mittwoch war. Emily bittet uns ständig, ihr mit den Kindern zu helfen.«

Niemand hatte bemerkt, dass Jack zurückgekehrt war. Er betrachtete die Szene – die in Tränen aufgelöste Emily auf dem Sofa, die schreiende Cassie mit hochrotem Kopf. Malika, die überfordert am Tisch saß. Hannah, die eifrig versuchte, Cleo mit Buntstiften abzulenken.

»Cass? Was ist los?«

»Deine Schwester ist eine Nervensäge. Wie üblich.«

Erschrocken eilte Jack zu Emily, um sie zu trösten. »Was soll das alles?«

»Ich habe nur gesagt, dass ihr tolle Eltern wärt«, sagte Emily.

»Wir. Wollen. Keine. Kinder«, brüllte Cassie und knallte das leere Gin-Glas auf den Tisch. »Ich nicht. Und Jack auch nicht.«

Emily hob den Kopf und warf einen trotzigen Blick in Cassies Richtung. »Bist du dir da ganz sicher? Weißt du, was er will?«

Cassie starrte ihren Verlobten an und suchte in seinem Gesicht nach einer Antwort. »Jack? Sagst du es ihr?«

»Komm schon, Cass …«

»Nun? Wie lautet deine Antwort?«

Jack sagte nichts. Er seufzte nur und wandte den Blick ab. Emily stand auf, packte hastig ihre Tasche, schnallte das Baby fest und nahm Cleo an die Hand.

»Wiedersehen, Tante Cass«, rief Cleo aus dem Flur, dann schlug die Haustür zu.

Cassie sah zu Jack und wartete auf eine Antwort, auf irgendeine Bestätigung. Doch nichts. Die Wut auf Cassies Gesicht wich Verletzung. Jack verließ das Zimmer, und Cassie ließ sich auf den Stuhl fallen.

»Also, das war peinlich«, sagte Malika. »Cass, geht's?«

»Was denkst du wohl?«, zischte sie.

»Versuche, dich davon nicht fertigmachen zu lassen«, versuchte es Hannah. »Einige Frauen sind einfach so gern Mutter, dass sie nicht verstehen können, warum andere das nicht wollen.«

»Was ist daran so schwer, zu verstehen?«, blaffte Cassie. »Ich habe es ihr schon so oft erklärt. Bei mir hat sie keinen Erfolg gehabt, aber bei Jack hat es funktioniert. Das war's. Es ist aus.«

»Hör zu, ich versuche nur, dir zu helfen«, sagte Hannah knapp. Sie konnte ihren Ärger nicht länger zurückhalten. »Und ich will dir eins sagen: Du hast alles. Einige von uns würden alles dafür geben, an deiner Stelle zu sein. Bevor du dich also beklagst, wie schrecklich es ist, dass die Leute dich ständig auf Kinder ansprechen, denk mal an die, die keine bekommen können.«

»Hör bloß auf!«, kreischte Cassie. »Halt mir keinen Vortrag, Han. Du hast es gerade nötig. Du lässt dich von einem Arschloch betrügen und schikanieren und verbreitest auf Social Media Lügen über dein Leben. Das Leben ist eben nicht gerecht, okay?«

»Wage es ja nicht …«, hob Hannah an, Tränen brannten in ihren Augen, doch Malika unterbrach sie.

»Hört beide auf!«, schrie sie. »Ist das wichtig? Wir wollen nicht alle dasselbe. Ihr gebt euch beide nichts. Herrgott, seid doch einfach dankbar, dass ihr beide noch da seid.«

Mit diesen Worten verließ Malika den Tisch.

»Danke fürs Essen. Ich gehe. Im Ernst, Leute, mit Streiten werdet ihr das nicht lösen.«

In der Stille war zu hören, wie Malika sich im Flur

den Mantel anzog und die Haustür hinter ihr ins Schloss fiel.

»Ich gehe auch«, sagte Hannah. Sie wandte sich ab und ließ Cassie am Tisch zurück, die in ihren Ärmel schluchzte. »Cass ...«, sagte sie, aber Cassie zeigte auf die Tür. *Raus.*

Manche Leute wissen einfach nicht, wie gut sie es haben.

33

Hannah

Hannah erschrak, als sie das Klappern des Briefkastens hörte. Sie stellte das Glas mit Honig ab, den sie gerade eifrig auf ihrem Toast verteilte, und tappte in den Flur. Auf der Fußmatte lag ein großer weißer Umschlag. Neugierig trat Hannah näher. Hatte Dan ihr etwas geschickt?

Sie tastete nach dem Inhalt. Die Adresse war gedruckt, und sie fühlte etwas Kleines. Hannah riss den Umschlag auf und stellte fest, dass er vom Great South West Marathon war:

> *BALD GEHT DAS RENNEN LOS! Anbei findest du dein Rennpaket mit Streckenplan, Startzeiten, Chip und Startnummer …*

Hannah griff erneut in den Umschlag und zog eine leuchtende Startnummer heraus, auf der ihr Name stand. Mit dem Finger strich sie über die Buchstaben, über die Zahl, die am Renntag an ihrem T-Shirt befestigt sein würde. Ihre Hände zitterten vor Aufregung und auch Angst.

Als Nächstes zog sie die Karte heraus. Die Strecke

begann im Stadtzentrum und führte aus der Stadt Richtung Bath: *42 Kilometer, 195 Meter.*

Das war es. Jetzt war es offiziell. Es gab kein Zurück mehr.

»Stell ihm eine Falle«, schallte Angies keuchende Stimme über die Gruppe hinweg. »So kannst du dir über die wahren Gefühle deiner besseren Hälfte Klarheit verschaffen. Beauftrage jemanden, ihn zu verführen.«

»Ich glaube, da gibt es ein kleines Rechtsproblem, Mum«, sagte Marie, die neben ihr lief. »Das kann nicht dein Ernst sein. Was würde man damit überhaupt erreichen?«

»Man wüsste die Wahrheit! Wir müssen herausfinden, ob man Hannahs Mann trauen kann. Nachdem er sich von dieser Sophie hat verführen lassen.«

»Sophia«, korrigierte Hannah. Es klang wie ein Zischen.

»Na gut, Sophia. Aber wenn er seine Lektion wirklich gelernt hat, wird er es nicht noch mal tun. Darum meine ich, wir sollten jemanden vorschicken ... Kirsty könnte das machen.«

»Sieh ja nicht mich an«, sagte Kirsty. Sie verlangsamte das Tempo, um einen Schluck Wasser zu trinken, und lief dann wieder neben Hannah. »Mit euren Seifenopern will ich nichts zu tun haben.«

Es war ein sonniger Abend im Park, auch wenn es allmählich kühler wurde. Die Äste der Bäume schwangen im Wind und sorgten für eine angenehm kühle Brise, als sie unter ihnen hindurchliefen. Hannah hatte die traurige

Geschichte ihrer Ehe schließlich im Club preisgegeben und genoss jetzt Angies Versuche, sie mit Rachestrategien zu unterstützen.

Zugegeben: Hannah bereute es, dass sie es so lange für sich behalten hatte. Wie sich herausstellte, war sie nicht die Einzige mit Problemen. Praktisch jeder in der Gruppe hatte eine Geschichte über eine ehemalige Beziehung zu erzählen und gab sie liebend gern zum Besten. Hannah freute sich, dass der Club nun offiziell bestand. Es war wie eine Therapie.

Noch schöner wäre es gewesen, wenn Cassie gekommen wäre. Seit dem Streit bei dem Abendessen vor einigen Tagen hatten sie sich nicht mehr gesehen. Sie hatte auf keine von Hannahs Nachrichten reagiert und auf Malikas ebenso wenig.

Vielleicht braucht sie einfach Zeit. Vor allem da Jack und sie offensichtlich eine Menge zu bereden hatten.

»Und? Hast du in letzter Zeit was von dem reizenden Polizisten gehört?«, fragte Angie.

»Nein«, antwortete Hannah kopfschüttelnd, während sie auf die Bank zuliefen. »Ich glaube, das ist vorbei. Es ist so … Ich habe ihm gesagt, dass es besser wäre, wenn wir uns nicht mehr sehen. Dan habe ich nicht erwähnt, aber, na ja, jetzt ist alles wieder offen.«

»Du hast ihm den Laufpass gegeben?«, fragte Kirsty.

»Aber du liebst Dan«, sagte Marie. »Stimmt doch, oder? Darum ist das richtig.«

Hannah nickte und sprintete das letzte Stück bis zur Bank. *Hoffentlich*.

Als das Training vorbei war, schlenderte Hannahs

Gruppe hinunter zum Tor. Nach dem Dehnen, das Hannah in Abwesenheit von Cassie übernommen hatte, eilte Malika zu ihr.

»Wir brauchen Cassie«, sagte sie. »Ohne sie ist es nicht *unser* Club. Wir sind einfach nicht erfahren genug, um das Training zu übernehmen. Was wollen wir tun?«

»Ich habe das Gefühl, es wäre keine gute Idee, bei ihr aufzutauchen«, sagte Hannah. »Wir versuchen weiter, sie zu erreichen, aber vielleicht ist es das Beste, wir lassen sie in Ruhe. Ich glaube, in letzter Zeit hat sie genug von Leuten, die sie bedrängen.«

»Wohl wahr«, sagte Malika. »Ich hoffe nur, es geht ihr gut.«

Auf dem Weg zum Pub holte Hannah ihr Handy heraus und schickte Cassie eine weitere kurze Nachricht.

Wir haben dich beim Club vermisst. Komm bald zurück! Bitte ruf an, wenn du reden willst.

Dann, bevor sie es sich anders überlegen konnte, schrieb sie eine Nachricht an Dan:

Hey, Mr. S., ich habe mich gerade gefragt, wann du wohl mal vorbeikommst?

Anscheinend brauchten alle etwas Zeit.

34

Malika

Malika schälte sich langsam und widerwillig aus der Bettdecke. Sie schob einen Fuß aus ihrem warmen Kokon hervor und spürte die kühle Luft im Schlafzimmer. Seit der Sommer sich dem Ende neigte und sich mit kalten Abenden allmählich verabschiedete, war Malikas Dachkammer nicht mehr so kuschlig warm. Stattdessen prasselte der Regen auf das schräge Fenster, und der Wind pfiff durch einen kleinen Spalt. Normalerweise fand Malika das tröstlich, es gab ihr ein Gefühl von Ruhe und Sicherheit, wenn sie mit einem heißen Getränk eingekuschelt unter ihrer Decke lag.

Heute war das allerdings anders. Der Regen draußen wirkte bedrohlich. Der Wecker von ihrem Smartphone klingelte, und sie streckte die Hand aus, um ihn auszuschalten. Für die Schlummerphase war heute keine Zeit. In nur zwei Stunden musste sie wieder bei Rocket Recruitment sein, zum ersten Mal, seit Eva sie beurlaubt hatte.

Zwei Wochen. Das hörte sich nicht lang an, aber es hatte sich wie eine Ewigkeit angefühlt. Unfähig, sich auf irgendetwas anderes zu konzentrieren, schien das Laufen

Malikas einziger Trost zu sein. Traurig war nur, dass Cassie noch immer nicht wieder dabei war. Sie hatte eine Nachricht geschickt – unverblümt und auf den Punkt, wie es ihre Art war, um zu sagen, dass »ihre Woche besonders voll« sei. Es fehlte noch immer ein Mitglied im Laufclub – die *Anführerin* –, und ohne sie war es einfach nicht dasselbe.

Als Malika die Park Street hinaufschlenderte, drückten die grauen Wolken auf ihre Stimmung. Es schien ihr ewig her zu sein, dass sie den Hügel das letzte Mal erklommen hatte. Ihre Nerven flatterten, als sie auf die Tür von Rocket Recruitment zuging, und in ihrem Magen bildete sich ein fester Knoten. Tief im Inneren wusste sie, dass sie nichts zu befürchten hatte. Sie wurde nicht entlassen, bestraft oder irgendwie verurteilt. Doch so gern sie Zuversicht ausgestrahlt hätte, ihre Angst hielt sie davon ab.

Malika war extra besonders früh ins Büro gegangen, um mit Eva zu sprechen und sich auf den neuesten Stand bringen zu lassen. Anschließend würde sie sich um ihr zweifellos überquellendes Postfach kümmern müssen. Sie wollte in ihren Job zurückkehren und neu durchstarten.

Malika drückte ihr Gesicht ans Fenster und sah Eva, die an ihrem Schreibtisch saß und tippte.

»Guten Morgen«, sagte sie strahlend, als Malika hereinkam, und zog sie in ihre Arme. »Du bist früh dran. Ich mache uns einen Tee, dann können wir uns kurz unterhalten.«

Malika folgte Eva in Richtung Küche, ohne sich die

Jacke auszuziehen. Sie sah sich in der Erwartung um, dass sich das Büro verändert hätte, und war irgendwie überrascht, dass das nicht der Fall war. Nur die Stellenanzeigen im Fenster waren neu.

Es sind nur zwei Wochen gewesen.

Sie hörte das leise Rauschen des alten Kessels und Eva in der Küche klappern.

»Komm«, sagte Eva und führte sie in das kleine Backoffice mit den weißen Wänden, die sie unangenehm an das letzte Gespräch hier erinnerten.

»Also, wie du dir vorstellen kannst, bin ich froh, dass du zurück bist«, begann Eva. »Es war merkwürdig ohne dich. Wie ist es dir ergangen?«

Malika zögerte. Sie wollte ruhig wirken. Locker. Auf keinen Fall wie das Nervenbündel, als das sie sich fühlte. Sie wollte beweisen, dass es ihr wieder besser ging. Dass sie sich konzentrieren konnte. Dass sie *leistungsfähig war*.

»Gut. Ich habe mir Zeit für mich genommen, wie du gesagt hast. Ich habe auch mit meinem Arzt gesprochen, was hilfreich war. Es geht mir viel besser. Ich bin sehr froh, zurück zu sein! Immer habe ich gestöhnt, dass ich bei Rocket so viel zu tun habe. Und jetzt hat mir die Arbeit doch tatsächlich gefehlt.«

Eva lächelte, und die Spannung in Malikas Schultern löste sich ein wenig.

»Nun, wir haben dich auf jeden Fall vermisst. Es war viel los, aber wir sind zurechtgekommen. Marc hat hervorragende Arbeit geleistet und sich in deiner Abwesenheit um die meisten Anfragen gekümmert. Das Meeting mit CallerArc ist auch sehr gut gelaufen. Er wird dir bestimmt heute Nachmittag davon berichten. Wir haben ein kurzes Treffen, um dich auf den neuesten Stand zu bringen. Wir haben uns um alles gekümmert, also keine Sorge: Du ertrinkst nicht gleich wieder in Arbeit!«

Erleichterung durchströmte Malika. »Das ist gut zu wissen.«

»Ich muss dir allerdings sagen, dass ich Abbies Stelle in Kürze ausschreiben werde, Mal. Für uns drei ist die Arbeit einfach zu viel. Wir brauchen so schnell wie möglich eine stellvertretende Filialleitung. Ich weiß, das wird sich erst einmal seltsam für uns alle anfühlen, aber wir müssen ans Geschäft denken. Ich wollte dich nur vorwarnen.«

Plötzlich wurde es kühler im Raum. Es war so weit. Abbie wurde ersetzt. In Malikas Vorstellung trat ein gesichtsloses Individuum ins Büro, jubelte ein fröhliches Hallo und besetzte Abbies Schreibtisch, ihren Platz, ihre *Gegenwart*. Und sie würden alle weitermachen, wieder ein glückliches Team sein, und die Erinnerung an Abbie würde mit der Zeit verblassen.

Eine neue Jahreszeit würde anbrechen. Erst der Herbst, dann der Winter. Es kam ein Weihnachten ohne Abbie, ein Silvester, das sie nicht feiern konnte. Malika hatte diesen Moment gefürchtet, und jetzt war er da.

»Das ist verständlich«, brachte sie heraus, setzte sich in dem bequemen Sessel gerade auf und war entschlossen, ihren Schmerz nicht zu zeigen.

»Natürlich«, fügte Eva an, »spricht nichts dagegen, dass du dich bewirbst, auch wenn wir die Stelle extern ausschreiben müssen. Du *hast* den Job schließlich schon gemacht. Es wäre ein großer Schritt nach oben. Das muss dir klar sein. Und wir werden Abbie nicht vergessen. Bitte denk das nicht.«

Als das Gespräch vorbei war, stand Malika auf, und Eva nahm sie lange in den Arm.

»Also, an die Arbeit«, sagte sie fröhlich.

Malika trat in den Büroraum und hielt abrupt inne. Marc stand im blauen Anzug neben Malikas Schreibtisch und hatte sie nicht bemerkt. Sie beobachtete, wie er rasch ihren vollen Eingangskorb durchging, bevor er langsam die oberste Schublade aufzog.

»Marc?«

Marc fuhr herum und sah Malika im Türrahmen stehen. Kurz wirkte er überrascht, dann kehrte das übliche freche Grinsen auf sein Gesicht zurück.

»Mal! Endlich bist du wieder da. Wie geht's?«

»Gut. Hast du was gesucht?«, fragte sie und ging nicht auf die Freundlichkeiten ein.

»Post-its«, erwiderte Marc. Er wandte sich dem Schreibtisch zu und griff den Neonwürfel neben ihrem Bildschirm. »Hab schon welche gefunden! Sorry. Mir war nicht klar, dass du so früh kommst. Ich dachte, du merkst nicht, wenn ich dir welche klaue.«

»Ach! Kein Problem. Nimm nur. Ich hab genug«, sagte Malika und empfand eine gewisse Erleichterung.

Sie streifte ihre Jacke ab und stellte den Rucksack unter ihren Schreibtisch.

Erst auf dem Weg zum Garderobenständer fiel ihr etwas Sonderbares auf: Auf Marks Schreibtisch stand ein halb voller Stapel Post-its in Neonpink.

Evas Stimme hallte in ihrem Kopf wider. »Nichts spricht dagegen, dass du dich bewirbst …«

Ihr kam ein schrecklicher Gedanke.

Er würde doch wohl nicht … oder etwa doch?

TEIL 3

Noch einen Monat bis zum Marathon!

35

Hannah

Als Hannah den Park erreichte, war sie bereits von Kopf bis Fuß durchnässt. Der September hatte den obligatorischen Regen mit sich gebracht.

Für Hannah war der September die Zeit des Neuanfangs, eine Tradition, die noch aus ihren Schultagen stammte. Das nostalgische Gefühl hatte sich über die Jahre gehalten. Die einsetzende Kälte meldete den Anfang eines neuen Semesters, und wenn der Beginn eines neuen Schuljahrs auch mit gewissen Ängsten verbunden war, so lag doch das verheißungsvolle Gefühl eines Neuanfangs in der Luft. Nicht zu vergleichen mit den Versprechen an Silvester, die man mit glänzenden Augen nach zu vielen Gläsern Sekt machte. Vorsätze, die man niemals umsetzte, und leidenschaftliche Versprechen von »unserem Jahr«, die man schnell wieder aufgab.

Darum hatte Hannah begonnen, noch mehr auszumisten. Sie hatte mit ihrer Kleidung angefangen und alles herausgesucht, was deutlich zu groß war. Sachen, die sie »für gut« aufbewahrt, aber kaum jemals getragen hatte und die an ihrem schlankeren Körper jetzt unförmig herabhingen. Sie wollte nicht an ihr altes Ich erinnert werden, die untrainierte, anspruchslose Hannah, die Zufriedenheit mit wahrem Glück verwechselt hatte. Darum wanderten die Sachen ordentlich gefaltet in eine Tüte, um gespendet zu werden. Dann widmete sie sich den bequemen Leggins und übergroßen Oberteilen, in denen sie sich versteckt hatte. Sie kamen in eine andere Tüte und sollten direkt in den Müll.

Dan war noch nicht wieder eingezogen, aber er arbeitete daran. *Muss nur noch ein paar Dinge klären*, hatte er ihr Anfang der Woche geschrieben. Die Dinge änderten sich. Diesmal hoffentlich zum Besseren.

Es gab gute und schlechte Gewohnheiten. Hannah blickte auf die Wand mit den Kartons, die in dem kleinen Raum standen, für den sie einst so große Pläne gehabt hatte. Ihr Leben und das von Dan, zusammengesteckt wie Jenga-Klötzchen. Sie hatte gedacht, alles wäre in Ordnung, als es das nicht war. Ehe sie die Tür schloss, fragte sie sich, ob all dieser Kram, all die Routine, das Alltägliche Dan vertrieben hatten. Vielleicht war sie nicht aufmerksam genug gewesen, um zu merken, dass etwas nicht stimmte. Das war eine ihrer Schwächen. Er hatte mehr gewollt und es sich genommen.

Er hatte eine Veränderung gebraucht. Vielleicht, so hoffte sie, würde er sehen, wie sehr auch sie sich jetzt verändert hatte. Und sie konnten ihr Leben erneut gemeinsam aufbauen.

Aufgrund des Wetters hatte Hannah nicht damit gerechnet, dass zum Training viele erscheinen würden, doch als sie am Tor eintraf, wartete dort eine größere Gruppe.

»Hey, Han!«, rief Malika.

»Wir dachten schon, du wolltest dich drücken.« Angie lachte und linste aus der Kapuze ihrer Jacke hervor.

»Ich habe auch nicht mit euch gerechnet«, sagte Hannah, sah sich um und zählte.

Diese Woche waren sie neun Leute, die erpicht darauf waren loszulegen. Zwei von ihnen gehörten in Cassies Gruppe.

Hannah stöhne leise. »Ich fürchte, Cassie ist noch immer krank«, sagte sie bedrückt. »Wollt ihr mit uns laufen?«

Zum Glück stimmten beide Läufer bereitwillig zu.

»Heute müssen wir auf dem Weg bleiben«, sagte Malika, als sie sich einen Platz zum Aufwärmen suchten.

Der starke Regen hatte die Rasenflächen in eine rutschige Fläche verwandelt, und wenn sie den schrecklich matschigen Geländelauf nicht wiederholen wollten, sollten sie ihn besser nicht betreten.

»Ach, das haben wir euch ja noch gar nicht erzählt!«, sagte Marie beim Dehnen. »Mum und ich haben uns für unser erstes offizielles Rennen angemeldet.«

»Das sind ja tolle Neuigkeiten«, sagte Malika.

»Jep«, sagte Angie. »Wir machen beim Zehn-Kilometer Lauf im nächsten Mai in Bristol mit.«

»Ich habe ein bisschen Angst«, gestand Marie. »Laufen vor all diesen Menschen.«

»Mach dir keine Sorgen«, sagte Angie, »wir laufen in einem schicken Outfit.«

»Das wird schon«, sagte Hannah. »Und wann macht ihr das Fallschirmspringen?«

Hannah lachte, als Maries Gesicht einen entsetzten Ausdruck annahm.

»Bitte«, murmelte sie. »Erinnere mich nicht daran.«

»Äh, Han …«

Hannah drehte sich um und folgte Malikas Blick. Vom Tor aus kam eine Gestalt in einer leichten Laufjacke auf sie zu gelaufen. Sie trug eine Kapuze, war jedoch eindeutig an ihrem sicheren Schritt zu erkennen.

»Also, Leute«, dröhnte Cassie. »Das nennt ihr Aufwärmen? Jetzt aber *los, los, los*!«

»Cassie?«, fragte Hannah, doch bevor sie noch etwas sagen konnte, ließ Cassie den gehorsamen Club bereits eine Reihe Beinschwünge ausführen.

Cassie sah zu ihnen herüber und lächelte.

»Sie ist wieder da!«, sagte Malika glücklich. »Cassie ist zurück.«

Der Running into Trouble Club hatte einen Tisch im hinteren Teil des Pubs besetzt, was zur Gewohnheit geworden war. Angie und Marie hielten Plätze frei, dann besorgten sich alle ein warmes, wohlverdientes Getränk. Hannah wischte sich den Regen aus dem Gesicht und setzte sich auf einen Stuhl. Cassie rutschte neben sie und stellte ihr Getränk auf den Tisch.

»Ich muss mich bei euch beiden entschuldigen«, sagte sie.

»Stimmt«, sagte Hannah. »Wir haben uns Sorgen um dich gemacht. Dieses Abendessen war …«

»Katastrophal?«, fragte Malika.

»So könnte man es ausdrücken«, sagte Cassie und

schaute aus dem Fenster, wo eine Frau mit einem Kinderwagen vorbeiging und gegen den Regen kämpfte. »Ich bin auf euch losgegangen, obwohl ich es nicht so gemeint habe. Emily war einfach so nervig. Ich habe mich wieder beruhigt. Ich bin nach Weston gefahren, am Strand gelaufen und habe ziemlich viel nachgedacht. Es tut mir leid, wenn ich unsensibel auf dich wirke, Hannah, aber du musst mich auch verstehen. Ich kann nicht ein bestimmtes Leben führen, nur weil andere keine Kinder bekommen können.«

»Ich weiß, Cass«, sagte Hannah. »Mein Verhalten war auch nicht in Ordnung. Aber du hättest mich anrufen können, du hättest mich anschreien und mich durchs Telefon beschimpfen können. Das wäre besser gewesen als diese absolute Funkstille. Ich bin deine Freundin, okay?«

»Mein Leben ist etwas aus der Bahn geraten«, sagte Cassie. »Und der Streit mit Emily hat alles nur noch schlimmer gemacht. Ich habe diesen Druck satt, das ist alles. Was das Training angeht: Seit Harry auf der Welt ist, fühlt sich Em dazu berufen, mich in die Welt der attraktiven jungen Mütter zu locken. Jack hat sie auch bequatscht, und bei ihm haben ihre Bemühungen jetzt offensichtlich gefruchtet. Als ich euch kennengelernt habe, ist mir die Idee, dass ihr vielleicht ein bisschen Trainingshilfe gebrauchen könntet, spontan eingefallen. Dann haben wir den Club gegründet, und hier sind wir. Ich hatte das alles nicht geplant.«

»Hast du schon mit Jack gesprochen?«, fragte Hannah. »Weißt du, was du tun wirst?«

Cassie schüttelte den Kopf. »Nein.«

Als Cassie merkte, dass Angie und Marie die ganze Zeit zuhörten, hielt sie kurz inne und erklärte ihnen dann, worum es ging.

»Manchmal kommt es mir so vor, als könnte ich tun, was ich wollte, aber in den Augen der anderen ist es nie genug«, sagte Cassie. »Anscheinend bin ich nicht wirklich erfolgreich, solange ich keine Mutter bin. Sorry«, sagte sie und fing Angies Blick auf, die neben ihrer Tochter saß.

»Nicht nötig«, sagte Angie. »Manchmal können wir einfach nicht gewinnen. Wenn du Mutter sein willst, ist es nicht genug. Wenn du dich auf deine Karriere konzentrierst, reicht das auch nicht. Es ist, als müsste man heutzutage alles schaffen.«

Cassie nickte. »Genau. Und ich war gerade dabei, mich davon freizumachen, als Jack mich in dieses Dilemma gestürzt hat. Also, es tut mir leid. Ich hätte euch alle nicht einfach ignorieren dürfen. Es waren einfach ein paar blöde Tage, das ist alles.

Jack war vorübergehend zu seinen Eltern gezogen, aber jetzt ist er zurück. Er will sich mit mir zusammensetzen und in Ruhe über alles reden, aber ich weiß, was das bedeutet. Er wird versuchen, mich zu überreden. Seine Eltern haben bei Familientreffen schon oft Andeutungen gemacht. Ich weiß nicht, *was* ich jetzt tun soll. Ich will kein Baby. Aber ich will ihn auch nicht verlieren.«

»Cassie, Liebes«, sagte Angie und nippte an ihrem Wodka. »Du musst tun, was dich glücklich macht. Du hast nur ein Leben.«

In diesem Moment piepte Hannahs Handy. Das Display leuchtete auf und zeigte eine Nachricht von Dan:

Hey, Sexy! Wie geht's dir heute??

Die Gruppe verstummte. Hannah sah auf und stellte fest, dass sich der gesamte Tisch vorgebeugt hatte und auf das Telefon starrte.

»Hannah?«, fragte Cassie knapp. »Ist das eine Nachricht von Dan? Bist du etwa wieder mit ihm zusammen?!«

Alle Blicke waren auf Hannah gerichtet, die anderen warteten auf ihre Antwort.

Du hast nur ein Leben.

Plötzlich wusste sie, dass sie einen Riesenfehler begangen hatte.

36

Malika

Mädels, WISST IHR WAS?! Es ist nur noch EINE WOCHE bis zum Marathon!

Als Malika ihren Bürocomputer einschaltete, war die Sonne noch nicht über der Park Street aufgegangen. Sie hatte eine Mission.

Während sie darauf wartete, dass der PC hochfuhr, öffnete sie ihren Rucksack und holte eine Handvoll Akten heraus – einen kleinen Stapel DIN-A4-Mappen, die sie aus dem Regal genommen hatte, als es niemand gesehen hatte. Sie öffnete ihre Schreibtischschublade, in der sie die Akten ihrer Bewerber aufbewahrte, und legte sie vorsichtig dazu. Schnell machte sie noch ein Foto, als Eva hereinkam.

»Hast du deine Bewerbung schon fertig gemacht?«, fragte Eva.

Malika schüttelte den Kopf.

»Noch nicht. Ich wollte mir übers Wochenende Zeit dafür nehmen. Momentan bin ich zu sehr auf den Marathon konzentriert.«

»Okay. Sag mir Bescheid, wenn du Hilfe brauchst. Ich

weiß, dass Marc sich auch bewirbt. Da nicht ich, sondern jemand aus dem Regionalbüro über die Stelle entscheidet, darf ich euch bei den Formularen helfen, wenn nötig. Also frag mich ruhig.«

»Danke, Eva. Das ist toll.«

Eva ging zurück ins Backoffice. Eins stand fest: Malika würde sich auf jeden Fall auf Abbies Job bewerben. Sie wusste, dass sie gut war. Bis zu ihren angeblichen Fehlern hatte sie den Job super gemacht. Und nachdem sie neulich beobachtet hatte, wie Marc so verdächtig an ihrem Schreibtisch herumgelungert hatte, ging ihr ein Gedanke nicht mehr aus dem Kopf.

Hatte Marc sie reingelegt?

Es war albern. Das war ihr klar. Zuerst hatte sie versucht, sich den Gedanken auszureden. Marc hatte nur nach Post-its gesucht, das war nichts Verdächtiges. *Aber die Post-its lagen direkt vor ihm … warum hatte er also in die Schublade gesehen?*

Es musste einen anderen Grund gegeben haben. Sie arbeiteten seit einer ganzen Weile zusammen. Marc war nett. Vielleicht manchmal etwas arrogant, ein typischer Kerl. Die Art, die von sich selbst in Anspielung auf den Rum als »Captain Banter« sprach und sein Spiegelbild in Schaufensterscheiben überprüfte. Doch er war immer nett und hilfsbereit gewesen, und … nun ja, eben *Marc.*

War das alles nur gespielt?

Sie hätte gar nicht weiter darüber nachgedacht, wäre da nicht die Nachricht von der Neubesetzung von Abbies Stelle gewesen. Selbstverständlich hatte Malika die Aufgaben nach Abbies Tod übernommen, aber nur vorübergehend. Bis sich alles wieder einigermaßen normalisiert hatte. Malika hatte die Stelle eigentlich gar nicht gewollt, sie wollte Abbie zurück. Sie war nur hilfsbereit gewesen.

Aber jetzt lag eine Beförderung in greifbarer Nähe.

Malika trank einen Schluck Kaffee, loggte sich in ihren Computer ein und öffnete ihre Tabelle – die Datei mit den Bewerbern und den Terminen für die Vorstellungsgespräche, die sie sorgfältig auf dem neuesten Stand hielt. Sie war auf einem gemeinsamen Laufwerk gespeichert, sodass die anderen ebenfalls Zugang zu ihr hatten, falls Malika krank sein sollte. Sie gab die Daten ihrer sechs neuen Bewerber ein, deren Akten jetzt ordentlich in der Schreibtischschublade lagen, und sicherte die Datei.

Nach dem Mittagessen zog Malika die Schublade auf und zählte rasch die Akten nach. Eine fehlte.

»Marc?«, fragte sie, durchquerte den Raum und lächelte dem Kandidaten zu, den Marc gerade aufnahm. »Hast du irgendwo eine Akte gesehen? Von Sarah Castleton?«

Malika sah sich im Raum um und summte dabei vor sich hin. Sie spürte, wie ihr Marcs Blicke folgten. Sie ging den Ablagekorb auf Evas Schreibtisch durch und überprüfte das hintere Regal, dann den Fotokopierer. Wo die Akte unter einem kleinen Papierstapel hervorlugte.

»Hab sie gefunden!«, rief sie fröhlich und ging, um Eva zu suchen.

»Bist du dir sicher?«, fragte Eva mit gerunzelter Stirn.

Malika hatte die Tür zum Backoffice geschlossen und knallte die Akte auf den Tisch.

»Bist du dir hundertprozentig sicher?«

»Ich weiß, es klingt verrückt«, sagte Malika, »aber ich würde es dir nicht sagen, wenn ich nur einen leisen Verdacht hätte. Ich habe ihn erwischt. Ich hatte keine Ahnung, bis Marc neulich an meinem Schreibtisch war. Da dämmerte es mir. Er hat mich die ganze Zeit hereingelegt.«

Eva sank auf ihrem Stuhl zusammen, ihr breites Lächeln war verschwunden. Sie rieb sich die Stirn und stieß einen tiefen Seufzer aus. Unterdessen saß Marc ahnungslos im anderen Büro. *Dieser hinterhältige Mistkerl.* Malika bemühte sich, die Fassung zu wahren. Was ihr nicht leichtfiel. Sie drohte, in Tränen auszubrechen, was sie auf keinen Fall wollte. Nicht jetzt.

»Diese Akte«, sagte Malika, »ist nicht echt. In unserem System gibt es niemanden mit dem Namen Sarah Castleton. Die habe ich mir ausgedacht. Ich hatte das Gefühl, dass Marc in meinen Sachen herumgepfuscht hat. Darum habe ich mir sechs falsche Kandidaten ausgedacht, die Akten zu den anderen gepackt und gewartet, was passiert. Und siehe da, diese ist ›verschwunden‹.

Und meine Tabelle. Ich *weiß*, dass ich sorgfältig bin, Eva. Ich *weiß*, dass ich mit den Terminen nichts durcheinandergebracht habe. Ich mag traurig gewesen sein, und manchmal war ich mit den Gedanken woanders. Aber ich habe auch meine falschen Kandidaten in die Tabelle eingetragen und mir die Datei als Back-up geschickt, um zu sehen, ob etwas verändert wird.

Ich wäre nie auf den Gedanken gekommen, weil ich jedem im Büro vertraue. Ich glaube ernsthaft, dass die

Interviewtermine manipuliert wurden, um mich als unfähig dastehen zu lassen. Und es hat ja auch funktioniert. Ich wurde beurlaubt, und damit sind Marcs Chancen auf Abbies Job gestiegen.«

Malika lief in dem kleinen Raum auf und ab. Sie konnte sich nicht setzen. Das Adrenalin strömte durch ihre Adern, ihre Hände zitterten. Noch nie hatte sie eine derartige Wut empfunden.

»All die Fehler, die ich gemacht habe, all die Male, die ich angeblich unkonzentriert war. Dabei habe ich nur meine Arbeit gemacht, Eva. Als du mich beurlaubt hast, war ich am Boden zerstört. Ich habe wirklich gedacht, ich hätte es ein für alle Mal verdorben. Was, wenn ich nicht gemerkt hätte, dass er in meinem Schreibtisch herumgeschnüffelt hat? Wahrscheinlich wäre es so weitergegangen. Du hättest mich entlassen, ich hätte meinen Job verloren. Wer möchte schon eine derart unzuverlässige Angestellte haben?«

»Ich kann es nicht fassen«, sagte Eva ruhig. »Die ganze Zeit. Ich wusste, dass er ehrgeizig ist, aber ich hätte nie gedacht, dass er …«

»So weit gehen würde? Ich auch nicht. Was für ein A …«

»Mal …«

Schließlich setzte Malika sich.

»Und die Beförderung? Mir ist es egal, ob ich die Stelle bekomme oder nicht. Ich wollte nur dafür sorgen, dass nach Abbies Tod alles weiterläuft, und nicht Karriere machen. Ich will auch nicht, dass jemand Neues kommt und sie ersetzt, auch wenn mir klar ist, dass das irgendwann sein muss. Ich will nicht konkurrieren. Ich will einfach nur den Job machen, der mich glücklich macht.«

Eva stand auf. »Und das wirst du. Solange du willst. Überlass das mir, Mal. Ich kläre das. Versprochen.«

37

Hannah

»Er hat *was*?«

Cassie legte die Gabel so abrupt auf den Teller, dass Curry auf ihr blau gestreiftes T-Shirt spritzte.

»Er hat mich die ganze Zeit hereingelegt! Ich kann es immer noch nicht glauben. Am Ende bin ich gar nicht verrückt geworden. Ich habe nichts falsch gemacht. Marc hat meine Akten versteckt, hat Daten und Zeiten vertauscht, nur damit es so aussieht, als hätte ich meinen Job nicht mehr im Griff. Ich bin noch nie so wütend gewesen.«

»Das ist ja widerlich«, sagte Cassie.

»Was für ein Arsch«, sagte Hannah lauter als geplant in dem vollen Restaurant.

Ein Paar, das mit einem kleinen Kind am Nebentisch saß, warf ihr einen strengen Blick zu.

»Ups.«

»Fies, oder?«, sagte Malika und nahm sich eine von ihren Pommes. »Dass er so berechnend ist, tut weh, aber die Tatsache, dass er Abbies Tod benutzt hat, um befördert zu werden, ist das Schlimmste daran.«

Es war der Tag vor dem Marathon. Hannah, Malika

und Cassie hatten sich in einem Restaurant am Hafen getroffen, um vor dem Rennen ordentlich zu essen, vor allem Kohlenhydrate. Cassie war überzeugt, auf diese Weise ihre Nerven in Schach halten zu können. Der Himmel trug ein reizloses Hellgrau, doch auf den Wellen vor dem Fenster tanzten Lichtreflexe. Hannah erinnerte sich an das letzte Mal, als sie am Hafen gewesen war. Hand in Hand hatte sie mit Steve in der Dunkelheit gestanden, während sich das Mondlicht im Wasser spiegelte.

Steve war Hannah nicht aus dem Kopf gegangen, so sehr sie sich auch bemüht hatte. Es war unmöglich, nicht mehr an ihn zu denken. Er hatte Gefühle in ihr geweckt, die sie seit Jahren nicht empfunden hatte. Ein Kribbeln, nach dem sie sich seit ihrem Date sehnte.

Hannahs anfängliche Freude über Dans Entschluss, wieder nach Hause zu kommen, hatte inzwischen deutlich nachgelassen. Tief im Inneren wusste sie, dass es falsch war, ihn zurückzunehmen. Ja, sie liebte ihn, aber nicht auf dieselbe Art.

Nicht mehr.

Hannah wandte den Blick vom Fenster und von den Wellen ab, die sie zu verspotten schienen.

Morgen ist der Tag des Rennens, sagte sie sich. *Du musst das hinter dich bringen!*

»Was ist dann passiert?«, fragte Cassie. »Bitte sag, dass Marc nicht mehr dort arbeitet.«

»Er wurde entlassen«, sagte Malika grinsend. »Eva hat ihn mit den Vorwürfen konfrontiert. Es stellte sich heraus, dass er die Tabelle *tatsächlich* manipuliert hat. Er hat Dateien aus dem System gelöscht. Zuerst hat er es geleugnet, aber dann hat Eva einfach behauptet, sie habe mit der IT darüber gesprochen. Da hat er dann gestanden. Er hat noch versucht, sich herauszureden. Er habe es nur getan, weil ich den Job sonst sowieso bekommen hätte, weil Abbie und ich uns so nahegestanden haben und ich ihre Stelle schon interimsmäßig übernommen hatte.«

»Stimmt das?«

»Überhaupt nicht«, sagte Malika. »Ich war nur vorübergehend eingesprungen, weil ich wusste, wie Abbie gearbeitet hat. Es sollte nur für kurze Zeit sein, bis wir uns wieder gefangen hatten. Und was die Beförderung angeht … nun ja, Marcs Zahlen waren so viel besser als meine. Er ist trotz allem ein begabter Personalvermittler. Und er hat viel mehr Erfahrung als ich. Eva ist noch nicht einmal diejenige, die darüber entscheidet. Darum wäre er sehr wahrscheinlich befördert worden. Das ist das Traurige. Er hat sich die ganze Mühe umsonst gemacht.«

»Ich würde ihm gern eine reinhauen«, sagte Hannah und spießte ein Stück scharfes Huhn auf ihre Gabel.

Malika zuckte die Schultern. »Das wollte ich auch zuerst. Aber jetzt tut er mir eigentlich nur noch leid. Egal, er ist weg. Und wir haben eine neue Aushilfskraft, Robyn. Sie hat gestern angefangen. Wir waren zum Mittagessen, und sie ist echt nett und lebhaft. Ich … hoffe, sie bleibt.«

Malikas Stimme klang piepsig, und sie griff nach ihrer Serviette.

»Malika? Was ist los?«, fragte Hannah.

»Das ist alles noch so ungewohnt für mich. Ich hatte solche Angst vor der ganzen Sache, vor einer Nachfolgerin.«

»Vor der Veränderung?«, fragte Cassie.

Malika nickte. »Vermutlich. Alles ging schneller als erwartet, und als ich mit Robyn zum Mittagessen war, habe ich mich amüsiert und hatte auf einmal ein schlechtes Gewissen. Es kam mir vor, als würde ich Abbie vergessen.«

»Das hast du nicht«, sagte Cassie. »So ist das Leben. Du musst irgendwann wieder nach vorn schauen. Du wirst sie nicht vergessen, aber du musst Platz für etwas Neues machen. Du kannst nicht für immer in der Vergangenheit verharren. Abbie hat dich ausgebildet, denk daran, erst dann seid ihr Freundinnen geworden. Du machst jetzt das Gleiche mit Robyn. Das ist gut. Glaub mir.«

»Und wo wir gerade von Neuem sprechen«, sagte Hannah, »in wenigen Stunden laufen wir einen verdammten *Marathon*.«

38

Hannah

Heute ist Marathontag! Heute werde ich 42,195 km laufen. Früh aufgestanden und mit einem Läuferfrühstück gestärkt: Haferbrei, Honig und Blaubeeren, dazu etwas Banane, um mich in Laufstimmung zu bringen! (Lecker!) Wünscht mir Glück!

#fitness #läuferin #marathon #laufenmitfrauen #ohgotthilf

68 Gefällt mir, 49 Kommentare

Hannah blickte auf die Schale mit Haferbrei und kämpfte mit einem Anflug von Übelkeit. Auf ihrem Foto sah das Frühstück appetitlich aus, kunstvoll mit einem Filter bearbeitet, die Blaubeeren ordentlich zwischen goldenen Honigfäden angerichtet, daneben die Banane. Hannah Saunders, ein Ausbund an Fitness. In Wahrheit hätte sich Hannah allein beim Anblick des Essens am liebsten zum dritten Mal heute Morgen übergeben.

Ich laufe heute einen Marathon.

Sie hatte sich den Wecker auf sechs Uhr gestellt, war jedoch schon um fünf aufgewacht. Die Angst hatte ihr den Schlaf geraubt. Unter die Decke gekuschelt, hatte sie versucht, noch eine Stunde zu schlummern, aber ihr Körper weigerte sich.

Sie war aufgestanden und nach unten ins Wohnzimmer getappt, wo sie ihre Laufsachen gestern Abend auf dem Sofa für ein Foto drapiert hatte. Die Leggins. Den Super Impact Shock Absorber. Ihr Unterhemd und das T-Shirt von *Die Bremse*, dazu die Startnummer, die sie bereits am T-Shirt befestigt hatte. Laufschuhe, an denen sie den Chip für die Zeitmessung angebracht und ungefähr fünfzigmal überprüft hatte, bevor sie ins Bett gegangen war, und zwei Paar Laufsocken. Der Gürtel, mit Platz für Wasserflaschen und mit dem sie sich ein bisschen wie ein billiger Batman vorkam. Ihr Notfallset hatte sie ebenfalls in den Gürtel gestopft: Pflaster, Schmerztabletten, Feuchtigkeitscreme, Taschentücher, so viele Gummibärchen, wie hineinpassten, und eine Minitube Vaseline. Alles, was sie möglicherweise auf zweiundvierzig Kilometern brauchen konnte, und noch genügend Platz für ihr Telefon ließ.

Hannah ging unter die Dusche und sang mit Dolly Parton im Duett, um sich von dem bevorstehenden Rennen abzulenken. Als sie aus der Dusche trat, traf eine Nachricht von Malika ein:

HILFE! Konnte nicht schlafen. Bin total nervös. ES GEHT LOS! Warum habe ich das Gefühl, ich möchte kneifen?

Sie schrieb zurück:

Ich auch! Keine Sorge. Es wird nicht gekniffen! Kommt nicht infrage. Du musst mich doch tragen, wenn ich ohnmächtig werde!

Als Hannah nun auf das Frühstück blickte, das sie vorbereitet hatte, konnte sie es nicht anrühren. Die Vorstellung, auch nur einen Löffel zu essen, genügte, damit ihr erneut übel wurde. *Das ist nur das Lampenfieber vorm ersten Rennen*, sagte sie sich und starrte auf die Blaubeeren, die in dem klebrigen beigefarbenen Brei ertranken. Sie *musste* es essen. Es war nicht gut, wenn sie nichts aß. In nur drei Stunden würde sie an der Startlinie stehen.

Während sie im Bademantel in der Küche stand und angewidert auf die Banane blickte, klingelte es an der Tür. Hannah eilte in den Flur und erkannte die Umrisse einer Person, die sie in diesem Moment wirklich nicht sehen wollte.

Dan.

»Hallo«, sagte er mit breitem Lächeln und trat ins Haus. »Ich wollte dir Glück wünschen.«

»Warum?«

Dans Lächeln verblasste. Hannah stand mitten im Flur und versperrte ihm den Weg.

»Warum jetzt? Du hast gesagt, du würdest zurückkommen. Du wolltest es ›noch mal versuchen‹, aber seit Tagen habe ich nichts mehr von dir gehört. Textnachrichten bringen es nicht, Dan.«

»Nicht jetzt, Han. Ich bin nur vorbeigekommen, um …«

»Um was?« Hannahs Lampenfieber war Wut gewichen.

»Du willst es nicht noch mal versuchen, stimmt's? Du willst mich nur warmhalten, willst dir eine Hintertür offen lassen, falls es mit Sophia auseinandergeht. Vermutlich kriselt es schon. Aber keine Sorge: Du hast ja diese nette, aufopferungsvolle Fußmatte namens Hannah, auf die du zurückgreifen kannst. Vergiss es, Dan. Kommt nicht infrage.«

Hannah stapfte zurück in die Küche, nahm die Schale mit dem warmen Haferbrei und zwang sich, Löffel für Löffel zu essen.

»Lass dich nicht stören«, sagte sie zwischen zwei Löffeln voll Blaubeeren. »Ich esse nur, während du dir eine Entschuldigung überlegst.«

Dan öffnete den Mund und schloss ihn wieder. Jetzt wirkte er gereizt.

»So ist das nicht, Han …«

»Nun, wie auch immer, es ist vorbei. Ich hatte viel Zeit zum Nachdenken, als du nichts von dir hast hören lassen. Ich liebe dich, Dan, aber nicht mehr so wie früher. Ich habe ziemlich lange gedacht, dass du mir fehlst, aber ich glaube, mir hat nur die Gesellschaft gefehlt. Du hast mich wie Dreck behandelt, Dan, und das lasse ich nicht mehr zu. Ich kann nicht fassen, wie lange ich gebraucht habe, um das zu begreifen.«

»Hannah, ich liebe dich wirklich, ich …«

»Vergiss es. Es ist aus. Es ist alles gesagt, Dan.«

»Das ist alles? Verdammt, Han. Du willst noch nicht mal anständig darüber reden?«

»Nein«, sagte Hannah lässig. »Ich könnte stundenlang mit dir diskutieren, aber das ist es nicht wert. Ich habe nichts mehr zu sagen, außer: Bitte verschwinde. Ich muss mich um wichtigere Probleme kümmern.«

Wie zum Beispiel um eins, das sich über zweiundvierzig Kilometer erstreckte.

»Han!« Malikas aufgeregte Stimme schallte von der anderen Straßenseite herüber.

Hannah überquerte mit einer kleinen Gruppe von Leuten in Laufkleidung die Straße und ging zu Malika und Cassie. Malika fiel ihr um den Hals.

»Heute ist Marathon!«, kreischte Malika. »Es ist so weit. Endlich ist es so weit.«

»Ich glaube, ich habe zu viel Vaseline benutzt«, sagte Hannah. »Ich glitsche überall. Auch an völlig absurden Stellen. Also, wir schaffen das. Cass? Ist alles okay, Süße?«

Cassie war noch blasser im Gesicht als sonst.

»Mir geht's gut«, sagte Cassie. »Sorry. Das sind nur die Nerven. Monatelang habe ich mich auf diesen Tag vorbereitet, und jetzt ist er da. Ich bin total von der Rolle. Ich habe so hart für meine Bestzeit gearbeitet. Was, wenn ich sie nicht erreiche? Ich habe das schreckliche Gefühl, dass alles schieflaufen wird. Ich fühle mich wie eine Sängerin, die ein total wichtiges, lebensentscheidendes Vorsingen hat und der auf der Bühne die Stimme versagt.«

»Und du bringst krächzend die erste Zeile heraus, alle lachen und schicken dich nach Hause?«, fragte Hannah.

»Danke. Vielen Dank«, sagte Cassie.

»Wir kriegen das alle hin«, sagte Hannah und legte einen Arm um jede ihrer Freundinnen. »Das wird super.«

Sie gingen über die Brücke und durch Seitenstraßen in

Richtung Startbereich auf dem Millennium Square. Es war ein frischer Sonntagmorgen, und die Sonne lugte hinter leichten Wolken hervor. Regen war nicht vorhergesagt, aber wie Hannah gelernt hatte, war Regen beim Laufen oft sogar angenehm. Überall um sie herum waren Teilnehmer und füllten die normalerweise stillen Straßen mit ihrem Geplapper und ihren bunten Outfits.

Neugierig betrachtete Hannah ihre Mitläufer. Bei dem Gedanken, was sie vorhatte, klopfte ihr Herz schneller. Wie weit konnte sie sich selbst antreiben? Manche Leute gingen allein durch die Straßen, andere in Gruppen. Drei Frauen mit identischen Spenden-Shirts liefen zügig an ihnen vorbei, es gab zahlreiche Paare und einsame Läufer, ausgestattet mit Laufaccessoires wie Handschuhen und Sportuhren an den Handgelenken. Hannah fiel auf, dass manche das Rennen deutlich ernster nahmen als andere.

Cassie trug ebenfalls ihre professionelle Laufkleidung – violette Leggins, schwarze Laufhandschuhe, das Shirt von *Die Bremse* und ein Haarband –, bereit, ihre persönliche Bestzeit zu laufen. Auf dem Rücken hatte sie einen kleinen Rucksack mit einer Wasserflasche auf jeder Seite. Sie sah eher aus, als wollte sie einen Berg erklimmen, als über eine Ebene zu laufen. Hannah stellte erleichtert fest, dass Malika ebenfalls nur ihren Gürtel dabeihatte, woraufhin sie sich nicht mehr ganz so schlecht ausgestattet vorkam.

Auf dem Millennium Square wimmelte es von Leuten. Als sie um die Ecke bogen, sah Hannah nichts als Läufer. Ein Meer aus Menschen aller Altersgruppen, Figuren und

Größen. Jeder trug eine Startnummer. Hannah blickte auf ihre hinunter, strich mit dem Finger über die Zahl und versuchte, sich klarzumachen, dass das hier tatsächlich passierte. Es war real.

»Deine Startnummer hat eine andere Farbe als unsere, Cass«, stellte Malika fest und schaute auf ihre eigene hinunter.

Cassies Nummer war auf einen orangenen, Hannahs und Malikas Zahlen waren auf einen pinkfarbenen Hintergrund gedruckt.

»Das liegt daran, dass ich in einem anderen Startblock bin als ihr«, sagte Cassie. »Das geht nach Zielzeiten. Die erfahreneren Läufer, die wahrscheinlich schneller ins Ziel kommen, starten zuerst. Ihr startet mit der letzten Welle. Aber das ist egal. Man kann sich ruhig in einen späteren Startblock einreihen, nur nicht in einen früheren. Darum starte ich mit euch.«

»Bist du sicher?«

»Natürlich«, sagte Cassie, und ihre besorgte Miene wurde weicher. »Wir müssen doch zusammen starten. Wir sind ein Club.«

Sie begaben sich in die Menge und drängten sich durch die vielen Menschen, die sich unter einer glänzenden Kuppel in der Mitte des Platzes versammelt hatten. Hannahs Panik hatte nachgelassen und war einer seltsamen Vorfreude gewichen. Die Menge hatte ihr Angst gemacht, aber als sie jetzt jeden Einzelnen betrachtete, schienen viele genauso nervös zu sein wie sie. Sie dehnten sich, stopften hastig auf die letzte Minute noch ein Frühstück in sich hinein oder befestigten ihre Startnummern.

»Lasst uns in den Startbereich gehen«, sagte Cassie.

Die anderen folgten ihr, Malika hielt sich an Hannah, damit sie in der Menge nicht verloren ging. In der Ferne dröhnte ein Popsong aus großen Lautsprechern. Als sie an weiteren Menschen vorbei in einen größeren Bereich kamen, der mit Bannern abgesperrt war, blieb Malika stehen.

»Ich kann das nicht.«

»Was?«

Cassie und Hannah drehten sich um und wären fast mit jemandem in einem riesigen Kuhkostüm zusammengestoßen.

»Ich kann das nicht. Das sind zu viele Leute. Ich kann einfach nicht.«

»Mal, das wird schon. Alles wird gut.« Hannah reichte ihr etwas Wasser, und Malika versuchte, ihren Atem zu beruhigen. »Keine Sorge. Wir bleiben zusammen.«

»Ihr schafft das«, sagte Cassie. »Denkt einfach daran, wenn ihr wirklich nicht mehr könnt, müsst ihr nicht bis zum Ende laufen. Ihr könnt das Rennen abbrechen, wann immer ihr wollt, okay?«

»Du bist so weit gekommen«, sagte Hannah. »Jetzt kannst du es genauso gut probieren. Und ich werde die ganze Zeit an deiner Seite sein.«

Nervös zog Malika ihr T-Shirt nach unten. »Okay«, sagte sie. »Ich bin dabei.«

Hannah holte das Handy aus ihrem Gürtel. »Na dann. Zeit für ein Selfie.«

Sie drängten sich zusammen und lächelten nervös in die Kamera.

»Ich muss pinkeln«, sagte Hannah plötzlich. »Sorry, das ist die Aufregung.«

»Die Klos sind da drüben«, sagte Cassie und deutete auf eine lange Reihe von Toilettenhäuschen. »Siehst du die Menschenmenge dort?«

»Die so groß ist wie die beim Festival von Glastonbury?«

»Jep. Das ist die Kloschlange.«

39

Hannah

»Bereit?«, fragte Cassie.

Hannah tastete nach dem Gürtel um ihre Hüfte, um sich davon zu überzeugen, dass er noch da war. Natürlich war er das. Seit Tagen hatte sie sich wegen der Vorräte verrückt gemacht. Noch einmal ging sie im Geiste den Inhalt durch: Wasser? *Ja.* Notfall-Gummibärchen? *Ja.* Pflaster, Vaseline, Schmerztabletten? *Ja, ja, ja.*

War das vernünftig, was sie hier machte? Sie war sich nicht sicher.

Als sich die Masse um sie herum bewegte, unzählige Körper, die hüpften, sich dehnten, Läufer, die aufgeregt jubelten und in Erwartung des entscheidenden Moments näher zusammenrückten, blieb Hannah wie angewurzelt stehen.

»Ist alles okay bei dir?«, fragte Malika, die nervös neben ihr auf und ab hüpfte, während Hannah auf Leute vor sich blickte. Tausende von Menschen. »Musst du noch mal aufs Klo? Die Schlange geht jetzt allerdings schon um den Block.«

»Das ist nur das Lampenfieber beim ersten Mal«, sagte Cassie. »Mach dir keine Sorgen.«

Die Menge zählte nach unten. Alle, die heute hier in ihrem besten Laufdress angetreten waren, stimmten mit ein. Noch eine Minute. Hannah mochte alles vorbereitet haben, dennoch fühlte sie sich alles andere als vorbereitet. Einige Schreie schallten ohrenbetäubend laut durch die klare Morgenluft des noch jungen Herbstes.

»*Noch dreißig Sekunden!*«, rief eine Stimme aus dem Lautsprecher.

»Yeah!«, schrie Malika. »Oh, Gott. Wir machen es wirklich!«

Von der Menge getrieben, bewegte sich Hannah vorwärts. Plötzlich spürte sie Malikas Hand in ihrer. Cassie griff mit ihrem teuren Laufhandschuh nach Hannahs anderer Hand, die vor Aufregung schweißnass war, und Hannah klammerte sich an sie.

»Macht euch bereit«, sagte Cassie grinsend.

Dann ertönte eine Hupe, das Meer aus Menschen bewegte sich gemeinsam nach vorn und riss die drei wie eine übermächtige Welle mit sich.

Ich bin noch nicht bereit, dachte Hannah mit pochendem Herzen. *Ich bin überhaupt noch nicht bereit.*

Was zum Teufel habe ich nur getan?

Es ging los. Die Menge bewegte sich, zunächst langsam, und Hannah spürte, wie sie vorwärtsgetrieben wurde. Sie musste nichts weiter tun, als mitzugehen. Tausende von Menschen, alle an einem Ort, bewegten sich gleichzeitig. Noch immer hielt Hannah die Hände ihrer Freundinnen umklammert, während sie zur Startlinie vorrückten. Die Schritte auf dem harten Boden klangen, als sei eine Herde auf der Flucht. Das stete Klatschen der Laufschuhe auf den Asphalt konnte mit den Bässen der Musik konkurrieren.

Eine letzte gemeinsame Bewegung, dann liefen die Ersten vorn los, und Hannah ließ sich von ihren Füßen tragen, schneller und schneller, bis sie schließlich unter dem riesigen Startbanner hindurchlief.

Nun war es offiziell.

Hannah lief einen Marathon.

Die Menge schrie und jubelte. Hinter der Absperrung auf beiden Seiten der Straße johlten und applaudierten die Zuschauer und schwenkten Fahnen durch die Luft, als die Welle der Läufer sich auf den ersten Teil der Strecke begab.

»Es geht los!«, sagte Cassie. »Wie geht es euch?«

Hannah konnte nicht antworten, die Worte wollten einfach nicht aus ihrem Mund kommen. Sie war atemlos. Vor Aufregung, nicht vom Laufen. Die Atmosphäre überwältigte sie. Es verschlug ihr nur selten die Sprache. Sie konnte sich nicht mal erinnern, wann sie das letzte Mal sprachlos gewesen war.

Vor Hannahs innerem Auge erschien ein unscharfes Bild von Dan. Doch, sie konnte sich erinnern. Als Dan ihr verkündet hatte, dass er sie verlassen werde, hatte es ihr die Sprache verschlagen. Sie erinnerte sich, wie sie in dem stickigen Wohnzimmer, dessen Wände sie zu erdrücken schienen, nach einer Antwort gesucht hatte. Doch das hier war ganz anders. Jetzt fühlte sie sich frei. Als würde die Welt wieder ihr gehören.

Sie folgte den Läufern vor ihnen. Hannah hatte keine

Zeit, länger an Dan zu denken, sie betrachtete den Asphalt, die bunten Laufschuhe, die auf ihn aufschlugen, die vor ihr liegende Strecke voller Menschen und voller Hoffnung. Als sie um die erste Ecke in eine Seitenstraße bogen, an der weitere Zuschauer standen, fühlte sich Hannah wie ein Star. Sie waren *alle* Stars. Hannah, Malika, Cassie, die drei Frauen in Pink, die vor ihnen liefen, die jungen Männer mit den albernen Hüten und den auffälligen bunten Spenden-T-Shirts. Den Fantasiegewändern. Der Freude.

Zum ersten Mal seit Ewigkeiten störte es Hannah nicht, beobachtet zu werden. Sie wollte nicht schüchtern sein, ihren Körper nicht vor den Menschen am Rand der Strecke verstecken, aus Angst davor, was sie dachten. *Nicht jetzt*. Es machte ihr nichts aus, dass die Leute sahen, wie sie lief, sie fühlte sich wie eine Superheldin. Sie machte etwas Besonderes. Etwas Furchteinflößendes, etwas Überwältigendes, etwas Großartiges. Sie *wollte*, dass man sie ansah.

Plötzlich überkam sie das Gefühl der Unsicherheit.

»Oh, nein«, rief sie über den Lärm der Musik hinweg. »Es ist nur am Anfang so schön, oder? Von jetzt an geht es bergab. Wenn es wenigstens buchstäblich bergab ginge. Ich werde zusammenbrechen. Es wird wie bei der Hochzeit meiner Tante sein, bei der ich nichts ahnend beim Karaoke mitgemacht habe, bis ich fast von der Bühne gestürzt wäre.«

»Klar, an diesen Punkt wirst du kommen«, rief Cassie und warf einen Blick auf ihre Sportuhr. »Wahrscheinlich ungefähr nach der Hälfte. Deine Beine wollen nicht mehr. Du willst ohnmächtig werden. Aber du musst weiterlaufen.«

»Und das sagst du uns *jetzt*?«, rief Malika neben Hannah.

Läufer wanden sich durch die Lücken in der Menge. Leute in Kostümen, einige aufwendiger als andere, liefen zügig an ihnen vorbei und verschwanden im Gedränge. Hannah wunderte sich, wie langsam sie sein musste, wenn zwei Leute in einem Pferdekostüm schnell genug an ihnen vorbeisausten, um Langstreckenläufer Mo Farah Konkurrenz zu machen.

»Ich wollte es euch nicht vorher sagen«, sagte Cassie und zwinkerte ihnen zu. »Ihr solltet jetzt mal eure Gesichter sehen. Denkt einfach dran, was ich euch erklärt habe: Einfach immer weiterlaufen, nicht stehen bleiben. Und wenn ihr geht, Hauptsache, ihr bleibt in Bewegung.«

Hannah wusste nicht, ob sie aufhören konnte. Ihre Beine trugen sie, und sie hatte genau das richtige Tempo. So gern sie schneller gesprintet wäre, sie wollte sich nicht so früh im Rennen verausgaben. *Sei sparsam mit deiner Energie.*

Die Strecke hatte sie durchs Zentrum geführt, die Läufer hatten sich auf der Straße verteilt, sich von der Menge gelöst und sich ihre Komfortzonen gesucht. Hannah sah, wie ein Mann zu einem Mädchen lief, das am Straßenrand ins schnelle Gehen gewechselt war, auf der Rückseite ihres T-Shirts war ein Foto einer alten Frau, vermutlich ihrer Großmutter, abgebildet. Er redete ihr gut zu, und schnell nahmen sie zusammen das Tempo wieder auf und liefen weiter.

Hannah konnte nicht aufhören. Sie genoss es viel zu sehr und dachte lachend an ihren ersten Lauf. Den schrecklichen Versuch, ihre Straße hinunterzujoggen, wobei sie fast zusammengebrochen wäre. Es schien so lange her zu sein. Eine Ewigkeit.

Eine Ewigkeit ohne Dan.

Sie versuchte, den Gedanken zu vertreiben. *Warum jetzt?* Warum musste sie an Dan denken, obwohl sie gerade das Aufregendste tat, was sie je in ihrem Leben gemacht hatte?

Bald hatten sie Kilometer drei erreicht, und Hannah beugte sich hinunter, um sich mit einem kleinen Mädchen abzuklatschen, das eine Fahne hochhielt, als sie an ihr vorbeilief.

»Ist das nicht komisch«, sagte Malika, »dass die Leute an so einem Tag kommen, um sich das anzusehen? Um *uns* zu sehen. Es ist fast so, als würden *wir* sie inspirieren.«

»Das tun wir«, sagte Cassie.

War Dan hier? Würde ihr Mann hier in der Menge darauf warten, dass Sophia mit wehendem Pferdeschwanz und braun vom Selbstbräuner an ihm vorbeisauste? Würde er einen Banner mit einem kitschigen oder romantischen Spruch malen?

Bei dem Gedanken lachte sie.

Hannah konnte nicht anders. Das Lachen klang laut und glücklich, als habe sie gerade den besten Witz ihres Lebens gehört. Tränen flossen ihr über das gerötete Gesicht, und Malika und Cassie sahen sie verwirrt an.

Jetzt bogen sie um eine weitere Ecke, hinter der sie noch mehr Zuschauer und noch mehr Musik erwarteten.

Es fühlte sich an, als würde es ewig so weitergehen, die Atmosphäre war so unbeschwert und so fröhlich, dass Hannah sie am liebsten in eine Flasche gefüllt hätte. Gern hätte sie sich etwas von diesem positiven Gefühl für später aufgehoben, wenn sie sich lebendig, wunderbar und stark fühlen wollte.

»Was ist so lustig?«, fragte Malika.

»Nichts.« Hannah wischte sich die Augen.

Nur das Leben.

Sie war nicht mehr die alte Hannah.

»Okay, Cass, ich glaube, du verlässt uns jetzt besser«, sagte Malika, als sie sich Kilometer fünf näherten. »Wir halten dich nur auf. Los, hol dir deine Bestzeit!«

»Seid ihr sicher?«, fragte Cassie. »Ich habe ein schlechtes Gewissen, aber …«

»Aber du willst richtig gut sein? Ist doch klar.« Hannah lachte. »Also, los.« Scherzhaft scheuchte sie Cassie davon. »Wir könnten es schaffen. Glaube ich. Vielleicht. Egal, das spielt keine Rolle. Du musst laufen und es schaffen! Dafür hast du trainiert.«

Cassie umarmte beide flüchtig. »Also, gut. Wir sehen uns im Ziel!« Mit diesen Worten schoss sie los und verschwand rasch in der Menge.

Hannah sah noch kurz ein Stück des roten T-Shirts und den kurzen wippenden Pferdeschwanz, und schon war sie weg.

»Und dann waren es nur noch zwei«, sagte Malika.

40

Malika

Die Strecke führte sie aus dem Stadtzentrum hinaus Richtung Clifton mit seinen herrschaftlichen Häusern aus hellem Backstein. Erstaunlicherweise waren sie noch kein Stück gegangen, sie liefen in einem guten gleichmäßigen Tempo, obwohl Malika spürte, dass ihre Schenkel allmählich schmerzten. Eine Weile hatte sie sich Sorgen gemacht, dass sie als Letzte ins Ziel kommen würde. Beunruhigt hatte sie sich umgedreht, in der Erwartung, nur eine Handvoll Leute hinter sich zu sehen. Wie sich herausstellte, war dort aber immer noch eine Masse von Menschen – möglicherweise Tausende –, die auf die Clifton Suspension Bridge zuliefen. Malika hatte sich so lange Sorgen um diesen Tag gemacht. Was, wenn sie es nicht bis ins Ziel schaffte? Was, wenn sie als Letzte ihre müden Beine, die ihr nicht mehr gehorchen wollten, über die Ziellinie schleppte, nachdem alle anderen schon zum Abendessen nach Hause gegangen waren? Die Demütigung könnte sie nicht ertragen.

Sieh doch, wie du läufst! Die Stimme erschreckte sie. Sie konnte sie deutlich in ihrem Kopf hören. Diese fröhliche, kräftige Stimme, die sie so vermisste. Sie fehlte ihr so sehr.

Ich hab doch gesagt, du kannst das!

Die Erkenntnis schmerzte. Diese Stimme war noch so lebendig, so klar und deutlich in ihrem Kopf, wie an dem Tag, als sie ihre Freundin zum letzten Mal hatte sprechen hören. An jenem Tag hatte sie nicht geahnt, dass sie sie niemals mehr hören würde. Malika hatte Angst gehabt, Abbies Stimme könnte verstummen. Sie wusste, dass das manchmal vorkam, wenn Erinnerungen mit der Zeit an Klarheit verloren und unwiderruflich verblassten.

Bei ihrem Großvater war es ihr so gegangen, als sie klein war. Jahrelang hatte er ihr die so geliebte Gutenachtgeschichte vorgelesen. Zum Klang seiner tiefen, beruhigenden Stimme war sie eingeschlafen. *Die zwölf tanzenden Prinzessinnen* war ihr Lieblingsbuch gewesen, und sie hatte in Erinnerung behalten, wie er es ihr vorgelesen hatte, bis seine Stimme eines Tages verschwunden war. Noch Jahre später hatte sie versucht, sich an die Stimme ihres Großvaters zu erinnern, sie sich wieder ins Gedächtnis zurückzurufen, aber sie war fort.

Bis Malika eines Tages im Supermarkt einem Mann begegnet war, der nach einem Rubbellos gefragt und dabei fast genauso geklungen hatte wie ihr geliebter Großvater. Vor lauter Überraschung hatte sie ihren Einkaufskorb fallen lassen und war gegangen.

Geister. Einst hatte Malika an sie geglaubt, jetzt nicht mehr. Und sie wusste, dass Abbies Stimme in ihrem Kopf nichts als eine Erinnerung war. Abbie, wie sie gewesen war, mit ihrer aufmunternden Art und dem Lächeln, das einen Raum erhellen konnte. Vielleicht war es die Angst vor dem Rennen. Das Adrenalin. Etwas hatte jene Erinnerung, die verschüttet gewesen war, wieder an die Oberfläche gebracht.

Lauf weiter, Mal. Zusammen schaffen wir das!

Malika stellte sich vor, wie Abbie in jener blauen Jacke neben ihr herlief, die sie immer getragen hatte. Auf ihrer Facebook-Seite gab es Fotos von ihr in dieser Jacke. Bevor diese zu einem Andenken geworden waren. Bilder von ihr beim Laufen, wie sie mit Medaillen posierte. Jetzt war es, als ob Abbie hier neben ihr wäre, ihre Schuhe trafen im Gleichschritt auf den Boden.

Der Himmel hatte aufgeklart und der Sonne Platz gemacht, und vor ihnen kam die hohe, kultige Brücke in Sicht. Der Anblick raubte Malika den Atem. Wie oft hatte sie diese Brücke schon gesehen. Aus der Ferne mit Roz, Kath und Dean, wenn die Heißluftballons beim jährlichen Ballonfest darüber in den Sonnenuntergang schwebten. Nie hatte sie sich vorgestellt, über sie zu laufen, einen *Marathon* zu laufen!

Sie versuchte, die aufkommenden Tränen wegzublinzeln, damit sie ihr nicht die Sicht verschleierten. *Ich schaffe das*, sagte sie sich. *Für Abbie*. Noch immer sah sie Abbies Gestalt vor sich, die in ihrer blauen Jacke fröhlich in der Menge zu verschwinden schien, und plötzlich wusste Malika, warum sie das hier machte. Überall um sie herum liefen Leute in T-Shirts für einen guten Zweck. Viele hatten sich ein Foto von einer geliebten Person auf den Rücken geheftet:

In Erinnerung an Robert
Kampf dem Krebs!

Dieser Lauf ist für Rosie.
Ich vermisse dich, Mum.

Ein Mann neben ihr lief offenbar für seine Mutter. Auf die Rückseite seines T-Shirts war das Foto einer Frau mit einem umwerfenden Lächeln gedruckt. Als sich der Träger zu dem neben ihm laufenden Freund umdrehte, sah Malika, dass er noch ein Teenager war.

Ein Teenager, der seine Mutter verloren hatte.

All diese Läufer. All die Menschen, die aus einem Grund liefen. Eine Ansammlung von T-Shirts, die mit ihren bunten Farben die Brücke füllten. Ein lächelnder älterer Mann lief vorbei und bemerkte Malikas verweintes Gesicht.

»Halt durch, Schätzchen«, sagte er. »Wein, wenn du die Medaille bekommst!«

Sofort lies ihr Kummer nach. Malika machte das hier für Abbie. Für Leute *wie* Abbie, wie Sarah Barclay und ihren Sohn, der bei einem tragischen Unfall gestorben war. Ein Gefühl von Stolz stieg in ihr auf, und eine Weile sprintete sie und zog Hannah mit auf die andere Seite der Brücke. Überall um sie herum riefen sich die Leute aufmunternde Worte zu, eine ungewöhnliche Trauergemeinschaft, voller Stolz und Freude. Lebendige Farben, lustige Kostüme und Lachen. So viel Lachen. Um zu feiern, was das Leben zu bieten hatte, anstatt sich vor ihm zu verstecken.

Malika hatte keine Angst mehr.

Ich bin noch da. Ich kann etwas bewirken.

Wenn Abbie ihr eins gezeigt hatte, dann, was eine gute

Freundin war. Hilfsbereit, aufmunternd, eine, mit der man in jeder Beziehung gern zusammen war. Abbie war tot, aber das hieß nicht, dass Malika nicht weiterleben durfte.

Vielleicht ist das ein Zeichen. Vielleicht hat sie mich überhaupt erst hergeführt.

Und sie wusste, dass Abbie dieser Gedanke gefallen würde.

»Du musst nichts sagen«, sagte Hannah, »aber glaub mir, sie wäre stolz.«

Hannah hatte recht. Nicht nur, dass Malika tatsächlich das Rennen lief – nach all der Zeit, die sie allein bei dem Gedanken an einen Zehn-Kilometer-Lauf nur gelacht hatte, von einem Marathon ganz zu schweigen –, sie hatte auch noch Geld für einen guten Zweck gesammelt. Für Achtsamkeit. Sie hatte einen Laufclub initiiert. Ein Netzwerk von ähnlich gesinnten Menschen, die ein Ziel zusammenführte: zu laufen.

Und Malika wollte laufen, wie sie noch nie zuvor gelaufen war.

41

Hannah

»Nein. Ich kann nicht mehr, Han«, sagte Malika und humpelte am Straßenrand. »Wie kann es sein, dass wir erst bei Kilometer fünfundzwanzig sind. Wir müssen ja noch ewig laufen.«

»Es ist vorbei«, stöhnte Hannah. »Ich schwöre, meine Beine sind hinüber. Im Ernst. Trotz Vaseline spüre ich schon jetzt die Blasen an meinen Füßen.«

Malika öffnete noch eine Flasche Wasser, nahm einen großen Schluck, goss etwas auf ihr Shirt und kippte den Rest über Hannah, die ihr dafür unendlich dankbar war. Sie hatte alles Wasser, das sie in ihrem Versorgungs- und Laufgürtel bei sich hatte, aufgebraucht, an insgesamt drei Toilettenhäuschen Station gemacht, und auf dem nächsten Kilometer gab es keine weitere Wasserstation. Sie hatte sogar schon ihren halben Vorrat an Gummibärchen verschlungen und wollte sich die letzten fünf Minitütchen gut einteilen. Eine halbe Flasche warmes Evian, das ihr Dekolleté hinunterlief, war zwar nicht gerade die kühle Dusche, von der Hannah träumte, aber es würde reichen.

Gerade hatten sie die Fünfundzwanzig-Kilometer-

Marke passiert, und ihr Elan und Kampfgeist begannen zu schwinden.

»Das war's«, sagte Hannah. »Wir werden ohnmächtig werden. Ein Ordner wird uns ausgetrocknet und dehydriert am Straßenrand finden. Wir werden in der *Bristol Post* stehen. Ein tragischer Vorfall, die Folge von Dummheit. Vielleicht bekommen wir einen Darwin-Preis, weil wir uns überhaupt auf diesen blöden Lauf eingelassen haben. Autsch.«

Der Great South West Marathon hatte sie weiter in Richtung Bath geführt. Flach und trocken erstreckte sich die Straße vor ihnen; zum Glück gab es keine Hügel. Sie waren nicht als Einzige ausgelaugt. Entlang der Strecke gingen einige Läufer mit pinken Startnummern, manche waren ganz stehen geblieben. Bislang hatten sie zwei Personen gesehen, die von Sanitätern betreut werden mussten. Um sie herum liefen die Teilnehmer so gut, sie konnten, weiter, leicht ramponiert, schweißdurchnässt und mit geröteten Gesichtern. Malika und Hannah waren sich durchaus bewusst, dass auch sie ziemlich lädiert aussahen, doch sie gingen unbeirrt in zügigem Tempo weiter. An dieser Stelle waren nicht viele Zuschauer, die Straße erstreckte sich kilometerweit in die Ferne, und die umliegenden Felder boten einen Blick in die Natur, abseits der Hochhäuser und der Skyline der Stadt. Bislang waren sie durchs Stadtzentrum gelaufen, über die Suspension Bridge mit ihrem beeindruckenden Ausblick und dann raus aus dem Zentrum, wo sich die Luft frischer und sauberer anfühlte.

Vorbei an Häusern und Parks waren sie durch Stadtteile

gekommen, in denen sie noch nie zuvor gewesen waren. Die Bewohner hatten ihnen vom Fenster aus zugesehen und gewinkt. Inzwischen schien die Sonne mit voller Kraft und ließ die Straße in einem hübschen gelben Licht leuchten, während eine angenehm frische Brise über ihre Haut strich. Nachdem sie seit ungefähr einer Viertelstunde gingen, nahmen sie das noch stärker wahr. Das war ihre Strategie: laufen, gehen, laufen, gehen. Es war die einzige Möglichkeit durchzuhalten.

»Wir schaffen das. Wir bringen das zu Ende«, sagte Malika. »Vielleicht kriechen wir nach Hause, aber wir schaffen es ins Ziel. Ich kann es mir genau vorstellen. Ein heißes Bad mit viel Schaum, ein großes Glas Wein …«

»Bitte nicht.«

»Und du steigst mit deinen müden Beinen in das wohlduftende Wasser …«

Bei der Vorstellung hätte Malika am liebsten geweint. Aber das würde sie später machen, wenn sie tatsächlich Richtung Badewanne humpelte und hineinsank. Sie sah sie bereits vor sich wie eine Fata Morgana in der Wüste.

»Haltet durch, Mädels«, schrie eine besonders fröhliche Frau, die durch die Menge sauste. »Yeah!«

»Ich brauche meinen Optimismus zurück«, beklagte sich Malika. »Und ich brauche dieses Bad. Was machst du heute Abend? Nach dem Rennen? Nachdem wir alle gefeiert haben, versteht sich.«

Hannah stellte sich einen entspannten Abend vor. Sie wollte ihre müden Knochen baden und sich anschließend auf dem Sofa einen schönen Film ansehen. Ein Wohlfühlabend, ganz für sie allein. Nachdem sie die gefürchtete

Hälfte passiert hatten, konnte sie es kaum erwarten, dass der Lauf vorbei war. Es war der Moment, vor dem Cassie sie gewarnt hatte. In dem der Schmerz einsetzte, die Euphorie der Müdigkeit wich und einem die Realität schmerzhaft bewusst wurde. Sehr schmerzhaft. Hannah spürte es in ihrem ganzen Körper, aber sie war entschlossen durchzuhalten.

Dann dachte sie an Dan. An ihre Entscheidung. Die Arbeit, die sie leisten musste, alles, was sie künftig zu klären hatte.

»Was ich vorhabe?«, fragte Hannah. »Ich werde feiern, dann gehe ich nach Hause und feiere allein weiter. Heute Morgen habe ich Dan gesehen.«

»Wirklich?«

»Jep. Es ist aus. Endgültig.«

Malika verlangsamte das Tempo. »Das tut mir echt leid, Han. Aber ist das nicht eigentlich gut?«

Hannah drehte sich zu Malika und strahlte so hell wie die Sonne. »Es ist super. Ich fange neu an, und weißt du, was? Ich habe keine Angst mehr. Ich werde mit meinem Leben klarkommen und mit allem, was als Nächstes kommt. Ich bin so dumm gewesen, Mal. Peinlich dumm. Nie wieder.« Sie lachte, und dann sprintete sie los. »Zweiunddreißigster Sprint. Los.«

Hannah hatte geweint, als es ihr vor drei Kilometern bewusst geworden war: Sie war ein neuer Mensch. Als sie von der langen Straße abbog und auf die Stadt blickte, war es ihr schlagartig klar geworden. Die Häuser leuchteten einladend im Sonnenlicht, und bei dem Anblick hätte Hannah am liebsten die Hand ausgestreckt und nach ihnen gegriffen. Begeisterung erfasste sie, und sie hatte das Gefühl, etwas zu entdecken, was sie seit Jahren nicht gehabt hatte. War das Gefühl neu oder war es immer da gewesen? Hatte es in ihr geschlummert und nur auf einen Moment wie diesen gewartet?

Noch vor Monaten hätte sie sich nicht vorstellen können, eine Straße hinunterzulaufen, geschweige denn einen Marathon. Nicht in ihren kühnsten Träumen hätte sie geglaubt, dass sie so etwas schaffen konnte. Doch ihre Füße klatschten neben den anderen Läufern auf den Asphalt. Neben richtigen Läufern, und sie war eine von ihnen.

Die Musik war verklungen, der stampfende Rhythmus lag weit zurück, doch sie klang noch immer in Hannahs Ohren. Der Lärm der Zuschauer. Das Jubeln, das Rufen, der pure Optimismus. Ihre Glieder mochten müde geworden sein, dennoch durchströmten Zufriedenheit und Stolz all ihre Muskeln. Jeden Nerv. Jeden Teil ihres laufenden, schmerzenden, unperfekten, wunderschönen, starken Körpers, der fähig war, diese großartige Leistung zu vollbringen.

Einen Körper, auf den sie stolz war. Den sie lieben konnte.

Hannah hatte sich seit Wochen nicht mehr im Bad auf die Waage gestellt. Sie hatte es nicht gewollt, nicht gebraucht. Das Gewicht war ihr nicht mehr wichtig.

Die Gefühle trafen sie mit solcher Wucht, dass sie fast in einen anderen Läufer gestolpert wäre, der sich von links näherte. Er trug ein T-Shirt voller Herzen. Mum. Er hatte seine Mutter verloren. Am liebsten hätte Hannah ihn angehalten, ihn umarmt, ihn mit ihrer Liebe überschüttet und ihm versichert, dass alles gut würde. Wie gern hätte sie diesen trauernden Jungen in den Arm genommen, der nicht älter als zwanzig war, und alles in Ordnung gebracht.

Natürlich konnte sie das nicht. Nichts konnte diesen Verlust wieder in Ordnung bringen. All die Liebe, die Hannah zu bieten hatte, konnte nicht die Mutter des Jungen zurückbringen. So ungerecht war das Leben nun einmal. Es hatte die Macht, einen schlagartig aus der Bahn zu werfen und einem das Glück zu rauben. So wie bei Hannah, als das Leben ihr die eine Sache missgönnt hatte, die sie unbedingt hatte haben wollen. Die eine Sache, die sie glücklich gemacht hätte.

Das stimmt nicht, unterbrach eine Stimme ihre Gedanken. Die Stimme der glücklichen Hannah. Der Hannah, die jetzt lief. Der Hannah, die Bauchtanz machte. Die ein Team aus Laufanfängern durch den Park führte. Die Zeit mit Leuten verbrachte, die sie mochte. Die Geld für einen guten Zweck sammelte. Die Zeit für ihre Freunde und alles Mögliche zu bieten hatte.

Hannah *war* glücklich.

Das hätte sie nie geglaubt. Und als sie an Dan dachte, konnte sie nur noch lachen. Über all die Zeit, die sie um ihn hatte kämpfen wollen. In der sie sich selbst für nicht gut genug gehalten hatte. Wer nicht gut genug war, war Dan.

Sophia kann ihn gern haben. Doch sie wollte nicht verbittert klingen. Denn in diesem Moment war ihr klar, dass sie Dan am Ende gebraucht hatte. Und wenn auch nur, weil er ihr gezeigt hatte, was ihr fehlte.

Zweiundvierzig Kilometer und ein bisschen waren erst der Anfang von Hannahs Abenteuer.

Sie war endlich, endlich frei.

42

Cassie

Mit jeder Kilometermarke, die sie passierte, wuchs Cassies Entschlossenheit. Selbst die leichte Müdigkeit, die allmählich in ihre Glieder kroch, konnte sie nicht im Geringsten aufhalten. Das war Cassies Moment. Dies war ihr Tag.

Ich schaffe die Bestzeit.

Der Gedanke an die Medaille trieb sie voran. Er erfüllte sie mit einer ungekannten Energie und mit Leidenschaft. Dieses wunderschöne geprägte Stück Metall würde schwer um ihren Hals hängen. Als Beweis, dass sie etwas Außergewöhnliches geleistet hatte. Sie sehnte sich danach und stellte sich vor, wie sie an der Ziellinie stand, sich die Medaille um den Hals hängte und das Band auf der warmen Haut spürte. Sie würde die Medaille berühren, mit dem Finger über die gravierte Oberfläche streichen, sie mit ins Büro nehmen und neben ihrem Schreibtisch aufhängen. Ihre Leistung für alle sichtbar ausstellen. Wer würde das nicht tun? Darauf durfte sie stolz sein. Ihre Kollegen würden die Medaille sehen, wenn sie vorbeikamen.

»Hast du schon gehört, was Cassie gemacht hat?«, würden sie sagen. »Sie ist einen Marathon gelaufen.«

Los. Weiter.

Der Gedanke an die Medaille ließ sie noch schneller werden. In der Ferne konnte sie die nächste Markierung sehen, ein leuchtend orangefarbenes Banner flatterte im Wind – vierzig Kilometer. *Fast geschafft.*

Cassie war an den meisten Läufern mit den pinken Startnummern vorbeigezogen und hatte sie weit hinter sich gelassen. So gern sie mit Hannah und Malika gelaufen wäre, sie war froh, dass sie sie vorgeschickt hatten. Dies war nicht der Zeitpunkt, langsam zu laufen, sie hatte hart trainiert. So hart. So viel ihrer wertvollen Zeit investiert, um ihren Körper zu kräftigen und ihn darauf vorzubereiten, an die absolute Grenze zu gehen. Dieser Marathon gehörte ihr.

Los weiter. Lass nicht nach.

Einige Meter vor ihr lief ein Mann in einem neongelben Shirt. Cassie war jetzt schon seit einigen Kilometern dicht hinter ihm. Sie hatten sich gegenseitig überholt und schweigend einen kleinen Wettkampf ausgetragen. Bei einem großen Rennen konzentrierte sich Cassie gern auf jemanden und tat so, als würden sie gegeneinander antreten. Es half ihr, nicht nachzulassen.

Um sie waren Jubel und Begeisterungsschreie zu hören. Sie näherte sich der Ziellinie. Gleich hatte sie die Vierzig-Kilometer-Marke erreicht. Kreischende Zuschauer säumten die Straße, feuerten sie an und schwangen Banner durch die Luft. Ob Jack unter ihnen war? Stand er in der Menge, bereit, ihren Namen zu rufen, wenn sie vorbeikam? Würde seine Stimme im Lärm der begeisterten Zuschauer untergehen?

Jack war immer zu ihren Rennen gekommen, hatte am Rand gestanden und darauf gewartet, einen Blick auf sie zu erhaschen. Er hatte sie im Zielbereich empfangen, sie war in seine Arme gelaufen, und er hatte ihr gesagt, wie stolz er auf sie sei. Wie wunderschön sie aussehe. Dass er immer für sie da sein werde. Sie wusste nicht, ob er heute da sein würde, und die Möglichkeit, dass er nicht da sein könnte, schmerzte.

Jack hatte immer zu ihr gehalten. *Warum kann ich nicht dasselbe für ihn tun?*

Cassie hielt Ausschau, konnte Jacks Gesicht aber unter den Hunderten von Zuschauern nicht entdecken. Es war laut, sie hörte den Jubel, das Pfeifen und das näherkommende Wummern der Musik. Sie hielt den Blick vor sich auf die Straße gerichtet, die von leeren Wasserflaschen übersät war, und dachte nur an Jack.

Hoffentlich ist er da, hoffentlich wartet er auf mich. Er soll wissen, was mir das bedeutet.

Sie lief und stellte sich vor, dass Jack mit ausgebreiteten Armen unter dem sich blähenden ZIEL-Banner stand. Dann wandelte sich das Bild in ihrem Kopf. In dieser Version hielt Jack ein Baby im Arm. Ein kleines pummeliges, brabbelndes Baby …

Babys. Cassie wusste nicht, warum sie plötzlich in einem derart entscheidenden Moment an Babys dachte. Sie hatte fast einen Marathon geschafft, doch sie dachte an Babys. Mit Jack. Sie stellte sich vor, wie sie mit einem Baby im Bauch liefe, und fragte sich, wie sich das wohl anfühlte. Dieses winzige Wesen, das darauf angewiesen war, dass sie es ernährte, für es sorgte, es voller Liebe auf die Welt brachte. Sie stellte sich vor, wie Jack ihren großen runden Babybauch streichelte. Vielleicht würde ihr Kind auch gern laufen. Sie könnte sich den anderen Müttern im Park anschließen. Sie würde nicht einsam sein.

Ist es das wert? Könnte ich ein Baby haben?

Sportereignisse, Weihnachten, Fußballtraining, die ersten Tage in der Schule … alles erschien wie ein Film in Cassies überfordertem Kopf. Material eines Films, der noch nicht existierte. Nicht existieren *würde*, es sei denn, Cassie traf diese überaus wichtige Entscheidung.

Cassie versuchte, die Gedanken zu vertreiben, und ließ sich von dem pulsierenden Beat einer Band, die am Rand spielte, von der Welt ablenken, die ihr Hirn gerade erschuf. *Warum Babys? Warum jetzt?*

Du bist gestresst. Du denkst zu viel.

Cassie sah den Bordstein nicht, sie sah nicht, wohin sie lief, als sie der Menge folgte. Sie spürte nicht, dass sie nach links driftete, wo sich neben der Straße der Bürgersteig erhob. Als sie merkte, was los war, stockte ihr der Atem in dem Sekundenbruchteil, bevor sie stürzte.

Sie spürte einen brennenden Schmerz in ihrem Knöchel, dann landete sie auf dem kalten harten Boden.

Cassie hörte, wie die Zuschauer hinter der Absperrung nach Luft schnappten und sie anstarrten. Die ganze Welt beobachtete sie. Mit geschlossenen Augen tastete sie nach ihrem Fuß. *Schmerz*. Sie atmete tief durch und versuchte, das Brennen in den Händen, die sie sich auf dem Asphalt aufgerissen hatte, zu ignorieren. Ihre violetten Leggins waren zerrissen.

Nein. Nein. Bitte, nicht …

Cassie versuchte aufzustehen, um weiterzulaufen. Der Mann in dem neongelben Shirt war lange fort. Aber der Schmerz war zu heftig, sofort sackte sie wieder zusammen. Sie konnte unmöglich weiterlaufen.

Tiefe Verzweiflung überkam sie. Sie brach in Tränen aus, während die anderen Läufer an ihr vorbeisausten.

Für Cassie war das Rennen zu Ende.

43

Hannah

»Jetzt! Das letzte Stück, Han. *Endspurt!*«

Hannah holte tief Luft, dann lief sie weiter, so schnell ihre Beine sie trugen. Nicht, dass das viel nutzte. Sie war vollkommen ausgelaugt. In der Ferne wehte wie ein Zeichen der Hoffnung das Vierzig-Kilometer-Banner, und Hannah und Malika zwangen ihre schmerzenden Glieder Schritt für Schritt darauf zu.

»Ich fasse es nicht«, sagte Hannah. »Wir haben es fast geschafft. Selbst wenn nicht, wir haben zumindest vierzig Kilometer geschafft.«

Malika ging in zügigem Schritt am Rand, um die schnelleren Läufer vorbeizulassen. Überall an der Strecke jubelten die Zuschauer und riefen Sätze wie »Ihr schafft das!«, »Lauft weiter!«, »Ihr seid super!«.

»Das Ende ist nah!«, rief eine Frau in Jacke und Schal, die ein Kleinkind auf den Schultern balancierte.

»Kann durchaus sein!«, rief Hannah zurück.

»Sei nicht albern! Du schaffst das! Los, los, los!«

Hannah war überwältigt von dem Publikum überall an der Strecke, seinem unermüdlichen Rufen, der unendlichen Unterstützung für einen Haufen Fremder. Es fühlte sich gut an. Herzlich. Dass Leute stundenlang nach einem geliebten Menschen Ausschau hielten und währenddessen jedem Läufer, der ihre Aufmunterung gebrauchen konnte, leidenschaftlich zujubelten.

Sie hatten aufbauende und lustige Banner gesehen. »DENK AN DEN WEIN« hatte auf einem gestanden, den ein junger Mann bei Kilometer vierundzwanzig geschwenkt hatte. Ihm hatte Hannah zugejubelt.

Sie waren auch an den Zelten der Wohltätigkeitsorganisationen vorbeigekommen, wo die Ehrenamtlichen ihren vorbeilaufenden Unterstützern zugerufen und gewinkt hatten. Auch *Die Bremse* war dabei. Lauter Jubel ertönte, als Hannah und Malika den Stand passiert hatten.

Trotz ihrer Erschöpfung, trotz des Schmerzes war es bislang ein großartiger Tag gewesen.

Plötzlich verlangsamte Malika das Tempo und ging. Sie zeigte geradeaus, wo eine Frau auf dem Boden saß und die Schultern hob und senkte, als würde sie weinen. Ein Sanitäter kümmerte sich um ihren Fuß. Hannah wurde übel.

»Das ist doch Cassie, oder? Oh, nein …«, sagte Malika.

So schnell sie konnten, so schnell ihre erschöpften Beine sie trugen, eilten sie zu Cassie, die zusammengesunken auf dem Pflaster saß.

»Cassie, was ist passiert?«

Mit tränenüberströmtem Gesicht drehte sich Cassie zu ihnen um.

»Ich bin gestürzt«, stieß sie schluchzend hervor. »Ich habe mir den Knöchel umgeknickt. Ich kann nicht laufen.«

»Natürlich kannst du das!«, sagte Hannah lächelnd. »Komm, steh auf, du schaffst das.«

»Das kann sie nicht«, erklärte der Sanitäter streng. »Wenn sie läuft, macht sie es womöglich noch schlimmer. Ich rate dringend davon ab. Aber sie weigert sich, sich von der Stelle zu rühren. Ich weiß nicht, was ich tun soll.«

»Das war's«, sagte Cassie und blickte sehnsüchtig auf die Läufer, die an ihnen vorbei und auf die Ziellinie zuliefen. »Für mich ist es vorbei. Das ganze Training, und ich bin raus. Ich hatte nur noch gut zwei Kilometer vor mir. Ich komme mir so dumm vor. Ich habe nicht aufgepasst.«

»Du bist nicht dumm. Unfälle passieren eben«, sagte Malika.

»Es ist meine Schuld. Ich war abgelenkt …«

»Mach dich deshalb nicht fertig, Cass«, sagte Malika. »Es ist geschehen. Das kannst du jetzt nicht mehr ändern.«

»Sie sind nicht die Einzige, die heute gestürzt ist«, sagte der Sanitäter. »Ärgern Sie sich nicht zu sehr. Es gibt immer ein nächstes Jahr. Sie haben vierzig Kilometer geschafft! Das ist immer noch toll.«

Daraufhin schluchzte Cassie nur noch lauter.

»Wir bleiben bei dir«, sagte Hannah.

»Nein! Ihr müsst das Rennen beenden. Und warum zum Teufel steht ihr überhaupt, Hannah? *Ich habe euch doch gesagt, ihr sollt nicht stehen bleiben!*«

Hannah und Malika begannen, auf der Stelle zu hüpfen und Hampelmänner zu machen.

»Ich weiß, aber wir mussten anhalten. Ist das okay?«

»Nein!« Cassie fuchtelte wie wild mit den Armen und

deutete auf die Ziellinie. Die letzten zwei Kilometer! *Los!* Ihr verliert Zeit.«

Hannah und Malika tauschten einen Blick. *Arme Cassie*, dachte Hannah. Ausgerechnet ihr musste das passieren. Sie hatte so viel Zeit in das Training investiert. Sie wollte diese Medaille genauso sehr wie Hannah und Malika … womöglich noch mehr.

»Könnte sie den Rest der Strecke gehen?«, fragte Malika den Sanitäter. »Wenn sie Hilfe hätte?«

Der Sanitäter dachte einen Moment nach.

»Sie müssten äußerst vorsichtig sein. Ich würde davon abraten, aber …«

»Gut«, sagte Hannah und griff nach Cassies Arm. »Versuch, dich hochzuziehen. Du kommst mit uns. Mal, geh auf die andere Seite. Ganz vorsichtig …«

Cassie lachte und wischte sich durch das verweinte Gesicht. »Im Ernst? Was macht ihr? Das sind noch zwei Kilometer, Han. Sogar noch etwas mehr. Das schaffen wir nicht.«

Hannah und Malika zogen Cassie auf die Füße hoch. Cassie legte einen Arm um jede von ihnen und stützte sich auf sie.

»Wenn wir es nicht schaffen«, sagte Hannah, »dann schaffen wir es eben nicht.«

Cassie schniefte und klammerte sich an ihre Freundinnen. Langsam setzten sie sich in Bewegung und stützten sich gegenseitig, während die anderen Läufer an ihnen vorbeiliefen. Cassie humpelte vorsichtig und versuchte, das Tempo zu erhöhen, auch wenn sie mit ihrem verletzten Bein kämpfte.

»Es tut mir sehr leid, dir das sagen zu müssen, Cass, aber deine angepeilte Zielzeit wirst du jetzt wohl nicht mehr schaffen«, sagte Hannah.

»Ich weiß«, sagte Cassie lachend. »Ich bin weit drüber. Aber eine Medaille kann ich immer noch gewinnen. Und wir können das Rennen zusammen beenden.«

»Genau«, sagte Hannah. »Wir lassen dich nicht zurück, Cass. Wir sind ein Club.«

Die Menge johlte, als sie die Vierzig-Kilometer Marke passierten und sich in Richtung Ziel schleppten. Die Leute klatschten und feuerten sie an, während Cassie in der Mitte humpelte und trotz des Schmerzes über den Applaus der Zuschauer lächelte.

»Und? Bereut ihr es schon?«, fragte sie.

»Wäre es schräg, zu sagen, dass das wahrscheinlich der unwirklichste, lustigste Tag in meinem Leben war? Den Schmerz eingeschlossen.«

»Hannah hat Dan verlassen«, fügte Malika hinzu. »Diesmal endgültig.«

»Ach?« Cassie wandte sich an Hannah.

»Jep«, bestätigte Hannah und klang erfreut, obwohl sie keuchte. »Bei diesen ganzen quälenden Stunden, die man läuft, hat man eine Menge Zeit zum Nachdenken, stimmt's? Ich habe mir so lange Vorwürfe wegen etwas gemacht, das überhaupt nicht meine Schuld ist. Dieses ganze Rennen – der Schmerz und alles – hat mir bewiesen, dass ich so viel mehr wert bin. Dan hat sich entschieden. Er hat mir das Gefühl gegeben, ich wäre nicht gut genug. Ich bin mehr als gut genug.«

»Das habe ich dir doch gesagt«, erwiderte Cassie.

Sie gingen weiter und beobachteten, wie ihre Mitläufer ins Ziel sprinteten, dem wichtigsten Teil des Rennens. Das Zielbanner ragte über dem Meer aus Menschen auf, die unter ihm hindurchliefen und stolz, erleichtert und jubelnd die Arme hochrissen. Cassie, Hannah und Malika schwiegen und konzentrierten sich darauf, es ebenfalls zu erreichen. Es tatsächlich zu schaffen.

»Hannah!«, hörte Hannah jemanden hinter sich rufen. Sie drehte sich um, doch alles, was sie sah, waren unglaublich viele Menschen. Sie lief weiter.

»Han!«

Schon wieder. Eine Männerstimme. *Er muss nach einer anderen Hannah rufen*, dachte sie und ging zügig weiter. Sie gingen so schnell, wie es mit Rücksicht auf Cassies Verletzung möglich war.

Das Ende war in Sicht, ein Banner mit den großen Buchstaben: GREAT SOUTH WEST MARATHON – ZIEL! Der Anblick war himmlisch. Sie umklammerten einander fest und liefen schwer atmend, so schnell sie konnten auf den Riesenbogen zu, auf die begeisterten Menschen, auf die johlende wummernde Musik.

Gemeinsam passierten ihre Füße die magische Linie.

Sie hatten es geschafft. Sie waren einen Marathon gelaufen.

44

Hannah

Der Lärm der Menge rauschte in ihren Ohren. Die Musik dröhnte, und die Sonne schien auf die Menschen im Royal Victoria Park von Bath. Hannah hatte noch nie etwas Schöneres gesehen, war noch nie so stolz gewesen, so beschwingt, so überwältigt von den Gefühlen eines Moments. Sie klammerte sich noch an Cassie, während sie vorsichtig hinter die Ziellinie zu einem Ordner geschoben wurden, der ihnen ihre Medaillen überreichte.

Mit zitternden Händen nahm Hannah die Auszeichnung entgegen. Die große Silbermedaille mit den aufwendig gearbeiteten Details fühlte sich kühl und schwer an. Sie konnte kaum den Blick von ihr lösen und tat es erst, als sie wegtreten mussten, um ihre Finisher-Beutel abzuholen.

»Ich kann es nicht glauben«, sagte Malika.

Krokodilstränen liefen über ihr Gesicht, während sie sich die Medaille um den Hals hängte.

»Ich habe es geschafft. Ich habe Abbie immer gesagt, ich könnte das nicht, und ich habe es geschafft!«

Mit schmerzverzerrtem Gesicht humpelte Cassie zu einer Wiese, legte sich hin und streckte alle Glieder von sich wie ein Seestern. Sie küsste ihre Medaille und hielt sie in die Luft.

»Ich auch! Okay, keine Bestzeit, aber ist mir das wichtig? Nein! Das war toll. Mädels, wir haben es geschafft. Obwohl ich vielleicht zum Sanitätszelt gehen sollte.«

»Erst ein Selfie!«, sagte Hannah.

Sie ließ sich ins Gras sinken, holte ihr Handy heraus und machte ein Foto von ihnen dreien. Lächelnd betrachtete sie es und öffnete Instagram.

Mein Club ist der beste überhaupt! GERADE DEN GREAT SOUTH WEST MARATHON BEENDET! Auf ein Leben voller neuer Abenteuer. #verdammtichhabsgemacht #laufen #fit #freunde #runningintotrouble

Hannah lud den Post hoch. Kein Filter. Keine Beschönigung. Keine kleine Schwindelei. Keine Sorge darüber, was die anderen dachten. Denn auf diesem Foto sahen sie toll aus. Verschwitzt, zerzaust, lädiert, verweint. Und lächelten zusammen so breit wie nur möglich.

Zum ersten Mal in ihrem Leben sah Hannah genau aus wie die Person, die sie in ihren Träumen immer hatte sein wollen.

45

Malika

Während Hannah Cassie zum Erste-Hilfe-Zelt begleitete, streckte sich Malika im Gras aus. Sie genoss den Anblick des klaren, wolkenlosen Himmels über ihr und das Gefühl des kühlen Bodens auf ihrer warmen Haut. Jedes Körperteil schmerzte, und sie schwitzte am ganzen Körper. Sie war völlig erschöpft. Und dennoch fühlte sie sich zugleich absolut fantastisch.

Ich hab doch gesagt, du schaffst das!

Wieder hörte sie Abbies Stimme. Sie schloss die Augen, hielt die Medaille fest umklammert und stellte sich vor, wie Abbie sich dort neben ihr auf die Wiese fallen ließe. Genau wie sie es früher manchmal in der Mittagspause in College Green getan hatten, wenn sie sich bei Sonnenschein einen Eiskaffee geholt und fern vom stickigen Büro geplaudert hatten.

»Ich weiß«, flüsterte sie. »Es tut mir leid, dass ich dir nicht geglaubt habe.«

Sie stellte sich vor, wie Abbie in die Sonne lächelte, aufstand und fortging. Wie sie in der Menge verschwand. Sie stellte sich ihre leichten Schritte zwischen den anderen Läufern vor, die ahnungslos und glücklich ihre Medaillen zeigten und sich gegenseitig fotografierten. Erinnerungen schufen. Jetzt konnte Malika ihre verstorbene Freundin als intensiv strahlende Gestalt sehen; die blaue Jacke mischte sich in die Menge, bevor sie ganz verschwanden.

»Mal!«

Die Stimme durchbrach ihre Gedanken. Malika stand gerade noch rechtzeitig auf, um Khari durch die Menschenmenge auf sich zustürmen zu sehen.

»Khari? Oh, mein Gott. Du bist ja hier!«

»Als ob ich mir das entgehen lassen würde«, sagte er, schlang die Arme um seine Schwester und hob sie hoch. »Überraschung! Mum und Dad sind auch da.«

»Was?« Malika ließ den Blick über die Menge gleiten und entdeckte ihre Eltern in der Nähe.

Sobald sie sie erblickt hatten, eilten sie herüber und schlossen sie ebenfalls in die Arme.

»Malika! Wie schön, dich zu sehen«, sagte ihre Mutter. Sie streckte die Hand aus und berührte die Medaille. »Das ist großartig. Wir sind so stolz auf dich.«

»Sehr stolz«, bestätigte ihr Vater. »Wir wollten dabei sein und dich unterstützen. Wir haben dich am Schluss gesehen. Du warst genial.«

»Ich kann nicht fassen, dass ihr gekommen seid, nur um mich zu sehen.«

»Warum nicht?«, fragte Khari. »Du bist einen Marathon gelaufen. Das ist echt groß, Mal. Und wir sind nicht die Einzigen.«

»Wie meinst du das?«

Khari deutete in die Ferne, wo ein vertrauter pinkfarbener Schopf aus der Menge herausstach.

»Maliiikaa!«, kreischte eine ihr vertraute Stimme, und ehe sie begriff, was vor sich ging, hatten sich Roz, Dean, Kath und Andrea auf sie gestürzt und sie in die Arme geschlossen.

»Mal! Du warst absolut fantastisch! Gut gemacht!«, rief Kath.

»Danke«, sagte Malika.

»Das ist also die Medaille!«, sagte Dean.

Malika bemerkte, dass er ein Banner hielt, auf dem in großen leuchtenden Buchstaben »LAUF MAL LAUF!« stand.

Malika konnte sich nicht beherrschen, wieder liefen ihr die Tränen über die Wangen.

»Wir mussten kommen und es mit eigenen Augen sehen«, sagte Roz. »Wir wollten nichts verraten, um dich nicht zu verunsichern, aber wir haben dich bei Kilometer fünf gesehen. Wir haben nach dir gerufen, aber du hast uns nicht gehört.«

»Wie schade, ich hätte euch gern gesehen«, sagte Malika und wünschte, sie stünde nicht so verschwitzt vor all diesen Menschen.

»Uuuund wir haben eine Überraschung für dich«, verkündete Kath.

Sie zeigte auf eine große bemalte Dose, die Roz wie die Assistentin eines Zauberers grinsend in die Luft hielt. Darauf stand in Regenbogenfarben »MALIKAS MARATHON. Roz beugte sich hinunter und öffnete sie.

»Ta-daaa!«

Malika sah hinein, und ihr Herz machte einen Sprung. Die bemalte Dose war voller Geld. Aus einem Berg

Pfundmünzen, der fast bis zum Deckel reichte, lugten Banknoten hervor. Es waren sogar einige Zwanzigpfundnoten darunter.

»Was ist das?«

»Wir haben dir geholfen, Geld für *Die Bremse* zu sammeln«, sagte Roz. »Es hat mit einer Spendendose bei der Arbeit in der Bar angefangen, dann haben Dean und ich im Pub ein wöchentliches Quiz für einen guten Zweck veranstaltet.«

»Andrea und ich haben an ein paar Wochenenden Selbstgemachtes verkauft«, sagte Kath.

Malika starrte auf das Geld. »Das ist … wow. Das ist zu viel.«

»Wir haben es kurz überschlagen«, sagte Dean. »Da drin ist mehr als ein Tausender.«

Malikas Beine fühlten sich bereits wackelig an, doch jetzt musste sie sich auf Roz stützen. Kein Wunder, dass Cassie ihnen geraten hatte, ständig in Bewegung zu bleiben. Jetzt, nachdem das Rennen vorüber war, spürte sie, wie es wirklich um ihre erschöpften Glieder stand.

»Ich kann es nicht fassen! Vielen, vielen Dank!«

Über tausend Pfund. Malika kramte nach ihrem Handy, um ihre Online-Spendenseite zu überprüfen. Insgesamt hatte der Running into Trouble Club fast dreitausend Pfund gesammelt.

»Das hast du super gemacht«, sagte Roz. »Abbie wäre so stolz auf dich.« Roz zog sie in die Arme, und auch der Rest umarmte Malika.

»Ich habe euch alle so vermisst«, sagte Malika. »So sehr.«

46

Hannah

Hannah begleitete Cassie zum Erste-Hilfe-Zelt, wobei ihre Freundin bei jedem Schritt »Au, au, au!« schrie.

»Ich gebe mein Bestes«, sagte Hannah und stützte die humpelnde Cassie auf dem Weg über die Wiese. »Wir sind fast da. Nur noch ein paar Schritte.«

Ein Sanitäter entdeckte sie und half Cassie zu einer der Liegen. Vorsichtig setzte sie sich und hob mit schmerzverzerrtem Gesicht das Bein darauf.

Kurze Zeit später geriet hinter ihnen etwas in Bewegung, und als sie sich umdrehten, sahen sie eine Gestalt durch die behelfsmäßige Tür stürzen.

»Cass?«

Mit besorgter Miene betrachtete Jack seine zukünftige Ehefrau, die ganz offensichtlich unter Schmerzen litt. Als sein Blick auf Cassies bandagiertem Fuß landete, entspannten sich Jacks Schultern.

»Ich dachte, es wäre was Ernstes.«

»Das *ist* ernst!«, blaffte Cassie. »Ich …«

»Ich meinte *richtig* ernst, Cass.«

In dem Moment kam die kleine Cleo mit einem Banner ins Zelt gehüpft, das fast so groß war wie sie selbst.

»LAUF TANTE CASS!« stand in Filzstift und Glitter darauf.

»Sieh, was ich gemacht habe«, rief Cleo stolz. »Mummy hat mir bei den Buchstaben geholfen, weil ich die noch nicht so groß kann.«

»Das ist total süß von dir«, sagte Cassie leise. »Und das war sehr aufmerksam von Mummy.«

Hannah wandte sich zum Gehen, doch Cassie hielt sie am Arm zurück.

»Bitte, bleib«, flüsterte sie.

Hannah setzte sich neben sie auf einen Stuhl und sah sich nach einem Flyer oder nach irgendetwas um, auf das sie sich konzentrieren konnte, damit sie sich weniger unwohl fühlte. Schließlich betrachtete sie erneut ihre Medaille.

»Was ist passiert?«, fragte Jack.

»Ich glaube, ich habe mir den Knöchel verstaucht. Kurz vorm Ziel bin ich gestürzt. Ich kann es immer noch nicht glauben. Das ganze Training …«

»Gott sei Dank.«

»Wie bitte?«

»Gott sei Dank ist es nichts Schlimmeres. Ich habe dich gesucht und konnte dich nicht finden. Als ich dich dann hier im Erste-Hilfe-Zelt auf der Liege entdeckt habe, ist mir das Herz stehen geblieben. Für den Bruchteil einer Sekunde dachte ich, dir wäre etwas anderes passiert.«

»Was zum Beispiel?«

Jack trat näher und nahm Cassies Hand. Seine Finger strichen über ihren Verlobungsring.

»Ich weiß nicht, Cass. Du warst in letzter Zeit so gestresst. Ich habe dir noch nicht mal gesagt, dass ich komme, weil es dich vielleicht aufgeregt hätte. Ich habe Geschichten von Leuten gehört, die an der Ziellinie tot umgefallen sind, und als ich dich sah … nun ja, habe ich mir die furchtbarsten Sachen vorgestellt.« Er wandte den Blick ab. »Was, wenn dir etwas Schlimmes passiert wäre, und unser letztes Gespräch wäre ein Streit gewesen? Das will ich nicht, Cass. Ich will nicht, dass das jemals geschieht. Ich muss mit dir reden, wir müssen das alles klären. Ich habe es die ganze Woche versucht, aber irgendwie gehst du mir aus dem Weg.«

»Am besten redest du jetzt mit ihr«, schaltete sich Hannah ein. »Solange sie nicht weglaufen kann. Sorry, Cass.«

Cassie warf Hannah einen warnenden Blick zu, doch das war Hannah egal. Jack hatte recht. Das Leben war zu kurz, um sich zu streiten. Wäre ihr das selbst doch nur schon früher klar geworden.

»Danke, Hannah, das mach ich.« Jack lachte. »Hör zu, Cass, ich glaube, du hast mich missverstanden, als ich dich auf Kinder angesprochen habe.«

»Missverstanden?«, fragte Cassie angespannt. »Was soll ich *daran* missverstanden haben?«

Als erneut ein Sanitäter zu ihr kam, um sich den Fuß anzusehen, ließ Cassie sich auf das Kopfkissen zurücksinken. Sie atmete gegen den Schmerz an und konzentrierte sich auf Jack. Bei der Vorstellung, wie weh das tun musste, verzog Hannah das Gesicht. Wie sie selbst es geschafft hatte, das Rennen unbeschadet zu überstehen, war ihr ein Rätsel.

Cleo stürzte auf Hannah zu, noch immer das Banner in den winzigen Händen. »Ist Tante Cass krank?«, fragte sie. »Muss sie ins Krankenhaus?«

Cassie fuhr fort: »Du wusstest von Anfang an, dass ich keine Kinder haben will. Daraus habe ich nie einen Hehl gemacht. Ich dachte, wir wären uns bei dem Thema einig. Und dann stellst du mir diese Frage ... Seither kann ich an nichts anderes mehr denken.

Ich wollte nicht mit dir reden, weil ich Angst davor habe. Seither habe ich jeden wachen Moment überlegt, was ich sagen, was ich machen soll. Was *soll* ich nur tun? Ein Baby in die Welt setzen, das ich nicht haben will, oder dich verlieren? Das macht mich fertig.«

»Cass ...«

Cassie hob die Hand. »Hör mir zu«, sagte sie mit flehendem Blick. »Ich liebe dich, Jack. Ich liebe dich über alles, und ich will für den Rest meines Lebens mit dir zusammen sein. Aber meine Entscheidung steht fest. Ich kann das nicht, Jack. Ich will keine Mutter sein. Das habe ich schon vor Jahren entschieden, und ich stehe dazu. Ich bin glücklich mit meinem Leben, und idealerweise gehörst du zu diesem Leben. Ich wünschte mir wirklich sehr, dass ich dir das nicht zu sagen brauchte, aber wenn du Kinder haben willst, ist es das Beste für uns beide, es jetzt zu beenden.«

Tränen liefen über Cassies Wangen, und sie fasste Jacks Hand.

»Es ist unfair uns beiden gegenüber, ein Leben zu führen, das wir nicht haben wollen. Wenn Kinder dich glücklich machen, musst du welche haben, Jack. Du musst mit einer Frau zusammen sein, die dir das geben kann. Die dir das geben *will*. Ich wünschte, ich könnte diejenige sein, aber … nun ja, das bin ich nicht.«

Einen Moment herrschte Schweigen.

»Ich bin … gleich zurück«, sagte der Sanitäter und eilte davon.

Jack wirkte einen Moment nachdenklich, dann erschien ein Lächeln auf seinem Gesicht. »Cass«, sagte er. »Das ist einer der vielen Gründe, warum ich dich liebe. Du hast keine Angst, ehrlich zu sagen, was du willst. Ja, du hast einen Hang dazu überzureagieren, aber …«

»Überzureagieren?«

»Jep, schon wieder«, sagte Hannah.

»Ja«, bestätigte Jack. »Komm schon, du willst doch wohl nicht ernsthaft behaupten, dass das nicht stimmt.«

Cassie seufzte theatralisch.

»Aber egal, auch das liebe ich an dir. Die Sache ist, Cass, ich habe dich nicht darauf angesprochen, weil ich Kinder *will*.«

»Warum dann?«

»Du hast mir nie die Gelegenheit gegeben, es dir zu erklären.« Jack stieß die Luft aus. »Um ehrlich zu sein, wollte ich eigentlich nie Kinder haben. Ich dachte, vielleicht eines Tages, aber es hat mich nie ernsthaft beschäftigt. Ich liebe unser Leben so, wie es ist. Dass wir mit unserer Zeit tun können, was wir wollen, faulenzen, einfach nur zusammen sein.

Ich kann mir vorstellen, mit dir zusammen alt zu werden, nur du und ich. Und es ist ja nicht so, dass es in meinem Leben keine Kinder gibt. Cleo und Harry sind da. Ich bin gern mit ihnen zusammen, sehe, wie sie heranwachsen, und bin für sie da. Das ändert aber nichts für uns. Onkel zu sein bedeutet, das Beste aus beiden Welten zu haben. Da kann man sagen, was man will.

Aber in letzter Zeit hat jemand bei der Arbeit von Kindern gesprochen. Er sagte, seine Frau habe nie ein Baby haben wollen, bis sie zufällig schwanger geworden sei, und jetzt habe sich ihre Welt verändert. Sie finden es wunderbar. Und dann dachte ich, *Mist*, was, wenn *du* anders empfindest?

Wir haben seit Ewigkeiten nicht mehr darüber gesprochen, und ich hatte keine Ahnung, dass Emily dich so genervt hat. Ich weiß, dass du gesagt hast, du würdest deine Meinung nicht ändern. Das verstehe ich, Cass, aber ich habe mir plötzlich Sorgen gemacht, dass du dir darüber vielleicht Gedanken machst, es aber nicht sagen willst. Denn, machen wir uns nichts vor, du bist stur.«

Cassie lachte und boxte Jack in den Bauch. »Warum werde ich eigentlich hier fertiggemacht? Ich bin verletzt! Du musst nett zu mir sein. Ihr zwei seid brutal«, sagte sie, woraufhin Hannah und Jack amüsierte Blicke tauschten. »Ist das dein Ernst, Jack? Du willst eigentlich gar kein Baby?«

»Nein. Ich bin glücklich so, wie es ist. Ich wollte nur sichergehen, dass wir uns noch einig sind. Vielleicht habe ich es unglücklich formuliert. Cass, ich würde dich nie, *niemals* zu einer derartigen Entscheidung drängen. Es verletzt mich, dass du so etwas dachtest. Ich will, dass du mit mir sprichst, das ist alles. Du kannst nicht vor all deinen Problemen weglaufen, und das musst du auch nicht, denn ich bin da.«

Erst war nur ein leises Schniefen zu hören, dann brach Cassie in heftiges Schluchzen aus.

»Ich … liebe dich …«, weinte sie und zog Jack in ihre Arme, worüber sie anscheinend ihren Fuß vergaß.

Es sei denn, überlegte Hannah, *die Schmerzen sind mit ein Grund für den Wasserfall.*

»Gut, jetzt lasse ich euch aber wirklich allein«, sagte Hannah, erhob sich vom Stuhl und winkte Cleo zum Abschied.

Allein vom Stuhl aufzustehen, war harte Arbeit. Sie spürte in den Muskeln bereits den berühmten Schmerz nach dem Rennen. Hannah trat aus dem Zelt, humpelte mit angespannten Muskeln hinaus in den vollen Zielbereich und wühlte in ihrem Goody Bag nach dem Wasser, das sie dort hineingestopft hatte.

»Hannah!«

Wieder die Stimme, die sie meinte, schon auf der Strecke gehört zu haben. Eine, die aus der Nähe deutlich vertraut klang. Als sie aufschaute und in die Nachmittagssonne blinzelte, sah sie, dass sie sich nicht getäuscht hatte.

Vor ihr stand Steve in seiner leuchtenden Signalweste.

47

Hannah

Steve.

»Hallo«, sagte er mit diesem strahlenden Lächeln, nach dem Hannah sich gesehnt hatte.

Es ließ die Schmetterlinge zurückkehren, die sie so vermisst hatte, und ihre Beine schwach werden.

»Du warst großartig. Ich habe nach dir gerufen, aber du hast mich nicht gehört.«

»Doch«, sagte sie. »Ich dachte, ich hätte jemanden rufen gehört, aber … nun ja, ich habe nicht mit dir gerechnet.«

Er deutete mit dem Kopf auf die Medaille, die stolz auf ihrer Brust prangte. »Herzlichen Glückwunsch!«

Hannah griff nach ihr. »Danke. Das war harte Arbeit, aber es war jede Sekunde wert.«

»Wie geht es deiner Freundin?«

»Gut. Sie hat sich den Knöchel verletzt, kann aber hoffentlich bald wieder laufen. Ich kann mir nicht vorstellen, wie Cassie drauf wäre, wenn sie wochenlang nicht laufen dürfte!«

Steve lachte, und das erinnerte Hannah an ihren gemeinsamen Abend. Die Stunden, in denen sie sich unterhalten, gelacht und Erinnerungen ausgetauscht hatten und nicht hatten nach Hause gehen wollen. Sie hatte sich wie ein Teenager gefühlt … der Kuss an der Brücke …

Der Kuss. Hannah versuchte, die Erinnerung daran zu verdrängen. Jedes Mal, wenn ihre Gedanken zu jenem Kuss zurückwanderten, überkam sie Sehnsucht. Doch Sehnsucht brachte jetzt nichts.

»Freut mich, zu sehen, dass es dir gut geht«, sagte Steve. »Es tut mir leid.«

»Warum?«

»Ich glaube, bei unserem Date ging alles etwas zu schnell. Vielleicht bin ich zu forsch gewesen, und das tut mir leid.«

Hannah versuchte, den Ausdruck in seinen Augen zu deuten. Traurigkeit. Ja, er sah traurig aus.

»Nein! Steve, das war nicht … das hatte nichts mit dem Date zu tun. Das Date war wundervoll.«

»Ehrlich?«

»Ehrlich. Es war nur alles etwas kompliziert, das ist schwer, zu erklären.«

»Verstehe. Ich freu mich jedenfalls, dich wiederzusehen, und wenn auch nur, um Hallo zu sagen. Um ehrlich zu sein, habe ich mich aus einem bestimmten Grund für dieses Rennen als Ordner gemeldet.«

»Ach, ja? Und warum?«, fragte Hannah scherzend.

»Dreimal darfst du raten. Es hat mit einer bestimmten Läuferin zu tun. Die auch ganz gut im Bauchtanz ist, wenn ich mich recht entsinne. Du siehst übrigens toll aus, Han.«

Hannah lachte so heftig, dass sie schnaubte. Hier stand

sie, mit einem roten Gesicht und einem Körper, der ein pochendes, schmerzendes Desaster war. Sie war so verschwitzt, dass ihr Haar, ihre Kleider, einfach *alles* an ihr klebte. Ihre Füße waren von einer schrecklichen Mischung aus Vaseline und Schweiß überzogen, und keine noch so große Menge Körperspray konnte sie jetzt noch retten. Sie *musste* unbedingt in die Wanne. Doch da stand Steve und bestand darauf, dass sie *toll* aussah.

»Ich meins ernst«, sagte er. »Darum wollte ich kommen und mit dir reden. Als ich deine Nachricht bekommen habe, war ich ziemlich fertig. Ich dachte, ich hätte es versaut, und wollte mich dir erklären.«

»Das musst du nicht. Ich hätte ehrlich mit dir über meine Situation sprechen sollen.«

»Die Wahrheit ist, dass ich dich wirklich gern hab, Han. An dem einen Abend mit dir hatte ich so viel Spaß wie seit Jahren nicht mehr, und wir haben nur was zusammen getrunken. Irgendwie habe ich mich mit dir auf Anhieb gut verstanden. Du bist lustig, fröhlich, bodenständig, klug, und obendrein siehst du auch noch umwerfend aus. Ich war in einer ähnlichen Lage wie du. Ich bin geschieden. Ich weiß, wie schwierig und verwirrend das sein kann. Aber ich mag dich. Ich will nur, dass du das weißt. Und wenn du jemals wieder ausgehen willst, wenn auch nur mit einem Freund, nun, dann bin ich gern dabei.«

Überall um sie herum eilten Läufer zu ihren Freunden und Verwandten, plapperten aufgeregt, machten Fotos, umarmten und gratulierten sich. Die Atmosphäre übertrug sich auf Hannah. Sie griff nach Steves Hand.

»Also, wie wäre es mit heute Abend?«

»Heute Abend?«

»Ja. Mir ist heute klar geworden, dass ich die Dinge nicht erkannt habe. Ich habe mich schlecht behandeln lassen. Verdammt, ich habe mich selbst schlecht behandelt. Das Leben ist viel zu kurz für so etwas. Von jetzt an werde ich tun, was gut für mich ist. Ich werde keine Minute meines Lebens mehr verschwenden. Also, wenn du wieder ausgehen willst … ich bin bereit.«

»Heißt das, dass ich dich wieder küssen darf?«

Hannah stand zu ihrem Wort und verschwendete keine Zeit. Sie trat vor und spürte Steves sanfte Hände auf ihrer Taille, seine Lippen auf ihren, und für einen kurzen Moment war all der Schmerz verflogen, und sie schmolz in Steves Armen dahin. Ihn zu küssen fühlte sich so neu, so real an. Aufregend auf so viele unterschiedliche Arten. Dieser Mann, dieser reizende, freundliche, fürsorgliche – nicht zu vergessen gut aussehende – Mann wollte sie um *ihretwillen*. Die Hannah, die er kennengelernt hatte – die wahre Hannah. Hannah, die Läuferin mit ihren matschigen Schuhen und dem neu entdeckten Selbstvertrauen und, von diesem Moment an, einem nagelneuen Leben.

Für einen winzigen Moment drang ein störender Gedanke in ihre glückliche Blase. *Was, wenn alles schiefläuft?* Hannah lachte. *Und wenn schon?* Hier zu stehen, in Steves Armen, und etwas Fantastisches erreicht zu haben, machte sie so glücklich wie noch nie zuvor.

»Hannah?!«, sagte jemand neben ihr. Hannah drehte sich abrupt um und sah einen langen Mantel, Sonnenbrille und hohe Absätze, die im weichen Gras versanken. Vor ihr stand Bronwen, der vor Überraschung der Mund offen stand.

48

Hannah

Bronwen hielt ein Plakat mit Rotweinbildern hoch und mit der Aufschrift »LAUF JETZT, TRINK SPÄTER!«.

»Verstehst du?«, murmelte sie und sah von Hannah zu Steve. »Weil du dich betrunken zu dem Rennen angemeldet hast?«

»Verstehe«, gab Hannah abweisend zurück.

»Ich nicht«, sagte Steve eindeutig amüsiert. »Das musst du mir später erklären.«

Bronwens Gesicht wirkte ungewöhnlich gerötet.

»Wir wollten dich anfeuern«, sagte sie. »Die Jungs und ich. Leider war die Verlockung des Hot-Dog-Stands zu groß, darum stehen sie jetzt dort in der Schlange an. Ich wusste, dass du hier irgendwo sein musst.«

Hannah war erstaunt, sie wusste nicht, was sie sagen sollte. Sie warf einen Blick auf das Plakat, das jemand – vermutlich Bronwen – extra für sie gemacht hatte, was sie rührte, auch wenn sie es nicht zugeben mochte.

»Ich habe dir ja gesagt, es tut mir leid«, sagte Bronwen. »Ich weiß nicht, was ich noch sagen soll. Es tut mir wirklich sehr leid, Han. Wenn das hilft, ich hab Dan die Wahrheit gesagt. Was für ein Idiot er war. Damit habe ich mich bei Mike nicht gerade beliebt gemacht, aber was soll ich sagen? Ich will meine Freundin zurück.«

Bronwens Blick ging erneut zu Steve. Zum Glück hatte er sich abgewandt und ein Telefonat angenommen.

»Ich werde drüben bei der Gepäckabgabe gebraucht«, sagte Steve und gab Hannah einen Kuss auf die Wange. »Ich ruf dich nachher an. Bis dann!« Er schenkte Bronwen ein breites Lächeln, dann ging er.

»Äh … triffst du dich mit diesem Typen? Scharf wäre noch untertrieben. Wie hast du den kennengelernt?«

»Womöglich«, sagte Hannah stolz. »Das ist eine lange Geschichte. Die erzähle ich dir morgen, wenn du noch Lust auf unseren wöchentlichen Kaffee hast?«

Auf Bronwens Gesicht zeichnete sich Erleichterung ab. »Im Ernst? Ich dachte, du würdest mir sagen, ich soll verschwinden. Und ich hätte es dir noch nicht mal übel genommen.«

»Ich meins ernst. Aber du musst mir etwas versprechen, Bron. Kannst du in Zukunft einfach ehrlich zu mir sein?«

»Ich hab dir ja gesagt, ich wollte dich nur nicht verletzen …«

»Nicht nur, was Dan angeht«, unterbrach Hannah. »Bei allem. Sei einfach ehrlich. Ich weiß, dass du mich nicht aufregen willst, aber du bist eine bessere Freundin, wenn du mir einfach die Wahrheit sagst. Auch in der Schule hast du mir schon nur das erzählt, was ich deiner Meinung nach hören wollte. Das hat mir nicht geholfen. Ich musste meine alten Tagebücher lesen, um das zu begreifen, aber jetzt bin ich froh, auch wenn es quälend war.«

Bronwen nickte. »Herrgott. Ich war eine beschissene Freundin, stimmt's? Es tut mir leid, Han. Komm her.« Sie zog Hannah in die Arme und schniefte geräuschvoll. »Du riechst furchtbar. Ist das ehrlich genug?«

»Ein guter Anfang«, sagte Hannah.

»Ach, nur damit du es weißt, Dan ist da drüben in der Menge«, sagte Bronwen. »Ich habe ihn vorhin herumschleichen sehen, während Sophia und ihre Mädchen-Freundinnen sich fotografieren lassen.«

Hannah lachte. »Gut.«

»Gut?«

»Dan ist mir egal. Es ist aus. Damit bin ich durch. Ich bin nicht mehr dieselbe, Bron. Ich will einfach nach vorn schauen.«

Hannah griff erneut nach ihrer Medaille. Sie musste sie berühren, um sich zu vergewissern, dass sie da war. Um zu fühlen, dass es real war und nicht irgendeine Fantasie, ein Traum, aus dem sie enttäuscht aufwachen würde. Sie würde diese Medaille für immer in Ehren halten. Vielleicht würde sie sie in ihrem neuen Schlafzimmer aufhängen, damit sie sie als Erstes beim Aufwachen sah. Eine Erinnerung an ihre besondere Leistung. Ihre ungewöhnliche Kraft. Ihre tollen Freunde.

Sie würde sie an eine Zeit erinnern, in der sie sich durch und durch lebendig gefühlt hatte.

EPILOG

Zwei Monate später

Die Luft war jetzt kühl und der Boden von dünnem Frost überzogen, der beim Laufen unter den Füßen knirschte. Suchend ging Malika an den hohen kahlen Bäumen vorbei auf dem Rasenstück, das die Reihen von Grabsteinen trennte. Auch auf ihnen lag Frost – eine malerische, friedliche Schönheit zwischen Trauer und Stille.

Schnell fand sie Abbies Grab, das nicht weit die Reihe hinunter lag. Während ihr der Wind ins Gesicht wehte, schob Malika eine Hand in die Tasche und zog etwas Rundes, Silbernes an einem blauen Band heraus. Sie holte tief Luft, beugte sich nach unten und legte es neben den Grabstein.

Sie sprach leise. Auf der anderen Seite war ein Paar mittleren Alters an ein Grab getreten, und sie wollte nicht, dass es sie hörte. Nicht, dass es wichtig gewesen wäre. Darum kamen die Leute schließlich her, oder? Um zu reden, in der Hoffnung, dass sie gehört wurden. Um mit geliebten Menschen zusammen zu sein, die sie verloren hatten. Um ihnen ihren Respekt zu erweisen und ihnen nah zu sein, auch wenn sie nicht mehr da waren.

»Hallo, Süße. Das ist wahrscheinlich das letzte Mal,

dass ich mit dir spreche. Ich mache es, obwohl ich weiß, dass du nicht antworten kannst. Darum denke ich, ich sollte damit aufhören.

Ich habe dir die Medaille mitgebracht, die ich in deiner Schublade gefunden habe und die mich zum Laufen gebracht hat. Ich dachte, du willst sie vielleicht wiederhaben. Ich habe jetzt meine eigene, aber das weißt du ja schon. Zumindest hoffe ich das. Ich denke immer noch, das war kein Zufall. Du hast das Ganze eingefädelt. Ich weiß, ich weiß. Das ist dumm. Aber manchmal stelle ich mir gern vor, dass es so gewesen ist.«

Das Paar in der Nähe schlenderte langsam durch die ordentlichen Grabsteinreihen. Der Mann schaute aus seinem Schal hervor, kämpfte mit dem scharfen Wind und schenkte Malika ein Lächeln.

»Ich werde dich vermissen, Ab. Ich denke viel an dich, und das wird immer so bleiben. Insbesondere, wenn ich laufe. Ich hoffe, du wirst immer bei mir sein und mir sagen, dass alles in Ordnung ist. Ich bin entschlossen, genügend Abenteuer für uns beide zu erleben. Hoffentlich habe ich genug Jahre übrig, aber wie wir beide wissen, können wir uns darauf nicht verlassen. Man könnte sagen, durch dich habe ich gelernt, dass das Leben kurz sein kann. Darum müssen wir das Beste daraus machen. Also … gut, leb wohl, Abbie. Vielleicht sehen wir uns eines Tages wieder.«

Malika versuchte, nicht zu weinen, konnte jedoch nicht verhindern, dass ihr eine einzelne Träne entwischte. Der Wind war so beißend kalt, dass sie fürchtete, die Träne könnte auf ihrer Wange festfrieren. In den letzten

Monaten hatte sie genug geweint. Jetzt war es an der Zeit, tapfer zu sein.

Vor allem jetzt. In zwei Tagen würde sie auf einem Gemeindetreffen über Verbesserungen im städtischen Straßensystem sprechen. Ganz zu schweigen von dem Training mit dem Running into Trouble Club, das jede Woche mehr Zulauf hatte. Malika, Cassie und Hannah hatten sich mit Angie und Marie für den Zehn-Kilometer-Lauf in Bristol angemeldet mit dem Ziel, Geld für Angies Brustkrebsorganisation zu sammeln.

Es tat sich etwas. In wenigen Wochen war Weihnachten, dann kam rasch das neue Jahr. Ein neues Jahr voller neuer Herausforderungen. Erst vor wenigen Monaten hatte Malika der Gedanke an Silvester noch zutiefst widerstrebt, ein neues Jahr ohne Abbie, eine weitere schreckliche, verunsichernde Erinnerung an die Vergänglichkeit. In letzter Zeit sah sie die Dinge jedoch in einem positiven Licht.

Malika stapfte den Weg hinunter. Hinter dem hohen Eisentor wartete jemand auf sie. Sie drehte sich noch einmal um und warf einen letzten Blick auf das Grab, um sich ihren letzten Besuch einzuprägen.

»Ist alles in Ordnung, Süße?«, fragte Hannah.

Malika trat durch das Tor und schloss es hinter sich.

»Ach, komm her.« Hannah legte die Arme um Malika. »Sie wäre so stolz auf dich gewesen«, sagte sie. »Das musst du dir immer sagen.«

»Danke«, sagte Malika.

So standen sie eine Weile, und Malika weinte leise in Hannahs gefütterten Mantel.

»Tut mir leid«, schniefte sie. »Wo treffen wir die anderen?«, fragte sie.

»Hier!« Hannah deutete auf die andere Straßenseite, wo Cassies Wagen parkte.

Sie gingen hinüber und quetschten sich auf die Rückbank.

»Los geht's!«, sagte Cassie fröhlich. »Wir fahren zu einem Mittagessen aufs Land.«

»Juchu!«, sagte Hannah.

Malika drängte sich neben Hannah und Steve auf die Rückbank. Cassie und Jack saßen vorn und wippten zu Achtzigerjahre-Popmusik.

»Ich habe Kylie und Jason auf die Playlist gesetzt«, sagte Cassie.

»Ich entschuldige mich im Vorhinein«, warnte Malika Steve. »Wir haben angefangen, während unserer Läufe mitzusingen.«

»Ach, und ehe ich es vergesse …«, sagte Cassie.

Sie griff ins Handschuhfach und holte zwei goldene Umschläge heraus. Hannah öffnete ihren und fand darin eine wunderhübsche Hochzeitseinladung.

»Mensch«, sagte Malika. »Die ist ja wunderschön. Ich komme gern.«

»Und, Hannah, ich möchte dich fragen …«, sagte Cassie fast verlegen, »würde die Bauchtanzgruppe bei der Feier wohl etwas aufführen?«

»Unbedingt«, antwortete Hannah.

Sie hatte sich der Gruppe angeschlossen. Das Tanzen hatte ihr viel zu viel Spaß gemacht, um das Angebot abzulehnen. Und da Hannah sich ebenfalls auf ein neues

Jahr voller Möglichkeiten freute, wollte sie unbedingt so viel machen, wie sie konnte. Nachdem Dan und sie sich einig waren, dass sie das Haus verkaufen wollten, hatte sie fast alles zusammengepackt. Dan hatte mit größeren Auseinandersetzungen gerechnet und schien etwas enttäuscht, dass sie bereit, ja geradezu erpicht darauf war auszuziehen. *Insbesondere* enttäuscht war er, als er durch Bronwen von dem attraktiven Polizisten Steve erfuhr.

Hannah studierte bereits die Immobilienanzeigen und hatte sich einige gemütliche Einzimmerapartments herausgesucht. Vorerst wollte sie etwas mieten. Die Vorstellung war nicht länger beängstigend, vielmehr barg sie ein neues Abenteuer.

Ein neues Jahr. Ein neues Leben. Ein neuer Anfang.

»Also«, sagte Cassie, »ich habe gestern Abend etwas über den London Marathon gelesen und mich gefragt, wer wohl dabei wäre …«

DANK

Es fühlt sich merkwürdig an, die Danksagung für einen Roman zu schreiben, den eines Tages Menschen in Händen halten werden. Es kommt mir immer noch nicht real vor, aber ich weiß, dass es das ist und dass es dieses Buch nicht ohne die Unterstützung einiger wirklich großartiger Menschen geben würde.

Das größte Dankeschön gilt meiner wunderbaren Lektorin Katie Brown, die das Potenzial dieses Buches gesehen und mich unterstützt hat, das Beste daraus zu machen. Katie, durch deine Hilfe konnte ich meinen Traum verwirklichen. Ich kann dir gar nicht genug danken. Außerdem geht ein Riesendank an das tolle Team bei Orion, das dieses Buch zum Leben erweckt hat.

Ich danke von ganzem Herzen dem Writers' HQ mit ihrem unglaublich hilfreichen Netzwerk und den Workshops (bei denen ich ziemlich viel Koffein zu mir nehme, eine Menge Wörter schreibe und mich wunderbar fühle). Ein dickes Dankeschön an Amanda, die die Workshops in Bristol organisiert.

Ich danke meinem wunderbaren Partner, meinen Freunden, meiner Familie und meinen Kollegen, die mich den ganzen Schreibprozess hindurch aufgebaut haben. Ich bin euch so dankbar für eure lieben Worte und für eure Unterstützung.

Mein Dank gilt Nanette, Julie, Sharon und Linda, denn zu diesem Buch hat mich das Laufen mit meinen Freundinnen inspiriert. Ich werde nie die fantastische Zeit vergessen, in der ich mit euch für den Halbmarathon trainiert habe. Durch eure Gesellschaft, das Lachen – und die Schmerzen! – hat es noch mehr Spaß gemacht. Sogar der Trail-Run im Matsch.

Vielen Dank.